Ingmar Steinhart, Günther Wienberg (Hg.)
Rundum ambulant
Funktionales Basismodell psychiatrischer
Versorgung in der Gemeinde

Psychiatrie Verlag

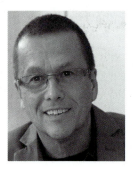 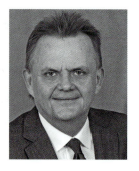

Prof. Dr. phil. Ingmar Steinhart, Jahrgang 1955, Dipl.-Psychologe, Geschäftsführer Stiftungsbereich Bethel.regional der Stiftung Bethel, Direktor des Instituts für Sozialpsychiatrie Mecklenburg-Vorpommern e.V. An-Institut der Universität Greifswald, Modellprojektleiter Landesverband für Sozialpsychiatrie Mecklenburg-Vorpommern e.V., Vorstandsmitglied Aktion Psychisch Kranke e.V., Vorstandsmitglied BAG GPV.

Prof. Dr. P.H. Günther Wienberg, Jahrgang 1953, Dipl.-Psychologe, seit 2000 Mitglied im Vorstand der v. Bodelschwinghschen Stiftungen Bethel. Lehrbeauftragter an der Hochschule Fulda, Fachbereich Sozialwesen, Mitglied der Aktion Psychisch Kranke e.V.; Arbeitsschwerpunkte: Versorgung Abhängigkeitskranker, Psychoedukation, Prozesse und Strukturen der psychiatrischen Versorgung.

Ingmar Steinhart, Günther Wienberg (Hg.)

Rundum ambulant

Funktionales Basismodell
psychiatrischer Versorgung
in der Gemeinde

Psychiatrie
Verlag

Ingmar Steinhart, Günther Wienberg (Hg.)
Rundum ambulant
Funktionales Basismodell psychiatrischer Versorgung in der Gemeinde
1. Auflage 2017
ISBN-Print: 978-3-88414-670-5
ISBN-PDF: 978-3-88414-898-3

Bibliografische Information der Deutschen Nationalbibliothek
Die Deutsche Nationalbibliothek verzeichnet diese Publikation
in der Deutschen Nationalbibliografie;
detaillierte bibliografische Daten sind im Internet über
http://dnb.ddb.de abrufbar.

Psychiatrie Verlag im Internet: www.psychiatrie-verlag.de

© Psychiatrie Verlag GmbH, Köln 2017
Alle Rechte vorbehalten. Kein Teil des Werks darf ohne Zustimmung
des Verlags vervielfältigt, digitalisiert oder verbreitet werden.
Umschlagkonzeption und -gestaltung: GRAFIKSCHMITZ, Köln,
unter Verwendung eines Fotos von Flügelwesen/photocase.com
Typografiekonzeption: Iga Bielejec, Nierstein
Satz: Psychiatrie Verlag, Köln
Druck und Bindung: Westermann Druck Zwickau

Vorwort des Dachverbands Gemeindepsychiatrie e. V.   9

Michael Konrad, Birgit Görres

Vorwort der DGPPN   14

Iris Hauth

**Vorwort des Instituts für Sozialpsychiatrie
Mecklenburg-Vorpommern e. V.**   16

Harald J. Freyberger

**Vorwort des Landesverbands Sozialpsychiatrie
Mecklenburg-Vorpommern e. V.**   18

Sandra Rieck, Andreas Speck

GRUNDLAGEN

**Fast alles geht auch ambulant – ein Funktionales Basismodell
als Standard für die gemeindepsychiatrische Versorgung**   22

Ingmar Steinhart, Günther Wienberg

**Evidenzbasierte Psychiatrie im Sozialraum – Update der S3-Leitlinie
»Psychosoziale Therapien bei schweren psychischen Erkrankungen«**   45

Uta Gühne, Thomas Becker, Steffi Riedel-Heller

**Weichenstellungen –
Noch ambulant oder doch besser stationär behandeln?**   63

Steffi Koch-Stoecker

PRAXISMODELLE

Multiprofessionelle mobile gemeindepsychiatrische Teams in der Praxis   84

Matthias Heißler

Mobile Multiprofessionelle Teams aus der Sicht eines niedergelassenen Arztes   100

Norbert Mönter

Sektorengrenzen überwinden – Integrierte Versorgung im Gemeindepsychiatrischen Verbund   116

Nils Greve, Thomas Floeth

Genesungsbegleiter und ihre Wirkung in der ambulanten Psychiatrie   132

Gyöngyvér Sielaff, Reiner Ott, Thomas Bock

Praxis der Genesungsbegleitung in der psychiatrischen Klinik   150

Angelika Lacroix, Gisbert Eikmeier

Alternative stationäre Behandlungskonzepte – Soteria & Co.   164

Martin Voss

Stationäre Behandlung und (Akut-)Psychotherapie als komplementäre Ressourcen mobiler multiprofessioneller Teams   178

Urban Hansen, Tilman Steinert

Früherkennung und Frühintervention in der Großstadt – Erfahrungen aus der Früherkennungsambulanz   191

Linus Wittmann, Mary Sengutta, Anne Karow

Prävention als Auftrag, Menschen psychische Erkrankung zu ersparen und zu ermöglichen   203

Thomas Bock, Gwen Schulz und Gyöngyvér Sielaff

**Der Sozialraum trägt mit – Behandlung und Pflege
psychisch kranker alter Menschen in der Gemeinde** 219

Bernd Meißnest

Das Ende der Reha-Kette? – Zukunft der beruflichen Teilhabe 234

Katarina Stengler, Thomas Becker

Supported Employment – Erst platzieren, dann trainieren 246

Holger Hoffmann

**Wahlfreiheit beim Wohnen:
Forschungsstand und praktische Erfahrungen** 261

Dirk Richter, Ingmar Steinhart

UND WIE WEITER?

**Von den Modellen zur Regelversorgung: Strategien zur regionalen
Umsetzung des Funktionalen Basismodells** 278

Raoul Borbé, Ingmar Steinhart, Günther Wienberg

Neue Praxis braucht neue Theorie – der Capabilities-Approach 299

Dieter Röh, Andreas Speck, Ingmar Steinhart

Autorinnen und Autoren 316

Vorwort des Dachverbands Gemeindepsychiatrie e. V.

Michael Konrad, Birgit Görres

Vierzig Jahre nach der Psychiatrie-Enquete wird immer noch nicht umfassend gemeindepsychiatrisch gearbeitet. Die Unkenrufe, es habe sich seither nicht wirklich etwas verändert in der Psychiatrie, sind jedoch übertrieben, da sie die aufgebauten ambulanten und lebensweltorientierten Hilfen der Gemeindepsychiatrie meist nicht thematisieren. Immer noch ist der öffentliche Blick auf Psychiatrie geprägt durch die stationäre »Versorgung«. Doch auch hier hat sich einiges verändert. Wer in den 1970er-Jahren eine psychiatrische Anstalt betrat – und etwas anderes gab es damals mit wenigen Ausnahmen nicht – fand noch Stationen mit vierzig Betten, Wachsälen und Langzeitstationen vor. Die akuten Patienten wurden bei der Aufnahme nach dem Modell der somatischen Behandlung für drei Tage ins Bett gesteckt, die chronisch erkrankten Patienten jahrzehntelang hospitalisiert.

Was allerdings allen Kritikern eingestanden werden muss, ist, dass die Empörung über die elenden, menschenunwürdigen Zustände der psychiatrischen Anstalten und die dadurch erzeugte Aufbruchstimmung nicht genutzt wurde, um die Vorherrschaft der psychiatrischen Kliniken und Großeinrichtungen zu überwinden. Es gab sicher keine Alternative dazu, die katastrophalen baulichen Zustände der Anstalten zu beseitigen, aber dass auf dem Anstaltsgelände moderne Neubauten, Hallenbäder und aufwendige Snoozlezentren eingerichtet wurden, anstatt sofort mit dem Aufbau ambulanter Behandlung und Hilfe durch gemeindepsychiatrische Teams zu beginnen, macht die Macht des Institutionalismus und seiner Lobbyisten deutlich.

Den therapeutischen Niederschlag fand der Institutionalismus in dem Konzept der »therapeutischen Kette«. Die Kette bindet die Patienten und sie führt zwangsläufig zu der Errichtung neuer Institutionen. Mit dieser Konstruktion wird bis heute das Hauptmerkmal der psychiatrischen Anstalt stabilisiert: die therapeutische Zwangsmaßnahme. Dies ist schon lange nicht mehr die psychiatrische Zwangsunterbringung oder die Zwangsbehandlung. Diese Maßnahmen müssen richterlich genehmigt werden und stellen quantitativ nicht die Regel dar. Der Alltag der psychiatrischen Versorgung ist vielmehr der strukturelle Zwang, sich im Anschluss an eine Klinikbehandlung in Institutionen begeben und sich an deren Regeln anpassen zu müssen. Mit dieser Logik startete die »gemeindepsychiatrische Enthospitalisierungsbewegung« in die soziale Rehabilitation chronisch psychisch erkrankter und schwer hospitalisierter Menschen. Am Anfang war das Dauer- oder Übergangswohnheim, das über Leistungen der Eingliederungshilfe finanziert wurde und von dem aus der direkte Weg in ambulant Betreutes Wohnen oder ein Wohnheim führte. Zu Beginn der Psychiatriereform war auch bei den fortschrittlichen ambulanten Trägern die Unterstützung und Stärkung des Wunsches nach einer eigenen Wohnung weder in den Konzepten – die sich schwerpunktmäßig an chronisch erkrankte Menschen richteten – noch in den Finanzierungssystematiken vorgesehen. So entstand in den letzten vierzig Jahren ein riesiger Bereich ambulanter Trägerangebote im Bereich des Betreuten Wohnens.

Der Weg in die – aus Kliniksicht – »komplementäre« Versorgung der Eingliederungshilfe war relativ leicht, der Weg heraus ein seltenes Ereignis. Eine Institution zu verlassen, ist ein schwieriges Unterfangen. Auch wenn die Institution sich inmitten einer Gemeinde befindet. Sie ist immer von Regeln beherrscht, die nicht von den Bewohnern mit Behinderung aufgestellt werden, sondern von dem Träger und dem Kostenträger. Die Bewohner mit Behinderung müssen sich den Regeln anpassen und die Gefahr besteht, dass sie dadurch abhängiger anstatt eigenständiger werden. Selbstbestimmung und die Übernahme von Verantwortung kann nicht in einem fremdbestimmten Kontext erworben werden. Das ist eine sozialpsychologische Binsenweisheit, die gleichwohl seit Jahrzehnten missachtet wird.

Die konsequente Anwendung der UN-Behindertenrechtskonvention ist der erste wichtige Schritt, Hilfen stärker als bisher an den Bedarfen psychisch erkrankter Menschen sowie fachlicher Leitlinien und Standards zu orientieren und die Deinstitutionalisierung von Einrichtungen weiter voranzutreiben. Dabei sollte allerdings nicht der viel strapazierte Begriff der Inklusion handlungsleitend sein, sondern das in Artikel 19a der UN-BRK verbriefte Recht, den Wohnort selbst zu bestimmen. Nach Artikel 19a ist jedoch (lediglich) zu gewährleisten, »dass Menschen mit Behinderungen gleichberechtigt mit anderen die Möglichkeit haben,

ihren Aufenthaltsort zu wählen und zu entscheiden, wo und mit wem sie leben, und nicht verpflichtet sind, in besonderen Wohnformen zu leben«, damit sie die Hilfen erhalten können, die sie benötigen.
Die UN-BRK stellt klar, dass ein Mensch aufgrund seiner Behinderung nicht benachteiligt werden darf. Sein Recht besteht nicht darin, an einem bestimmten Platz zu leben, sondern zu entscheiden, wo er leben möchte. Damit er nicht auf die eine besondere – mit institutionellen Regeln versehene – Wohnform angewiesen ist, soll er Zugang zu Unterstützungsdiensten in der Gemeinde haben. Das ist ein deutlicher Bruch mit den bisherigen Prinzipien der psychiatrischen Versorgung. Entsprechend dem medizinischen Modell entscheidet seit den Anfängen der institutionellen Psychiatrie der Arzt über den Ort der Betreuung oder Behandlung. Das hat sich auch im Anschluss an die Psychiatrie-Enquete nicht wesentlich geändert und wird nochmals deutlich, wenn man sich die Diskussion um die Notwendigkeit der Heimversorgung vergegenwärtigt, die in Verbindung mit der Einführung des Bundesteilhabegesetzes geführt wird.
Die UN-BRK bricht aber noch mit einer zweiten Selbstverständlichkeit der psychiatrischen Versorgung. Nach Artikel 14 ist eine Zwangsbehandlung ausgeschlossen und eine Zwangsunterbringung nur statthaft, wenn sie nicht wegen der seelischen Behinderung erfolgt. Wenn beide Artikel ernst genommen werden, ist der Vorrang der ambulanten Behandlung und Betreuung bereits heute eine Rechtstatsache. Die »Versorgung« in der psychiatrischen Klinik oder in einem geschlossenen Heim wäre die Ausnahme, die psychiatrische Klinikbehandlung wäre nach knapp 200 Jahren Anstaltspsychiatrie die komplementäre Versorgungsform. Die psychiatrische Versorgung befände sich damit in einem echten Paradigmenwechsel wie er von Thomas S. KUHN (1967) vor allem für den Bereich der Naturwissenschaften beschrieben wurde. Ein Paradigmenwechsel beginnt vor der Durchsetzung des neuen Paradigmas, vollzieht sich über viele Jahre und beginnt mit der Einordnung der bestehenden Erkenntnisse in das neue Paradigma.
Das in diesem Buch ausgebreitete Modell gemeindepsychiatrischer Versorgung bildet eine theoretische Basis, an der sich in der Zukunft die Sozial- und Gemeindepsychiatrie sowohl in der Theorie als auch in der Praxis abarbeiten und sich präzisieren kann. Der notwendige Paradigmenwechsel kann sich nicht ausschließlich in der Auflösung oder Verkleinerung psychiatrischer Kliniken oder Wohnheime erschöpfen. Er wird insbesondere in den Köpfen – auch der Kostenträger und

Politiker – stattfinden müssen. Selbst der Begriff »ambulant« wird neu definiert werden müssen. In der Vergangenheit wurde er oft für Formen des Betreuten Wohnens angewandt, die nicht in der eigenen Wohnung der Klienten stattfanden. Die »ambulante« psychiatrische Behandlung findet in erster Linie in Arztpraxen und Institutsambulanzen statt, der Hausbesuch ist aufgrund der schlechten Vergütung die absolute Ausnahme. Wenn aber erwartet wird, dass schwer psychisch beeinträchtigte Menschen sich »auf den Weg« machen, um die Leistung der Behandlung oder Betreuung zu erhalten, negiert dies mit der Erkrankung meist einhergehende Einschränkungen und überlässt schwer kranke Menschen der Straße oder ihren Familien. Es ist daher notwendig, die besonderen Teilhabebarrieren psychisch erkrankter Menschen vehement in die Öffentlichkeit und an die Kostenträger zu kommunizieren.

Bei allen Akteuren der psychiatrischen Versorgung wird sich künftig viel bewegen müssen. Der Dialog – insbesondere mit den Psychiatrieerfahrenen, ihren Angehörigen und engagierten Bürgern – wird wichtiger werden als evidenzbasierte Forschungsergebnisse im Rahmen des medizinischen Modells. Das biopsychosoziale Krankheits- und Behinderungsmodell muss sowohl für die Erklärung psychischer Erkrankung als auch für seelische Behinderung bzw. erhebliche Teilhabeeinschränkung konsequent weiterentwickelt werden. Die Erforschung der Lebenswelt psychisch erkrankter Menschen – also der Raum, in dem sie nach dem Basismodell Leistungen erhalten sollen – ist dabei eine noch wenig bearbeitete Baustelle der Versorgungsforschung. Die Sozialgesetzbücher müssen in dem herrschenden gegliederten System zumindest so aufeinander abgestimmt werden, dass unterschiedliche Leistungen parallel erbracht werden können und zwar als Regel, nicht im Rahmen von Einzelverträgen der Integrierten Versorgung. Und schließlich müssen verbindliche Strukturen geschaffen werden, in denen eine integrative Behandlung und Unterstützung so organisiert werden kann, dass sie passgenau und personenzentriert organisiert ist. Der Gemeindepsychiatrische Verbund ist nur der sprachliche Ausgangspunkt einer funktionierenden vernetzten Versorgung. Hier ist konzeptionell noch viel zu tun und vor allem gesetzlich verbindlich zu regeln.

Der Dachverband Gemeindepsychiatrie bietet seit der Psychiatrie-Enquete das Dach, unter dem sich innovative Träger der ambulanten psychiatrischen und psychosozialen Versorgung zusammen mit Psychiatrieerfahrenen, Angehörigen und engagierten Bürgern für den Aufbau von lebensweltorientierten, am Konzept der Gemeindepsychiatrie ausgerichteten regionalen Unterstützungs- und Behandlungsstrukturen organisiert haben. Er setzt sich für die Etablierung einer leistungssektorenübergreifenden, teambasierten, flexiblen Netzwerkarbeit ein, die die starren Säulen von »stationär und ambulant« sowie von Behandlung, Rehabilitation und psychosozialer Versorgung überwunden hat.

Dazu kann eine breite Diskussion des vorliegenden Konzepts »Funktionales Basismodell« einen wichtigen Beitrag leisten.

Literatur

KUHN, T. S. (1967): Die Struktur wissenschaftlicher Revolutionen. Frankfurt/Main: Suhrkamp.

Vorwort der DGPPN
Iris Hauth

Über vierzig Jahre nach der Veröffentlichung des Berichts der Psychiatrie-Enquete und des Beginns der Psychiatriereform in Deutschland hat sich die psychiatrische Versorgungslandschaft sowohl ambulant als auch stationär positiv entwickelt.
So konnte die Zahl der stationären Betten halbiert werden, die Verweildauern wurden massiv gesenkt und liegen mittlerweile im Schnitt bei wenig mehr als zwanzig Tagen. Die Dezentralisierung der psychiatrischen Versorgung wurde begleitet durch den Aufbau von Abteilungen an Allgemeinkrankenhäusern sowie von Tageskliniken und psychiatrischen Institutsambulanzen. Die Anzahl der ambulant tätigen Fachärzte, psychotherapeutischer Praxen, Tageskliniken und Sozialpsychiatrischer Dienste hat stark zugenommen. Nicht zuletzt die damit einhergehende Entwicklung gemeindepsychiatrischer Angebote hat dafür gesorgt, dass sich die Versorgungssituation für psychisch erkrankte Menschen deutlich verbessert hat.
Dennoch führt der zunehmende Hilfebedarf von Menschen mit psychischen Erkrankungen sowohl in der ambulanten als auch in der stationären Versorgung zu erheblichen Problemen und Herausforderungen. Die Leistungen der Vertragsärzte sind erheblich unterfinanziert, für Richtlinienpsychotherapie bestehen Wartezeiten von Wochen bis Monaten. Menschen mit Demenz, schizophrenen oder bipolaren Psychosen haben kaum Zugang zur Psychotherapie. Die stationäre Versorgung ist durch erhebliche Leistungsverdichtung und das geplante neue pauschalierende Entgeltsystem ebenfalls unter Druck geraten. Die von der Psychiatrie-Enquete geforderte strukturierte Kooperation aller Leistungsanbieter einschließlich der gemeindepsychiatrischen Angebote ist nur in wenigen Regionen umgesetzt.
Vor dem Hintergrund der genannten Probleme ist es wichtig, dass Patienten in Zukunft eine zeitnahe diagnostische Einschätzung und Beratung bezüglich der verschiedenen Versorgungsangebote erhalten. In manchen Fällen ist beispielsweise eine gezielte Krisenintervention bereits ausreichend, wenn diese zeitnah erfolgt. Bei weiter bestehendem

Behandlungsbedarf ist es umso wichtiger, strukturierte und verbindliche Versorgungsangebote der Leistungserbringer vorzuhalten. Dies sollte idealerweise im Sinne von Stepped-Care-Modellen bzw. Versorgungspfaden erfolgen.

An diesem Punkt knüpft das von Ingmar Steinhart und Günther Wienberg entwickelte »Funktionale Basismodell für die gemeindepsychiatrische Versorgung schwer psychisch kranker Menschen« an. Das innovative sektoren- sowie trägerübergreifende Konzept, mit dem keine weiteren neuen Angebote geschaffen werden sollen, legt den Schwerpunkt der Patientensteuerung in den ambulanten Sektor. Durch seinen trägerübergreifenden Charakter werden alle Leistungen zur Behandlung, Rehabilitation und Pflege berücksichtigt. Im Sinne eines Mindeststandards für die Versorgung schwer psychisch kranker Menschen ist dieses Modell sehr unterstützenswert. Die Standards werden im Sinne der Sicherstellung von Funktionen definiert, die Ausgestaltung erfolgt durch die Akteure vor Ort. Das Modell versucht sektorenübergreifend zu integrieren und sich gleichzeitig an Funktionen und nicht an Institutionen oder Organisationen zu orientieren. Eine wichtige Grundlage bei der Konzeptionierung stellte dabei auch die aktuelle S3-Leitlinie »Psychosoziale Therapien bei schweren psychischen Erkrankungen« der DGPPN dar.

Neben dem beschriebenen Konzept geben Steinhart und Wienberg in diesem Buch auch noch weiteren wichtigen Themen Raum. So werden verschiedenste bereits bestehende Praxismodelle, die wesentliche Module des Basismodells realisieren, dargestellt. Dies sind z. B. multiprofessionelle Teams in der Niederlassung, Peersupport, Genesungsbegleitung in der psychiatrischen Klinik oder Ansätze des unterstützten Arbeitens.

Bei den Herausgebern und Autoren möchte ich mich für ihre innovativen Beiträge bedanken. Ich würde mich freuen, wenn dieses Buch dazu beiträgt, dass sich endlich vierzig Jahre nach der Psychiatrie-Enquete viele Leistungserbringer auf den Weg machen würden, eine strukturierte Kooperation zum Erhalt und zur Verbesserung der Qualität in der Versorgung von Menschen mit psychischen Erkrankungen zu entwickeln.

Vorwort des Instituts für Sozialpsychiatrie Mecklenburg-Vorpommern e. V.

Harald J. Freyberger

Gut vierzig Jahre nach der Veröffentlichung der Psychiatrie-Enquete 1975, die das psychiatrische Behandlungssystem grundlegend verändert hat, stehen wir heute vor beträchtlichen versorgungspolitischen Aufgaben. Zwar verfügen wir über ein in weiten Teilen flächendeckendes qualifiziertes Versorgungssystem. Dieses erreicht aber bei Weitem nicht alle Nutzer (GRABE u.a. 2005) und präferiert Betroffene, die eine hohe Affinität zum System aufweisen bzw. schließt Menschen aus, die nicht so recht in das Indikationsspektrum des Systems passen, wie etwa sogenannte »Systemsprenger« (FREYBERGER u.a. 2004; FREYBERGER u.a. 2008). Hinzu kommt, dass sich die verschiedenen Subsysteme in der Versorgungslandschaft zum Teil unkoordiniert gegenüberstehen, was zum Beispiel durch die partielle Entkopplung sozialpsychiatrischer und psychotherapeutischer Versorgung (FREYBERGER 2015) zum Ausdruck kommt.

Mit einer ganzen Reihe damit verbundener Entwicklungsprobleme des psychiatrischen Versorgungssystems in Mecklenburg-Vorpommern (MV) beschäftigt sich seit vielen Jahren das Institut für Sozialpsychiatrie MV (http://sozialpsychiatrie-mv.de/ISP/index.html), in dem Arbeitsgruppen des Landesverbandes Sozialpsychiatrie MV und der psychiatrischen Universitätskliniken in Greifswald und Rostock eine wissenschaftliche Plattform gefunden haben. Als dessen Leiter ist seit vielen Jahren Ingmar Steinhart tätig, dessen gemeinsam mit Günther Wienberg formulierten konzeptionellen Vorschläge zum »Funktionalen Basismodell für die gemeindepsychiatrische Versorgung« (STEINHART, WIENBERG 2016) die inhaltliche Ausrichtung des vorliegenden Bandes bestimmen. Ein Teil der Beiträge dieses Buches geht aber auch auf eine im Sommer 2015 stattgefundene Tagung des Landesverbandes Sozialpsychiatrie MV zurück, die nicht nur dessen zwanzigjähriges Bestehen zum Gegenstand hatte, sondern sich exakt mit den oben aufgeworfenen Zukunftsfragen unter dem Thema »Wir können (fast) alles ambulant: Trends und Entwicklungen der Sozialpsychiatrie« beschäftigte. Der Band geht aber weit darüber hinaus, denn er präsentiert Konzepte, Modelle und empirisches Wissen, mit denen wir einer Lösung der oben aufgeworfenen Entwicklungsfragen ein gutes Stück näherkommen.

Literatur

GRABE, H. J.; ALTE, D.; ADAM, C.; SAUER, S.; JOHN U.; FREYBERGER, H. J. (2005): Seelische Belastung und Inanspruchnahme psychiatrischer und psychotherapeutischer Versorgung. Ergebnisse der Study of Health in Pommerania (SHIP). Psychiatrische Praxis 32, S. 297–301.

FREYBERGER, H. J.; ULRICH, I.; DUDECK, M.; BARNOW, S.; KLEINWORT, K.; STEINHART, I. (2004): Woran scheitert die Integration in das psychiatrische Versorgungssystem? Qualitative Ergebnisse einer Untersuchung zur »Systemsprengerproblematik« in Mecklenburg-Vorpommern. Sozialpsychiatrische Information 34 (2), S. 16–21.

FREYBERGER, H. J.; ULRICH, I.; BARNOW, S.; STEINHART, I. (2008): Am Rande sozialpsychiatrischer Versorgungsstrukturen – eine Untersuchung zur »Systemsprengerproblematik« in Mecklenburg-Vorpommern. Fortschritte der Neurologie Psychiatrie 76, S. 106–113.

FREYBERGER, H. J. (2015): Die Zukunft der Psychotherapie in der Psychiatrie. Psychotherapeut 60, S. 384–388.

STEINHART, I.; WIENBERG, G. (2016): Das Funktionale Basismodell für die gemeindepsychiatrische Versorgung schwer psychisch kranker Menschen – Mindeststandard für Behandlung und Teilhabe. Psychiatrische Praxis 43, S. 65–68.

Vorwort des Landesverbands Sozialpsychiatrie Mecklenburg-Vorpommern e. V.

Sandra Rieck, Andreas Speck

Der Landesverband Sozialpsychiatrie Mecklenburg-Vorpommern e. V. setzt sich seit vielen Jahren für neue Wege in der Versorgung ein. Gemeinsam mit seinen mittlerweile 41 Mitgliedseinrichtungen und weiteren Akteuren im Land, engagieren wir uns für eine Weiterentwicklung sozialpsychiatrischer Hilfen in Mecklenburg-Vorpommern. Im Sommer 2015 hatte der Landesverband Sozialpsychiatrie Mecklenburg-Vorpommern e. V. anlässlich seines zwanzigjährigen Bestehens in Warnemünde eine Tagung zum Thema »Wir können (fast) alles ambulant: Trends und Entwicklungen der Sozialpsychiatrie« organisiert, auf der viele der in diesem Band vertretenen Autorinnen und Autoren ihre interdisziplinären Ideen zur Weiterentwicklung einer ambulanten Sozialpsychiatrie zur Diskussion gestellt haben.

Obwohl hinter diesen Ideen oftmals sowohl empirische Evidenz als auch praktische Erfahrungen standen, klangen sie vielen Teilnehmerinnen und Teilnehmern wie Zukunftsmusik: Zwar fachlich innovativ und überzeugend, aber letztlich den gewöhnlichen Kontexten sozialpsychiatrischer Praxis eher »ent-rückt«. Denn dort geben die Finanzierungslogiken der verschiedenen Sozialgesetzbücher den Takt vor und produzieren so – vor allem mit Blick auf chronisch psychisch beeinträchtigte Menschen – notorisch disharmonische Klanggebilde. Deutlicher formuliert: Die unterschiedlichen Systeme der Versorgung mit ihren jeweiligen Kostenträgern sind kaum aufeinander abgestimmt, greifen nicht ineinander über und können so nur schwer die Lebensqualität der betreffenden Menschen nachhaltig und ambulant (!) verbessern. Neu ist diese Diagnose nicht, auch nicht die Beschreibung der Auswirkungen, die mit dieser Kernproblematik verknüpft sind. Schlagwortartig sind sie schnell auf einen Nenner zu bringen: die Hartnäckigkeit der Institutionszentrierung, die Forensifizierung der Gemeindepsychiatrie, die geschlossenen und zwangsbewehrten Unterbringungen, die mangelnden Erfolge bei der beruflichen

Integration, die unzulängliche Einbindung von Psychiatrieerfahrenen in die Versorgung, die unsystematische Steuerung in vielen Regionen, die Kluft zwischen medizinischer und sozialwissenschaftlicher Perspektive auf die psychiatrische Versorgung und die Stigmatisierung von Menschen mit psychischer Erkrankung.
Sicher: Man muss der Versuchung widerstehen, die aktuellen Möglichkeiten der Hilfe komplett infrage zu stellen. Es wurde und wird an der Basis engagierte und fachlich hochwertige Arbeit geleistet. In Mecklenburg-Vorpommern genauso wie in den anderen Bundesländern auch. Und bedenkt man die Geschichte der Psychiatrie in Deutschland, dann ist man seit der legendären Psychiatrie-Enquete in den Siebzigerjahren des letzten Jahrhunderts wahrlich ein großes Stück vorangekommen. Und dies ist auch vielen Akteuren aus Politik und Verwaltung zu verdanken.
Gerade die UN-BRK mahnt aber, nicht auf halbem Wege stehen zu bleiben. Wenn es das Ziel sozialpsychiatrischer Hilfen sein soll, nicht nur die Symptome psychischer Erkrankung zu reduzieren, sondern den Menschen mit chronisch psychischen Beeinträchtigungen dabei zu begleiten, am gesellschaftlichen Leben nachhaltig (!) teilzuhaben, dann braucht es neuen Schwung und neuen Aufbruch. Dann braucht es neue – gesellschaftliche – Überzeugungskraft. Vielleicht sogar eine Psychiatrie-Enquete 2.0!
Es ist das Verdienst der Herausgeber, Ingmar Steinhart und Günther Wienberg, mit ihrem Funktionalen Basismodell als Rahmenkonzeption – und den hier im Buch ausgearbeiteten Segmenten – ein systemübergreifendes Modell der Versorgung skizziert zu haben, das als Folie für die regionale Weiterentwicklung psychiatrischer Hilfen dienen kann, wenn – ja wenn – auch alle Akteure gemeinsam Verantwortung für die Menschen mit chronisch psychiatrischen Erkrankungen übernehmen und nicht nur versuchen, die Kosten an andere Akteure zu delegieren. Ob das gelingt, bleibt freilich offen. Das neue Bundesteilhabegesetz, das gerade in die Zielgerade einbiegt, ist mit großen Erwartungen gestartet und sorgt letztlich bei Betroffenen, ihren Familien und Leistungserbringern derzeit für große Ernüchterung. Auch die Finanzierung innovativer psychiatrischer Krankenhausleistungen wie Hometreatment ist noch nicht über die politische Diskussion hinausgekommen.
Trotzdem braucht es eine konkrete Perspektive moderner Versorgung, um weiterhin das »dicke Brett« der Politik bohren zu können und um – in maritimer Sprache – auf Kurs zu bleiben. Darauf müssen wir setzen,

damit im Interesse der Nutzerinnen und Nutzer sowie ihrer Familienangehörigen endlich messbare – und fachlich motivierte – Bewegung in die öffentliche Diskussion kommt. Mit dem Funktionalen Basismodell und mit den Anregungen aus den Praxisbeispielen sind Standards formuliert, die das Feld der Leistungserbringung qualitativ neu vermessen und gleichzeitig die Politik und die Leistungsträger zur Schaffung der für die Umsetzung notwendigen Rahmenbedingungen gemahnen. Gleichzeitig möchten wir auch darauf hinweisen, dass dieses Buch gemeinsam sowohl von der gemeindepsychiatrischen Praxis als auch von eher medizinisch-wissenschaftlich ausgerichteten Fachverbänden unterstützt wird. Das ist nicht zufällig, sondern soll und kann als hoffnungsvolles Zeichen einer beginnenden interdisziplinären Kooperation verstanden werden.

GRUNDLAGEN

Fast alles geht auch ambulant – ein Funktionales Basismodell als Standard für die gemeindepsychiatrische Versorgung

Ingmar Steinhart, Günther Wienberg

Nach der Reform ist vor der Reform

Die Übergabe der Psychiatrie-Enquete an den Deutschen Bundestag 1975 gilt zu Recht als Beginn einer flächendeckenden Psychiatriereform. Gut vierzig Jahre danach ist festzustellen: Diese Reform ist eines der erfolgreichsten und nachhaltigsten Reformvorhaben der deutschen Nachkriegsgeschichte. Es gilt aber auch: Seit Jahren herrscht ein bedrohlicher Reform- und Innovationsstau in der bundesdeutschen Psychiatrie und es fehlt eine attraktive Zukunftsvision (WIENBERG 2013). Eine solche Zukunftsvision wird in diesem Beitrag entworfen.

Was die bisherige Reform gebracht hat ...

Die Regelbehandlung psychisch kranker Menschen erfolgt heute ganz überwiegend gemeindenah, mit erheblich weniger Krankenhausbetten, sehr viel stärker tagesklinisch und ambulant, mit erheblich mehr Fachpersonal als vor vierzig Jahren. Die Psychiatrie verfügt außerdem über ein wesentlich breiteres Repertoire an evidenzbasierten pharmakologischen und psychotherapeutischen Verfahren. Auch die Chancen auf gesellschaftliche Teilhabe von schwer psychisch kranken Menschen haben sich durch Enthospitalisierung, Dezentralisierung und Ambulantisierung deutlich verbessert. So werden heute im Rahmen der Eingliederungshilfe Wohnen ca. zwei Drittel der Klientel ambulant in ihrer Wohnung unterstützt.

Im Bereich Arbeit gibt es ein differenziertes System von Diensten und Einrichtungen zur beruflichen Rehabilitation und zur Teilhabe an Arbeit und Beschäftigung. Die Angebote sind insgesamt stärker in den jeweiligen Sozialräumen verortet und verankert und die kommunale Wahrnehmung der Verantwortung für die psychiatrische Versorgung ist gestärkt. Die Reform wird in vielen Regionen von einer Kultur des Trialogs, dem Bemühen um eine Partnerschaft auf Augenhöhe zwischen Psychiatrieerfahrenen, Angehörigen und Professionellen getragen. Diese Entwicklung wird mittlerweile durch die Stärkung der Rechte psychisch kranker Menschen über ländergesetzliche Regelungen in den sogenannten »Psychisch Kranken-Gesetzen« unterstützt. Die Zahl der Regionen, in denen Peerarbeit etabliert ist, nimmt zu. Dennoch steht es bei Weitem nicht in allen Bereichen zum Besten.

… und welche Probleme ungelöst sind

Im Bereich **Behandlung** sind folgende Trends auszumachen:
- Nachdem sich im Verlauf der Reform die Zahl der psychiatrischen Krankenhausbetten von ca. 118.000 1970 bis Mitte der 2000er-Jahre mehr als halbiert hatte, steigt die Zahl der Betten und Tagesklinikplätze in psychiatrischen Kliniken der Regelversorgung seitdem wieder deutlich an (AOLG 2012; KUNZE 2015).
- Gleichzeitig ist die durchschnittliche stationäre Verweildauer auf 22,5 Tage zurückgegangen, das heißt, es werden immer mehr Patienten immer kürzer behandelt, die Drehtür dreht sich immer schneller. So lagen die Ein-Jahres-Wiederaufnahmeraten Mitte der 1990er- und Mitte der 2000er-Jahre zwischen 40 und 65 Prozent – mit steigender Tendenz (SPIESSL u.a. 2006; HUTTNER 2006). Diese Entwicklung sät erhebliche Zweifel an der Ergebnisqualität der (teil-)stationären psychiatrischen Behandlung und zugleich an der Tragfähigkeit ambulanter Strukturen in der Gemeinde.
- Fast unbemerkt hat sich die Zahl der »speziellen« Krankenhausbetten für Psychiatrie/Psychotherapie/Psychosomatik zwischen 1991 und 2010 von ca. 18.000 auf 37.000 fast verdoppelt. Diese Kapazitäten sind nicht in die regionale Pflichtversorgung eingebunden, es dominieren privatwirtschaftliche Strukturen und es werden leichter Kranke dort länger behandelt als in der Regelversorgung.
- Zwischen 1990 und 2013 hat sich die Zahl der Plätze im Maßregelvollzug verdreifacht: von ca. 3600 auf ca. 10.500 (KUNZE 2015). Bezüglich der Maßregel nach § 63 StGB deutet einiges darauf hin, dass die Tragfähigkeit der gemeindepsychiatrischen Versorgung für schwer kranke,

verhaltensauffällige, delinquente und non-adhärente Patienten abnimmt (KUTSCHER, SEIFERT 2007).
- Während die Zahl der niedergelassenen Fachärzte um die 5000 stagniert oder sogar leicht zurückgeht, ist die Zahl der niedergelassenen psychologischen und ärztlichen Psychotherapeuten seit dem Psychotherapeutengesetz 1991 quasi explodiert auf ca. 20.000 in 2013 – bei regional extrem ungleicher Verteilung. Dabei versorgen die niedergelassenen Fachärzte etwa drei Viertel der Patienten mit einem Viertel des Budgets, die Psychotherapeuten ein Viertel der Patienten mit drei Viertel des Budgets (MELCHINGER 2010). Letztere behandeln außerdem überwiegend Personen mit leichteren und mittelgradigen Störungen (KRUSE, HERZOG 2012). Fachärzte erhalten je Patient und Quartal eine Pauschale von ca. 50 bis 60 Euro, Psychotherapeuten ca. 70 bis 90 Euro je Stunde.
- Psychiatrische Institutsambulanzen (PIA) sind zwar flächendeckend vorhanden und versorgen eher schwer erkrankte Menschen bei seit Jahren steigenden Fallzahlen. Die Refinanzierung ist in den Bundesländern jedoch unterschiedlich geregelt. Dementsprechend reicht ihr Leistungsspektrum von einer minimalistischen Kommstruktur im Sinne einer ärztlichen Spezialsprechstunde bis hin zu umfassender multiprofessioneller, gegebenenfalls auch aufsuchender Behandlung.
- Mit der Ambulanten Psychiatrischen Pflege und der Soziotherapie wurden zwar neue Leistungen für psychisch Kranke in das Sozialgesetzbuch aufgenommen, diese sind aber wegen restriktiver Bewilligungs- und Finanzierungspraktiken in den Bundesländern bei Weitem nicht flächendeckend verfügbar.

Insgesamt gilt in der psychiatrischen Behandlung nach wie vor der Grundsatz: *The patient goes where the money flows*. Dabei fließen ca. 33 Prozent der Gesamtausgaben für die psychiatrisch-psychotherapeutische Versorgung in den stationären Bereich und nur 18 Prozent in den ambulanten (ROICK 2013). Dies drückt sich aus in einer gravierenden Versorgungslücke.

Abbildung 1, S. 25, zeigt die exemplarische Kalkulation der GKV-finanzierten Tageskosten gängiger Behandlungsangebote auf der Basis von 7 Tagen/Woche und 30 Tagen/Monat. Die tagesklinische Behandlung ist etwa um den Faktor 10 teurer als die aufwendigste ambulante Behandlung. Auch zwischen der teil- und der vollstationären Behandlung gibt es eine Lücke von 100 Euro. So sind Patientinnen und Patienten mit

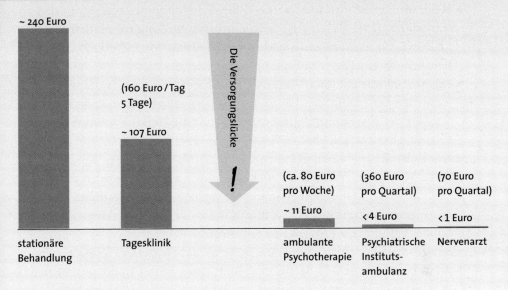

ABBILDUNG 1 GKV-finanzierte Tageskosten (kalkuliert auf 7 Tage / Woche und 30 Tage / Monat)

komplexen Behandlungsbedarfen regelhaft auf die stationäre und damit teuerste und am stärksten eingreifende Behandlung angewiesen. Ähnlich verhält es sich bei Teilhabeleistungen zum Wohnen: Hier ist ein durchschnittlicher Heimplatz pro Tag etwa sieben- bis achtmal teurer als drei Fachleistungsstunden Betreutes Wohnen.

Auch im Bereich der **Teilhabe** gibt es nach wie vor erhebliche Defizite:
- Trotz aller Reformanstrengungen leben auch vierzig Jahre nach der Enquete fast 57.000 Menschen mit schweren psychischen Erkrankungen in Heimen der Eingliederungshilfe (BAGüS 2014, eigene Berechnungen). Hinzu kommt eine hohe, sicher fünfstellige Zahl fehlplatzierter psychisch Kranker in Pflegeeinrichtungen, bundesweite Zahlen fehlen leider (zu Baden-Württemberg vgl. KVJS 2014, zu Berlin ZIMMERMANN 2012).
- Nach wie vor finden viele Betroffene kein geeignetes Wohnunterstützungsangebot an dem Ort, an dem sie ihren Lebensmittelpunkt haben und werden auf gemeindeferne Einrichtungen verwiesen. Dies gilt insbesondere dann, wenn sie einen komplexen und hohen Unterstützungsbedarf haben.
- Der Leistungsumfang der ambulanten Unterstützung im Lebensbereich Wohnen ist in aller Regel auf wenige Fachleistungsstunden je Woche

begrenzt und deshalb bei komplexen Bedarfen keine effektive Alternative zur stationären Unterstützung.
- Noch immer fließt das meiste Geld für die Wohnunterstützung in den stationären Bereich: Für das ambulant Betreute Wohnen wurden 2012 1,2 Mrd., für das stationäre Wohnen mehr als 2,4 Mrd. Euro aufgewendet (BAGüS 2014, eigene Berechnungen).
- Die Wohnform und ihre Unterstützungsintensität sowie die damit verbundenen Kosten für den Leistungsträger spiegeln nicht zuverlässig die Schwere der psychischen Störung und das soziale Funktionsniveau wider (Valdes-Stauber, Kilian 2015).
- Die Zahl der psychisch kranken Menschen in Werkstätten für behinderte Menschen (WfbM) ist bundesweit auf 19 Prozent oder 51.000 Beschäftigte angestiegen (BAGüS 2014, eigene Berechnungen), während die Vermittlungsquoten der WfBM auf den allgemeinen Arbeitsmarkt bundesweit unter 1 Prozent pro Jahr liegt.
- Krankenkassendaten zeigen, dass mehr als ein Drittel der Versicherten im Arbeitslosengeld-II-Bezug innerhalb eines Jahres mindestens eine psychiatrische Diagnose aufweist (Schubert u. a. 2013).
- Allein zwischen 2006 und 2013 stieg die Zahl der Menschen, bei denen wegen einer psychischen Erkrankung eine Rente wegen Erwerbsminderung bewilligt wurde, von 45.000 auf 66.000 (Gühne, Riedel-Heller 2015).

Eine Reihe von allgemeinen Strukturproblemen kennzeichnet die psychiatrisch-psychosoziale Versorgung:

Mangelnde Personenorientierung Behandlungs- bzw. Unterstützungsdichte und Behandlungs- bzw. Unterstützungssetting sind eng miteinander verknüpft. Das heißt, dass der Bedarf nach zeitintensiver und komplexer Behandlung oder Unterstützung nur unter stationären Bedingungen bzw. in einem institutionellen Setting gedeckt werden kann. Dies schränkt die Wahlmöglichkeiten der Patienten und Klientinnen erheblich ein, denn Wünsche der Betroffenen nach intensiver Behandlung oder Unterstützung in ihrer Lebenswelt können nicht befriedigt werden.

Fragmentierung der Leistungen In dem gegliederten System der sozialen Sicherung ist die Fallkoordination äußerst aufwendig und oftmals ungenügend. Alle Instrumente zur Überwindung der mangelnden personenbezogenen Integration der im Quer- und Längsschnitt erforderlichen Behandlungs-, Rehabilitations- und Teilhabeleistungen haben sich bisher als wirkungslos erwiesen. Dies gilt für Psychosoziale Arbeitsgemeinschaften (PSAG), Psychiatriebeiräte, Gemeindepsychiatrische Verbünde (GPV) und kommunale Hilfeplankonferenzen ebenso wie für sozialrechtliche Ansätze wie die Servicestellen nach § 23 SGB IX, das trägerübergeifende persönliche Budget nach § 17 SGB IX, für den Gesamtplan nach § 58 SGB XII sowie die integrierte Versorgung nach § 140 SGB V.

Mangelnde Kontinuität Mangelnde Personenorientierung und Fragmentierung der Leistungen führen zu ständigen Kontinuitätsbrüchen in der Behandlung bzw. Unterstützung – institutionell, konzeptionell und personell. Gerade Menschen mit schweren psychischen Erkrankungen sind zumeist nicht in der Lage, dies durch eigene Transfer- und Koordinierungsleistungen zu kompensieren.

Unzureichende Evidenzbasierung Obwohl es international inzwischen eine Fülle von evidenzbasierten Versorgungsmodellen und Interventionen gibt, werden diese in der deutschen Versorgungspraxis höchst unzureichend umgesetzt, sind entweder gar nicht oder nicht flächendeckend verfügbar.

Eklatante Versorgungslücken Größere Gruppen von Menschen mit psychischen Erkrankungen profitieren kaum oder gar nicht von psychiatrischen Behandlungs- und Teilhabeleistungen. Dies gilt für Menschen in Strafhaft ebenso wie für die Klientel der Wohnungslosenhilfe. Dabei zeigen solide epidemiologische Studien, dass die Punkt-Prävalenz psychischer Störungen mit mehr als 70 Prozent in diesen Gruppen besonders hoch ist (TORCHALLA u.a. 2004; LÄNGLE u.a. 2005; v. SCHÖNFELD u.a. 2006).

Alles in allem ist die Versorgungslandschaft in Deutschland gekennzeichnet durch eine Fehlallokation von Ressourcen, problematischen Anreizeffekten und ein Nebeneinander von Über-, Unter und Fehlversorgung.

> **Exkurs: Nehmen psychische Störungen zu?**
> Die enorme Ausweitung der Fallzahlen sowie der Behandlungs- und Teilhabeleistungen in der psychiatrischen Versorgung in Deutschland hat bis hinein in die Fachöffentlichkeit zu der Annahme geführt, dass die Häufigkeit psychischer Störungen in der Bevölkerung zugenommen hat und weiter steigt. Wiederholte Querschnitts- sowie Längsschnittstudien zeigen aber keinen Anstieg der Prävalenz in Deutschland und Europa – mit Ausnahme der altersbedingten psychischen Störungen (RICHTER, BERGER, REKER 2008; WITTCHEN u.a. 2011; RICHTER, BERGER 2013; KILIAN, BECKER 2013; JACOBI u.a. 2014). Allerdings nimmt die institutionelle

Prävalenz zu, das heißt die Inanspruchnahme von ambulanten und (teil-)stationären Leistungen. Dafür werden in der Literatur verschiedene Gründe angeführt und untersucht:

- Eine allgemeine Schwellensenkung und höhere Akzeptanz der psychiatrisch-psychotherapeutischen Versorgung in der Bevölkerung (ANGERMEYER u.a. 2013).
- Die bessere Wahrnehmung psychischer Probleme und ihrer Behandlungsmöglichkeiten (RICHTER, BERGER 2013; ANGERMEYER u.a. 2013).
- Nachholeffekte bei bisher nicht oder unterversorgten Bedarfsgruppen (WITTCHEN u.a. 2011).
- Häufigere Thematisierung von psychischen Problemen in den Massenmedien (KILIAN, BECKER 2013).
- Keine Belege gibt es allerdings dafür, dass Entstigmatisierungseffekte zu wachsender Inanspruchnahme beitragen (SCHOMERUS u.a. 2012, 2013).

Der Anstieg der Fallzahlen und die Leistungsausweitung sind also dadurch bedingt, dass eine annähernd gleich gebliebene Zahl psychisch kranker Menschen mehr Leistungen in Anspruch nimmt. Die weit überproportionale Ausweitung der Kapazitäten bei der stationären und ambulanten Psychotherapie deutet darauf hin, dass vor allem die Inanspruchnahme durch leichter Erkrankte gestiegen ist.

Grenzen aktueller Reformansätze

Die versorgungspolitische Diskussion in Deutschland hat sich in den letzten Jahren auf das Vergütungssystem für die (teil)stationäre Psychiatrie und Psychosomatik konzentriert. Dabei stand der Bestandsschutz der Krankenhäuser im Vordergrund und das zentrale Thema der Stärkung der sektorübergreifenden und insbesondere der intensiven ambulanten Versorgungsstrukturen wurde weitgehend ausgeklammert. Der aktuelle Entwurf der Bundesregierung vom August 2016 für ein »Gesetz zur Weiterentwicklung der Versorgung und der Vergütung für psychiatrische und psychosomatische Leistungen« (PsychVVG) sieht vor, die Vergütung der stationären und teilstationären Leistungen als Budgetsystem mit Vorgaben für die personelle Mindestausstattung auf Basis der Psychiatrie-Personalverordnung und wissenschaftlicher Behandlungsleitlinien weiter auszugestalten. Darüber hinaus soll die stationsäquivalente Behandlung, also eine Krankenhaus ersetzende Behandlungsform (»Krankenhaus ohne

Bett«) ermöglicht werden. Dies ist positiv zu bewerten. Es bleibt jedoch abzuwarten, ob das Gesetz im weiteren Gesetzgebungsverfahren so verändert oder anschließend in der Umsetzung tatsächlich derart ausgestaltet werden kann, dass es zur Stärkung intensiv-ambulanter Behandlungsmodelle führt und den Institutsambulanzen ein Tätigkeitsspektrum im Sinne multiprofessioneller Teams ermöglichen wird. Dies gilt sowohl für die fachlichen Vorgaben als auch für die finanzielle Ausstattung.

Als mögliche Alternativen haben sich in den letzten Jahren bereits in vielen Regionen sektorübergreifende Versorgungsmodelle mit dem Ziel etabliert, die ambulante Versorgung zu stärken. Dabei handelt es sich um Modellprojekte nach § 64 b SGB V, im Wesentlichen regionale Krankenhausbudgets (DEISTER, WILMS 2014; SCHMID u. a. 2013), um Modelle der Integrierten Versorgung (IV) nach § 140 a–d SGB V sowie um innovative Modelle im Rahmen der Regelfinanzierung nach § 118 SGB V oder nach § 17 d KHG (SCHMID u. a. 2013; STEINHART u. a. 2014 a, b).

Die Grenzen der regionalen Krankenhausbudgets liegen vor allem darin, dass sie andere Leistungssegmente bzw. -erbringer nach dem SGB V außen vor lassen und das Leistungsgeschehen für die Leistungsträger intransparent ist. IV-Modelle kranken daran, dass der Personenkreis schwer psychisch kranker Menschen entweder direkt oder über die Einschreibehürde der Selektivverträge ausgeschlossen wird. Sie basieren darüber hinaus zumeist auf kassenspezifischen Verträgen und tragen so zu einer weiteren Zersplitterung der Versorgungslandschaft bei. Fast allen Modellen ist gemeinsam, dass sie die fachärztliche und psychotherapeutische Versorgung sowie insbesondere den Bereich der Teilhabe außen vor lassen, also Leistungen nach den SGB IX und XII. Dabei steht gerade mit dem Bundesteilhabegesetz (BTG) ab 2017 und den Folgejahren eine weitreichende Neuausrichtung der Eingliederungshilfe in Aussicht, u. a. mit der Einführung einer Beratungsleistung, der Stärkung der Personenorientierung und der ambulanten Leistungserbringung.

In dieser unübersichtlichen Gemengelage sollte eine gründliche versorgungspolitische Diskussion über die weiteren Ziele der Reform im Vordergrund stehen, bevor auf Expertenebene um die Details möglicher neuer Vergütungsmodalitäten gerungen wird. Gefragt ist eine attraktive Zukunftsvision für die psychiatrisch-psychotherapeutische Versorgung und gesellschaftliche Teilhabe von Menschen mit schweren psychischen Erkrankungen.

Wegmarken für die weitere Reform

Als Grundlage für die weitere Reform sollten folgende Eckpunkte gelten:

Primäre Ausrichtung am Bedarf der Menschen mit schweren psychischen Erkrankungen Zwischen 1 und 2 Prozent der deutschen Erwachsenenbevölkerung, d. h. 500.000 bis 1 Mio. Menschen leiden zu jedem Zeitpunkt an einer schweren psychischen Erkrankung (GÜHNE u. a. 2015).

> **Was gilt als eine schwere psychische Erkrankung?**
> a. Vorliegen irgendeiner psychischen Störung, z. B. schwere Depression, Schizophrenie oder andere psychotische Störung, eine schwere bipolare Störung, Zwangs- oder Angststörung, Posttraumatische Belastungsstörung oder schwere Persönlichkeitsstörung.
> b. Die Dauer der Erkrankung bzw. deren Behandlung beträgt mindestens zwei Jahre.
> c. Die durch die Erkrankung hervorgerufene psychische Beeinträchtigung erreicht eine gewisse Schwere, die durch eine gültige Skala quantifizierbar ist (z. B. Global Assessment of Functioning/GAF).

Auch gut vierzig Jahre nach Vorlage der Psychiatrie-Enquete bestehen in Deutschland nach wie vor erhebliche Defizite in der Versorgung dieser Personengruppe. Schwer psychisch kranke Menschen können zeitweise oder sogar auf Dauer vom vertragsärztlichen System nicht ausreichend profitieren, u. a., weil sie die Regelangebote der niedergelassenen Fachärzte und Psychotherapeuten nicht zuverlässig wahrnehmen (können) und weil dort die Ressourcen für ihre aufwendigere Behandlung fehlen. Außerdem sind sie regelhaft und erheblich von sozialer Exklusion bedroht. Die bedarfsgerechte Behandlung und Gewährleistung umfassender Teilhabechancen für diese Personengruppe ist gegenwärtig die zentrale Herausforderung des psychiatrisch-psychosozialen Versorgungssystems. Dabei gibt es guten Grund für die Annahme, dass ein Versorgungssystem, das den hohen und komplexen Bedarfen von Menschen mit schweren psychischen Erkrankungen entspricht, zugleich gute strukturelle Voraussetzungen für die bedarfsgerechte Versorgung anderer Zielgruppen bietet.

Konsequente Orientierung an den Grundsätzen der UN-Behindertenrechtskonvention (UN-BRK) Die UN-BRK schließt explizit die Rechte von Menschen mit psychischen Beeinträchtigungen in ihren Geltungsbereich ein und definiert klare Standards. Dies gilt für allgemeine Grundsätze wie Würde, Autonomie, Freiheit, Nichtdiskriminierung, volle und wirksame Teilhabe, Chancengleichheit und Zugänglichkeit (Art. 3) sowie für spezielle Rechte wie die auf Gesundheitsversorgung (Art. 25), Arbeit (Art. 27) und umfassende Habilitation und Rehabilitation (Art. 26). Hervorzuheben ist das Recht auf unabhängige Lebensführung verbunden mit Wahlmöglichkeiten wo und mit wem man leben möchte sowie dem »Zugang zu einer Reihe von gemeindenahen Unterstützungsdiensten zu Hause« und der persönlichen Assistenz zur Unterstützung des Lebens in der Gemeinschaft (Art. 19). Hierzu gehört im psychiatrischen Bereich vor allem der niedrigschwellige Zugang zur Versorgung in akuten Krisen, zur Behandlung im persönlichen Lebensumfeld, zu psychotherapeutischer Behandlung sowie zu individuellen Rehabilitations- und Teilhabeleistungen in allen relevanten Lebensbereichen. Der Grundsatz der selbstbestimmten Lebensführung schließt dabei notwendig die Verfügbarkeit von Wahlmöglichkeiten ein, einschließlich der Beschäftigung auf dem allgemeinen Arbeitsmarkt, dem Leben in der eigenen Wohnung und der sozialen Teilhabe im Quartier.

Berücksichtigung der vorliegenden internationalen wissenschaftlichen Evidenz Evidenzbasierung ist für die Ausgestaltung der psychiatrischen Versorgungslandschaft in Deutschland bis heute keineswegs selbstverständlich. Wegweisend für eine strukturelle Neuausrichtung der psychiatrisch-psychosozialen Versorgung ist deshalb die S3-Leitlinie »Psychosoziale Therapien bei Menschen mit schweren psychischen Erkrankungen« (DGPPN 2013). Sie fasst die internationale wissenschaftliche Evidenz zusammen, bewertet sie und leitet daraus Empfehlungen für die Versorgungspraxis ab. Der aktuelle Stand und ein vorläufiger Ausblick auf das nächste Update findet sich in dem Beitrag von Gühne u. a. (s. S. 45 ff.). Hier nur so viel: Die Leitlinie unterscheidet zwischen einzelfallbezogenen und systembezogenen Interventionen. Bei Letzteren geht es um struktur- und prozessbezogene Versorgungsmerkmale unabhängig von speziellen Störungsbildern. Sie beruhen überwiegend auf Forschungsergebnissen aus dem angloamerikanischen Raum, denn die deutschsprachige Versorgungsforschung weist nach wie vor erhebliche Defizite auf (KALLERT u. a. 2005; KILIAN 2012). Sie beziehen sich auf den ambulanten Bereich und hier vor allem auf *Community Mental Health Teams (CMHT)*, *Assertive Community Teams (ACT)* und das *Hometreatment (HT)*. Zu diesen nicht komplett trennscharfen Modellen liegen international inzwischen weit mehr als einhundert kontrollierte Studien vor. Gemeinsame Merkmale sind Multiprofessionalität, Teambasierung, regionaler Versorgungsauftrag sowie als Zielgruppe Menschen mit schweren psychischen Erkrankungen. Unterschiede beziehen sich auf Mobilität, Fallzahl je Fachkraft, zeitliche Einsatzbereitschaft und Akuität der Erkrankung. Alle drei Modelle weisen insgesamt signifikante Vorteile gegenüber der Standardversorgung bei der Reduzierung der Zahl und Dauer stationärer Behandlungen, der Reduzierung von Behandlungsabbrüchen, der Zufriedenheit von Patienten und Angehörigen sowie bei der Kosteneffektivität auf (DGPPN 2013; im Überblick STENGLER u. a. 2015).

Auch zur Teilhabe am Arbeitsleben gibt es eine Fülle internationaler Forschungsergebnisse. Über diese berichtet Hoffmann ab S. 246. Sie belegen, dass die Unterstützung am Arbeitsplatz *(first place then train)* auf dem allgemeinen Arbeitsmarkt *(Supported Employment)* wirksamer ist als die in Deutschland zum Standard gehörenden Maßnahmen der beruflichen Rehabilitation und Teilhabe in Sondereinrichtungen *(first train then place)*. Dies betrifft folgende Parameter: längerfristige und nachhaltige Anstellung auf dem allgemeinen Arbeitsmarkt, höherer Verdienst und geringere Inanspruchnahme (teil-)stationärer Versorgung (HOFFMANN u. a. 2014; GÜHNE, RIEDEL-HELLER 2015).

Im Bereich der Wohnunterstützung fehlen entsprechende Forschungsergebnisse weitgehend (DGPPN 2013; WALTHER 2015). Zum Bereich Wohnungslosenhilfe liegt allerdings eine Reihe von hochwertigen internationalen Studien zum *Housing First*-Konzept vor. Diese belegen, dass die intensive Unterstützung wohnungsloser oder bisher in prekären Wohnverhältnissen lebender Personen direkt in eigenen Wohnungen (analog *first place then train*) dem üblichen Vorgehen, also der Übergangsunterbringung und dem Training in stationären Einrichtungen der Wohnungslosenhilfe, deutlich überlegen ist. Klienten aus dem *Housing First*-Konzept zeigen einen deutlich längeren Verbleib in der eigenen Wohnung und eine bessere Gemeinwesenintegration (vgl. Richter, Steinhart, ab S. 261).

Bezüglich der Beteiligung von Personen mit Psychiatrieerfahrung an der Erbringung psychiatrischer Leistungen durch Peerarbeit *(Experienced Involvement/EX-IN)* gibt es erst in den letzten Jahren eine zunehmende Forschungsaktivität, die sich in ersten Übersichtsarbeiten niederschlägt (DGPPN 2013; MAHLKE u. a. 2015; Sielaff u. a., ab S. 132). Konzeptionell ist zu unterscheiden zwischen *peer support* (Beratung/Unterstützung von

Betroffenen durch Peers), *mutual support* (gegenseitige Unterstützung von Betroffenen) und *peer-run services* (Mitwirkung an professionellen Diensten für Betroffene, bekannt unter dem Konzept Genesungsbegleitung; LANG u. a. 2015). Die bisherige wissenschaftliche Evidenz deutet darauf hin, dass psychiatrische Dienste unter Einbeziehung von Peers mindestens keine schlechteren Behandlungsergebnisse aufweisen als rein professionelle Dienste (MAHLKE u. a. 2015). In Deutschland wurde Peerberatung unter Beteiligung von geschulten Psychiatrieerfahrenen und Angehörigen in Hamburg systematisch implementiert. Dieses Modell wurde im Rahmen einer randomisierten kontrollierten Studie evaluiert. Die Ergebnisse deuten auf eine Überlegenheit der Behandlung unter Einbeziehung von Peerberatung hin (BOCK 2015, s. Kapitel ab S. 132). Lacroix und Eikmeier (S. 150 ff.) berichten über das Konzept der Genesungsbegleitung in Form der systematischen Einbeziehung von Peers in die Stationsteams einer psychiatrischen Abteilung.

Der Früherkennung und -behandlung von Menschen mit psychischen Störungen kommt unter dem Gesichtspunkt der Vorbeugung von schweren und chronischen Erkrankungen eine große Bedeutung zu. In Deutschland gibt es bereits eine größere Zahl von zumeist universitären Zentren, die sich z. B. mit der Früherkennung von schizophrenen Psychosen und bipolaren Erkrankungen befassen (LEOPOLD u. a. 2015). Die hierzu international vorliegende wissenschaftliche Evidenz ist überzeugend (MÜLLER u. a. 2012; VAN DER GAAG u. a. 2013).

Auswertung von Praxismodellen zur krankenhausalternativen psychiatrischen Behandlung in Deutschland Auch in Deutschland existieren bereits zahlreiche Praxisprojekte, die zeigen, dass krankenhausalternative Versorgungskonzepte umsetzbar sind. Diese basieren entweder auf Modellen nach § 64 b SGB V, auf Modellen der IV nach § 140a–d SGB V oder auf Weiterentwicklungen innerhalb der Regelfinanzierung (SCHMID u. a. 2013; DEISTER, WILMS 2014; STEINHART u. a. 2014 a, b). Diese weisen zwar eine Reihe von Begrenzungen auf und sind bisher nur sehr eingeschränkt evaluiert worden. Sie verdeutlichen jedoch, was schon jetzt alles geht und ambulant möglich ist. Sie bilden deshalb einen Erfahrungshintergrund, der in die Neujustierung der Psychiatriereform unbedingt einfließen sollte. Dies gilt insbesondere für den Transfer von »alten« zu »neuen« Versorgungsmodellen.

Die in diesem Abschnitt skizzierten Wegmarken wurden genutzt, um ein Funktionales Basismodell für die gemeindepsychiatrische Versorgung schwer psychisch kranker Menschen zu entwickeln. Die erste Fassung des Modells beschränkte sich noch auf den Bereich der Behandlung (SGB V), auf die Notwendigkeit der Einbeziehung von Teilhabeleistungen wurde lediglich verwiesen (STEINHART, WIENBERG 2014 a). Die Rückmeldungen und Anregungen von Fachkollegen waren Ermutigung, das Modell um den Bereich der Teilhabe zu erweitern (STEINHART, WIENBERG 2015 b, 2016, Abbildung 2). Im folgenden Abschnitt werden dieses Modell und seine Implikationen erläutert.

Das Funktionale Basismodell

Das Modell dient folgenden Zwecken: Es beschreibt die für eine bedarfsgerechte Versorgung von Menschen mit schweren psychischen Erkrankungen erforderlichen Behandlungs- und Unterstützungsfunktionen und definiert damit einen Mindeststandard für gemeindepsychiatrische Behandlungs- und Teilhabeleistungen. Diese Funktionen sollen in einem sozialraum- und recoveryorientierten Gesamtkontext sichergestellt werden. Dabei werden die einzelnen Funktionen unabhängig von ihrer institutionell-organisatorischen Ausformung und Finanzierung definiert. So wird dem Umstand Rechnung getragen, dass bei der Umsetzung auf die jeweils regional vorhandenen Ressourcen zurückgegriffen werden kann und muss. Denn eine *on top*-Finanzierung der innovativen Module wäre ökonomisch unsinnig und fachlich kontraproduktiv, da sie zusätzliche Parallelstrukturen schaffen würde. Es geht also um eine Systemtransformation, nicht um eine Addition von Systemkomponenten. Vorrangig muss das bestehende Behandlungs- und Unterstützungssystem umgebaut und die verfügbaren Ressourcen müssen umgesteuert werden.

Das Basismodell ist sektorübergreifend ausgelegt und so ausgerichtet, dass die Versorgung konsequent von der ambulanten Seite aus gedacht, geplant, umgesetzt und gesteuert wird. Es ist außerdem SGB-übergreifend ausgerichtet, berücksichtigt also Behandlungs- und Rehabilitationsleistungen ebenso wie Teilhabeleistungen und den Zugang zu Pflege.

Das Basismodell enthält drei Kernfunktionen: die STEUERUNGS-, die BEHANDLUNGS- bzw. UNTERSTÜTZUNGSFUNKTION sowie die ERSCHLIESSUNGSFUNKTION.

Fast alles geht auch ambulant – ein Funktionales Basismodell als Standard

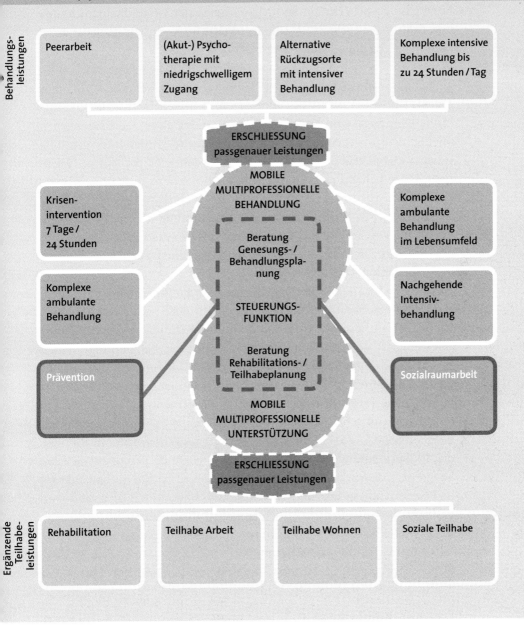

ABBILDUNG 2 Funktionales Basismodell für die gemeindepsychiatrische Versorgung schwer psychisch kranker Menschen

Die **STEUERUNGSFUNKTION** besteht aus zwei Teilfunktionen:
1. *Fallunspezifische Steuerung* mit zwei Einzelfunktionen:
- Bearbeitung von Themen und Maßnahmen der Gesundheitsförderung und *Prävention* (primär, sekundär, tertiär) im Kontext regionaler bzw. kommunaler Public Health-Strategien. (Siehe dazu z. B.: »Wege zur Resilienz« in Rheinland-Pfalz, www.resilienz-pfalz.de; »Hart am Limit«, www.halt-projekte.de; psychenet Hamburg, www.psychenet.de; Bündnis gegen Depression, www.buendnis-depression.de.) Dazu gehören auch Früherkennungs- und Frühinterventionsstrategien in Zusammenarbeit mit der medizinischen Primärversorgung, Jugend-, Alten- und Suchthilfe sowie anderen regionalen Akteuren, außerdem eine präventive Orientierung der Behandlungs- und Unterstützungsteams in ihrer personenbezogenen Arbeit (siehe S. 203 ff.).
- *Sozialraumarbeit* zur Erschließung und Vernetzung sozialer Ressourcen, Förderung von Selbsthilfe und Selbstorganisation sowie Befähigung der Quartiere im Umgang mit psychischen Gesundheitsproblemen (»Kümmerer-Funktion«; siehe S. 219 ff.).
2. *Fallspezifische Steuerung:* Den Kern dieser Funktion bildet ein niedrigschwelliges Beratungsangebot bei psychischen und psychosozialen Problemen im Vorfeld von Behandlungs-, Rehabilitations- und Pflegeleistungen. Auf den Grundsatz »Beratung vor Behandlung« haben Psychiatrieerfahrene in Workshops zu diesem Modell besonderen Wert gelegt. Die Beratung sollte ergänzt werden um eine personenbezogene Funktion der Früherkennung von und Frühintervention bei psychischen Störungen, um schweren und chronifizierenden Erkrankungen vorzubeugen (siehe S. 191 ff.). Aus der Beratungssituation bzw. im Rahmen der Früherkennung kann sich eine entsprechende personenbezogene Diagnostik und Bedarfsabschätzung sowie eine darauf aufbauende gemeinsame Genesungs- und Behandlungs- bzw. Rehabilitations- und Teilhabeplanung entwickeln (Ziele und Maßnahmen). Die Evaluation dieser Maßnahmen (Wirkungskontrolle, Ergebnisqualität) gehört ebenfalls zur fallspezifischen Steuerung.

Dazu gehört auch die Sicherstellung personeller und konzeptioneller Kontinuität (*Gatekeeper*-Funktion; koordinierende Bezugsperson).

Die zweite Kernfunktion ist die **MULTIPROFESSIONELLE und MOBILE BEHANDLUNG und UNTERSTÜTZUNG**. Für den Bereich Behandlung sollte sie folgende Einzelfunktionen abdecken:

- die komplexe ambulante Behandlung (analog *Community Mental Health Teams*),
- die ambulante Krisenintervention 24 Stunden/7 Tage je Woche,
- die komplexe Behandlung im Lebensumfeld (analog *Hometreatment*),
- die nachgehende Intensivbehandlung (analog *Assertive Community Treatment*).

Für den Bereich Rehabilitation/Teilhabe kommen folgende Funktionen hinzu:
- die psychosoziale Unterstützung in allen Rehabilitations- und Teilhabefeldern im Sinne der koordinierenden Bezugsperson,
- die mobile, bei Bedarf multiprofessionelle Unterstützung zur Teilhabe.

Strukturell-organisatorisch können diese beiden Kernfunktionen nur über die Implementierung ambulanter mobiler multiprofessioneller Teams (MMT) sichergestellt werden, dies belegen nationale und internationale Erfahrungen (STENGLER u. a. 2015; s. Kapitel ab S. 116). Im Bereich Behandlung werden in einer definierten Versorgungsregion mehrere Teams erforderlich sein, die entweder diagnosespezifisch ausgerichtet sind, Teilregionen abdecken (z. B. im ländlichen Raum; s. S. 84 ff.) oder über ein Ärztenetzwerk organisiert sind (s. S. 100 ff.). Im Bereich Teilhabeunterstützung geht es darum, die individuelle Begleitung und Unterstützung durch die Bezugsperson fallspezifisch und situationsbezogen um die multiprofessionelle Perspektive zu ergänzen. Die eher behandlungs- oder teilhabebezogen arbeitenden Teams müssen untereinander verbunden sein. Entweder werden sie über gemeinsame (kleinere) Einzugsgebiete direkt organisatorisch miteinander verknüpft (z. B. einheitliche Leitung, teilweise gemeinsame Leistungserbringung) oder über die Etablierung von Strukturen, die eine gemeinsame Haltung und Abstimmung ermöglichen, wie z. B. gemeinsame Fallkonferenzen, Fortbildungen etc.

Die dritte Kernfunktion ist die **ERSCHLIESSUNG gegebenenfalls erforderlicher passgenauer ergänzender Behandlungs- und Teilhabeleistungen** durch die MMT. Im Bereich Behandlung geht es um folgende ergänzende Funktionen:
- *Peerarbeit:* Die Behandlung/Unterstützung durch professionelle Dienste sollte in jeder Region erweitert werden um Varianten der Peerarbeit: Peerberatung durch geschulte Psychiatrieerfahrene und Angehörige,

Unterstützung von Betroffenen durch Peers und Mitwirkung von Peers an professionellen Teams als Genesungsbegleiter (s. S. 132 ff.). Neben dieser hervorgehobenen Einzelfunktion zieht sich Peerarbeit als Querschnitt durch alle anderen Funktionen.

- *Zugang zu psychotherapeutischen Leistungen:* Für Menschen in akuten Krisen, die keinen unmittelbaren psychiatrischen Behandlungsbedarf haben, sollte in jeder Versorgungsregion ein niedrigschwelliger Zugang zu ambulanten psychotherapeutischen Leistungen (»Akutpsychotherapie«) gewährleistet sein, um lange Wartezeiten und daraus resultierende Krankenhausbehandlungen zu vermeiden. Dies kann direkt über die MMT oder durch Sprechstunden niedergelassener Psychotherapeuten und eine sich anschließende Aktupsychotherapie abgedeckt werden (s. S. 178 ff.). Beides könnte durch eine Änderung der Psychotherapierichtlinie durch den Gemeinsamen Bundesausschuss ermöglicht werden.
- *Krankenhausalternative Rückzugsorte:* Für Personen, die dies ausdrücklich wünschen oder benötigen, sollte in jeder Versorgungsregion die Behandlung in einem geschützten Raum außerhalb eines herkömmlichen Krankenhaussettings möglich sein, z. B. in einer Krisenpension (s. S. 124, 173), einem Rückzugsraum, einem Soteriamilieu (s. S. 164 ff.) oder in Gastfamilien (s. S. 92, 174, 181).
- *Intensive, gegebenenfalls komplexe Behandlung bis zu 24 Stunden/Tag:* (Teil-)Stationäre (Krankenhaus-)Behandlung bleibt bei bestimmten und gezielten Indikationen als eine Säule gemeindepsychiatrischer Behandlung unverzichtbar (s. S. 63 ff.), Indikation und Zugang sollte jedoch über die MMT gesteuert werden. Das heißt, sie erfolgt nur dann, wenn eine komplexe und intensive, gegebenenfalls aufsuchende ambulante Behandlung nicht bedarfsdeckend ist bzw. nicht gewünscht wird. Die flexibel dosierte Akutbehandlung in einer Tagesklinik (7-Tagesklink, Halb-Tagesklinik etc.) kann einen Beitrag dazu leisten, die bestehende Versorgungslücke zwischen ambulanter und stationärer Behandlung zu schließen (s. S. 178 ff.).

Im Bereich Rehabilitation und Teilhabe stellt die koordinierende Bezugsperson die zweite Kernfunktion der mobilen multiprofessionellen Unterstützung sicher. Auch sie benötigt Zugriff auf weitere Funktionen:

- *Sicherstellung des Zugangs zu Leistungen der medizinischen oder beruflichen Rehabilitation, vorrangig ambulant,* z. B. Rehabilitationseinrichtungen für psychisch Kranke (RPK, s. S. 234 ff.), gegebenenfalls in speziellen Einrichtungen.

- *Sicherstellung der Teilhabe an Arbeit* durch Arbeits- oder Beschäftigungsmöglichkeiten, vorrangig auf dem allgemeinen Arbeitsmarkt (Unterstützte Beschäftigung; s. S. 246 ff.), gegebenenfalls in speziellen Einrichtungen.
- *Sicherstellung der Teilhabe im Bereich Wohnen,* vorrangig mit eigenem Mietvertrag, gegebenenfalls in einem geschützten institutionellen Milieu (s. S. 261 ff.).
- *Sicherstellung der sozialen Teilhabe* durch Erschließung von Kontakt- und Begegnungsmöglichkeiten, vorrangig im allgemeinen Sozialraum (Freizeit, Kultur, Sport, Politik etc.), gegebenenfalls in Sonderräumen (Kontakt-, Begegnungsstätten, Selbsthilfegruppen).

Ein ganz neues Thema, auch für die gemeindepsychiatrische Versorgung, ist die digitale Teilhabe, d.h. die Verfügbarkeit von digitalen Informations- und Kommunikationstechnologien sowie von technischen Unterstützungssystemen, die ein selbstbestimmtes Leben in der eigenen Wohnung und die Unabhängigkeit von professioneller Unterstützung fördern. Dabei spielen Verfügbarkeit (Preis) und Nutzbarkeit (Barrierefreiheit) eine wichtige Rolle (vgl. UN-BRK Art. 4 g. und h., Art. 9 g. und h. Art. 20 b.; HENNE, WIENBERG 2015).

Das Basismodell impliziert, dass die gesamte Versorgung von der ambulanten Seite her gedacht, geplant und gesteuert wird. Das gilt auch für den Zugang zur (teil-)stationären Behandlung. Idealerweise werden die Patienten während einer (teil-)stationären Episode durch die MMT mitbehandelt. Auf diese Weise ist das Krankenhaus in seiner bisherigen Ausprägung nicht mehr Zentrum der Behandlung, sondern eine Option unter mehreren.

Erst nach der Etablierung tragfähiger Strukturen von MMT und mehrjähriger praxisnaher Evaluation wird feststehen, wie viele Krankenhausbetten und Heimplätze regional wirklich benötigt werden bzw. auf wie viele perspektivisch verzichtet werden kann (s. S. 84 ff.). Erforderlich ist daher u.a. eine von den Leistungsträgern anerkannte und refinanzierte Transformations- und Evaluationsphase. Ihre Aufgabe ist die Überführung der Leistungsangebote, des Personals und der entsprechenden Budgetanteile in den ambulanten Bereich mit sukzessivem Abbau stationärer Kapazitäten nach dem Prinzip der kommunizierenden Röhren.

Die regionale Umsetzung des Funktionalen Basismodells kann nur gemeinsam von den Akteuren vor Ort über die Verknüpfung und gezielte Weiterentwicklung der jeweils regional vorhandenen Ressourcen und mittels neuer Steuerungs- und Finanzierungsmodelle erfolgen (s. S. 278 ff.).

Literatur

ANGERMEYER, M. C.; MATSCHINGER, H.; SCHOMERUS, G. (2013): Has the public taken notice of psychiatric reform? The image of psychiatric hospitals in Germany 1990–2011. Social Psychiatry and Psychiatric Epidemiology 48, S. 1629–1635.
AOLG/Arbeitsgemeinschaft der Obersten Landesgesundheitsbehörden (2012): Tabellenanhang zum Bericht »Psychiatrie in Deutschland – Strukturen, Leistungen, Perspektiven an die Gesundheitsministerkonferenz 2012. www.gesunde.sachsen.de/download/Download_Gesundheit/Anlagen_GMK-Bericht_2012_der_AG_Psychiatrie_der_AOLG.pdf (4.7.2016).
BOCK, T. (2015): Dreifacher Gewinn von Peerarbeit. Hamburger Erfahrungen – Ergebnisse – Voraussetzungen – Perspektiven. Präsentation Fachtagung »Trends und Entwicklungen in der Sozialpsychiatrie«. www.sozialpsychiatrie-mv.de/PDF/2015-06-17%20PEER-Beratung_Bock.pdf
BAGüS/Bundesarbeitsgemeinschaft der überörtlichen Sozialhilfeträger, consens. Kennzahlenvergleich der überörtlichen Träger der Sozialhilfe 2014. www.lwl.org/Soziales/BAGues/Veroeffentl; Fassung 02.02.2016
DEISTER, A.; WILMS, B. (2014): Regionale Verantwortung übernehmen – Modellprojekte nach § 64b SGB V. Köln: Psychiatrie Verlag.
DGPPN/Deutsche Gesellschaft für Psychiatrie und Psychotherapie, Psychosomatik und Nervenheilkunde (2013): S3-Leitlinie Psychosoziale Therapien bei schweren psychischen Erkrankungen. Berlin: Springer.
Fachgesellschaften und Verbände der Plattform Entgelt (2015): Konzept für ein Budgetbasiertes Entgeltsystem für die Fachgebiete Psychiatrie und Psychotherapie, Psychosomatische Medizin und Psychotherapie, Kinder- und Jugendpsychiatrie und -psychotherapie. www.dgppn.de/fileadmin/user_upload/_medien/download/pdf/

stellungnahmen/2015/2015-09-09_Plattform_Entgelt_Konzeptpapier_Budgetbasiertes_Entgeltsystem_FINAL.pdf (22.6.2016).

Gühne, U.; Becker, T.; Salize H. J. u. a. (2015): Wie viele Menschen in Deutschland sind schwer psychisch krank? Psychiatrische Praxis 42, S. 415–423

Gühne, U.; Riedel-Heller, S. (2015): Die Arbeitssituation von Menschen mit schweren psychischen Erkrankungen in Deutschland. Im Auftrag von Gesundheitsstadt Berlin und DGPPN. www.dgppn.de/fileadmin/user_upload/_medien/dokumente/schwerpunkte/Expertise_Arbeitssituation_2015-09-14_fin.pdf (4.7.2016).

Henne, M.; Wienberg, G. (2015): Assistive Technologien – vernetzbare technische Systeme unterstützen Menschen bei ihren unterschiedlichen Tätigkeiten. Orientierung 3, S. 24–27.

Hoffmann, H.; Jäckel, D.; Glauser, S. u. a. (2014): Long-term effectiveness of supported employment: Five year follow-up of a randomized controlled trial. American Journal of Psychiatry 171, S. 1183–1190.

Huttner, M. (2006): Vorhersage der Verweildauer und der Wiederaufnahme stationär psychiatrischer Patienten. Unveröffentl. Dissertation, Ludwig-Maximilians-Universität München.

Jacobi, F.; Höfler, M.; Strehle, J. u. a. (2014): Psychische Störungen in der Allgemeinbevölkerung. Der Nervenarzt 85, S. 77–87.

Kallert, T. W.; Leisse, M.; Kulke, C. u. a. (2005): Evidenzbasierung gemeindepsychiatrischer Versorgungsangebote in Deutschland: eine Bestandsaufnahme. Das Gesundheitswesen 67, S. 342–354.

Kilian, R. (2012): Gesundheitsökonomische Evaluation gemeindepsychiatrischer Interventionen. Der Nervenarzt 83, S. 832–839.

Kilian, R.; Becker, T. (2013): Gibt es eine Zunahme psychischer Erkrankungen in Deutschland? Kerbe 3, S. 4–6.

Kruse, J.; Herzog, W. (2012): Zur ambulanten psychosomatischen/psychotherapeutischen Versorgung in der kassenärztlichen Versorgung in Deutschland – Formen der Versorgung und ihre Effizienz. Zwischenbericht zum Gutachten im Auftrag der Kassenärztlichen Bundesvereinigung. www.kbv.de/media/sp/Gutachten_Psychosomatik_Zwischenbericht.pdf (18.10.2016)

Kunze, H. (2015): Psychisch krank in Deutschland – Plädoyer für ein zeitgemäßes Versorgungssystem. Stuttgart: Kohlhammer.

KVJS/Kommunalverband für Jugend und Soziales Baden-Württemberg (2011): Menschen mit chronisch psychischer Erkrankung in Pflegeheimen – Eine empirische Untersuchung zur Hilfe zur Pflege unter 65 Jahren in Baden-Württemberg auf Basis von Daten zum Jahresende 2011. Stuttgart.

KUTSCHER, S.; SEIFERT, D. (2007): Zur aktuellen Situation schizophrener Patienten im Maßregelvollzug gemäß § 63 StGB in Nordrhein-Westfalen. In: SAIMEH, N. (Hg.): Maßregelvollzug in Zeiten ökonomischer Begrenzung. Bonn: Psychiatrie Verlag, S. 130–137.

LÄNGLE, G.; EGERTER, B.; ALBRECHT, F. u. a. (2005): Prevalence of mental illness among homeless men in the community. Social Psychiatry and Psychiatric Epidemiology 40, S. 382–390.

LANG, F. U.; GÜHNE, U.; RIEDEL-HELLER, S. G. u. a. (2015): Innovative patientenzentrierte Versorgungssysteme. Der Nervenarzt 86, S. 1313–1319.

LEOPOLD, K.; NIKOLAIDIS, A.; BAUER, M. u. a. (2015): Angebote zur Früherkennung von Psychosen und bipolaren Störungen in Deutschland. Der Nervenarzt 86, S. 352–358.

MAHLKE, C.; KRÄMER, U.; KILIAN, R.; BECKER, T. (2015): Bedeutung und Wirksamkeit von Peerarbeit in der psychiatrischen Versorgung. Übersicht des internationalen Forschungsstandes. Nervenheilkunde 4, S. 235–239.

MELCHINGER, H. (2010): Schwierigkeiten, Verteilungsprobleme, Leistungsspektrum und Bedarf in der Versorgung. Evangelische Akademie Loccum, Tagung »Psychosen – Persönliches Leiden und gesellschaftliche Realität«. Loccum.

MÜLLER, H.; WIESSMANN, T.; BECHDOLF, A. (2012): Interventionen bei Personen mit erhöhtem Psychoserisiko: Eine aktuelle Übersicht über randomisiert kontrollierte Studien. Fortschritte der Neurologie Psychiatrie 80, S. 570–579.

RICHTER, D.; BERGER, K.; REKER, T. (2008): Nehmen psychische Störungen zu? Eine systematische Literaturübersicht. Psychiatrische Praxis 35, S. 321–330.

RICHTER, D.; BERGER, K. (2013): Nehmen psychische Störungen zu? Update einer systematischen Übersicht über wiederholte Querschnittsstudien. Psychiatrische Praxis 40, S. 176–182.

ROICK, C. (2013): Integrierte psychiatrische Versorgung aus Sicht der gesetzlichen Krankenversicherung. Nervenheilkunde 5, S. 264–269.

SCHMID, P.; STEINERT, T.; BORBÉ, R. (2013): Systematische Literaturübersicht zur Implementierung der sektorübergreifenden Versorgung (Regionalbudget, integrierte Versorgung) in Deutschland. Psychiatrische Praxis 40, S. 414–424.
SCHÖNFELD, C. E. VON; SCHNEIDER, F.; SCHRÖDER, T. u. a. (2006): Prävalenz psychischer Störungen, Psychopathologie und Behandlungsbedarf bei weiblichen und männlichen Gefangenen. Der Nervenarzt 77, S. 830–841.
SCHOMERUS, G.; SCHWAHN, C.; HOLZINGER, A. u.a. (2012): Evolution of public attitudes about mental illness: a systematic review and metaanalysis. Acta Psychiatrica Scandinavica 125, S. 440–452.
SCHOMERUS, G.; MATSCHINGER, H.; ANGERMEYER, M. C. (2013): Causal beliefs of the public and social acceptance of persons with mental illness. Psychological Medicine 4, S. 1–12.
SCHUBERT, M.; PARTHIER, K.; KUPKA, P. u. a. (2013): Menschen mit psychischen Störungen im SGB II. IAB-Forschungsbericht. Nürnberg.
SPIESSL, H.; BINDER, H.; CORDING, C. u. a. (2006): Klinikpsychiatrie unter ökonomischem Druck. Deutsches Ärzteblatt 103, S. 2549–2552.
STEINHART, I.; WIENBERG, G. (2014): Plädoyer für ein funktionales Basismodell gemeindepsychiatrischer Versorgung. Psychiatrische Praxis 41, S. 179–181.
STEINHART, I.; WIENBERG, G. (2015): Mindeststandards für Behandlung und Teilhabe – Plädoyer für ein funktionales Basismodell gemeindepsychiatrischer Versorgung schwer psychisch kranker Menschen. Sozialpsychiatrische Informationen 45 (4), S. 9–15.
STEINHART, I.; WIENBERG, G. (2016): Das funktionale Basismodell für die gemeindepsychiatrische Versorgung schwer psychisch kranker Menschen – Mindeststandard für Behandlung und Teilhabe. Psychiatrische Praxis 43, S. 65–68.
STEINHART, I.; WIENBERG, G.; KOCH, C. (2014a): Krankenhausersetzende psychiatrische Behandlung in Deutschland – Praxismodelle, Standards und Finanzierung. G+G Wissenschaft 14 (4), S. 15–26.
STEINHART, I.; WIENBERG, G.; KOCH, C. (2014b): Es geht doch! Krankenhausersetzende psychiatrische Behandlung in Deutschland – Praxiserfahrungen und Finanzierung. Psychiatrische Praxis 41, S. 454–460.

STENGLER, K.; RIEDEL-HELLER, S.; GÜHNE, U. u.a. (2015): Gemeindepsychiatrische Versorgung. Psychup2date9 2015 DOI; http://dx.doi.org/10.1055/s-0041-100094. VNR 2760512015147120204

TORCHALLA, I.; ALBRECHT, F.; BUCHKREMER, G.; LÄNGLE, G. (2004): Wohnungslose Frauen mit psychischer Erkrankung. Psychiatrische Praxis 31, S. 228–235.

VALDES-STAUBER, J.; KILIAN, R. (2015): Is the level of institutionalisation found in psychiatric housing services associated with the severity of illness and the functional impairment of the patients? BMC Psychiatry 15, S. 215.

VAN DER GAAG, M.; SMIT, F.; BECHDOLF, A. u.a. (2013): Preventing a first episode of psychosis: Meta-analysis of randomized controlled prevention trials of 12 month and longer-term follow-ups. Schizophrenia Research 149, S. 56–62.

WALTHER, C. (2015): Wirksamkeit im Überblick: Ambulant Betreutes Wohnen psychisch Kranker in Deutschland. In: HAHN, H.; HÜTTEMANN, M. (Hg.): Evaluation psychosozialer Interventionen. Köln: Psychiatrie Verlag, S. 89–108.

WIENBERG, G. (2013): 40 Jahre Psychiatriereform in Deutschland – Auf dem Weg in die Drei-Klassen-Psychiatrie? Sozialpsychiatrische Informationen 43 (1), S. 4–9.

WITTCHEN, H.U.; JAKOBI, F.; REHM, J. u.a. (2011): The size and burden of mental disorders and other disorders of the brain in Europe 2010. European Neuropsychopharmocology 21, S. 655–679.

ZIMMERMANN, R.B. (2012): Schattenpsychiatrie in der Altenhilfe – Fehlplatzierung psychisch erkrankter Menschen. Soziale Psychiatrie 36 (2), S. 28–33.

Evidenzbasierte Psychiatrie im Sozialraum – Update der S3-Leitlinie »Psychosoziale Therapien bei schweren psychischen Erkrankungen«

Uta Gühne, Thomas Becker, Steffi Riedel-Heller

Besonderheiten der S3-Leitlinie »Psychosoziale Therapien bei schweren psychischen Erkrankungen«

Die S3-Leitlinie »Psychosoziale Therapien bei schweren psychischen Erkrankungen« (DGPPN 2013) ergänzt die Reihe der S3-Praxisleitlinien in Psychiatrie und Psychotherapie der Deutschen Gesellschaft für Psychiatrie und Psychotherapie, Psychosomatik und Nervenheilkunde (DGPPN) und weist einige Besonderheiten auf. Die Leitlinie bezieht sich auf die *Zielgruppe von Menschen mit sogenannten schweren psychischen Erkrankungen* (severe mental illness) und ist damit diagnoseübergreifend ausgerichtet. Gemeint sind Patienten mit schizophrenen, schizoaffektiven und anderen psychotischen Störungen, mit bipolaren affektiven Störungen, schweren depressiven und Persönlichkeitsstörungen sowie anderen schweren psychischen Erkrankungen, einer Erkrankungs- bzw. Behandlungsdauer von mindestens zwei Jahren und erheblichen Auswirkungen auf Aktivitäten des täglichen Lebens und das soziale Funktionsniveau (Ruggeri u. a. 2000). Diese Personengruppe ist vor allem durch die Auswirkungen ihrer schweren und anhaltenden psychischen Erkrankung gekennzeichnet, die sich durch deutliche Einschränkungen in verschiedenen Funktions- und Lebensbereichen zeigen und aufgrund der komplexen Behandlungsbedarfe oft mit einer intensiven Inanspruchnahme medizinischer und psychosozialer Hilfen verbunden sind. Für die Versorgungsplanung nehmen sie eine Sonderstellung ein. Historisch gesehen sind diejenigen psychisch Kranken gemeint, die vor der Psychiatrie-Enquete über viele Jahre in psychiatrischen Anstalten lebten und heute gemeindenah versorgt werden. Eine erste Prävalenzschätzung geht von 1 bis 2 Prozent der erwachsenen Gesamtbevölkerung aus. In Deutschland wären damit 500.000 bis 1 Mio. Menschen betroffen (GÜHNE u. a. 2015).

Die soziale Exklusion der Betroffenen ist immens (GÜHNE, RIEDEL-HELLER 2015; Office of the Deputy Prime Minister 2004) und die Betroffenen sind zudem mit höheren Risiken somatischer Komorbidität (LEUCHT u. a. 2007) und Mortalität (DEHERT u. a. 2011) behaftet. In der S3-Leitlinie »Psychosoziale Therapien bei schweren psychischen Erkrankungen« (DGPPN 2013) wird erstmals die internationale wissenschaftliche *Evidenz zur Effektivität psychosozialer Interventionen* für Menschen mit schweren psychischen Erkrankungen *systematisch erfasst und für den deutschsprachigen Raum systematisiert*. Einen Schwerpunkt bilden dabei grundlegende Aspekte psychosozialen Handelns. Darunter wird die Gestaltung von Umgebungsbedingungen und des sozialen Miteinanders sowie die Organisation aller therapeutischen Angebote in psychiatrischen bzw. psychosozialen Institutionen wie Krankenhausstationen, Tageskliniken, Wohnheimen, Tagesstätten, beschützten Arbeitsplätzen etc. verstanden. Einen weiteren Schwerpunkt bilden sogenannte Systeminterventionen, bei denen es um die Organisation und Gestaltung der Versorgungsangebote geht. Es handelt sich um meist komplexe Interventionen wie z. B. gemeindepsychiatrische multiprofessionelle Behandlungen, das Casemanagement oder Ansätze der Arbeitsrehabilitation. Daneben lassen sich Ansätze der Ergotherapie, der Künstlerischen Therapien oder beispielsweise von Sport und Bewegung den sogenannten Einzelinterventionen zuordnen. Diese können in verschiedenen Behandlungs- und Versorgungszusammenhängen (ambulanter Bereich, Tagesklinik, stationäre Versorgung) Anwendung finden. Auch Konzepten der Selbsthilfe, des Selbstmanagements und der Beteiligung von Experten in eigener Sache kommen im Behandlungsalltag und in der Leitlinie eine erhebliche Bedeutung zu. Psychotherapeutische Ansätze werden hier, obwohl im angloamerikanischen Konzept der »psychosocial interventions« inkludiert (MUESER u. a. 2013), explizit ausgeschlossen.

Die vorliegende Evidenz basiert zum Großteil auf angloamerikanischen Studien. In der Leitlinie werden diese *Interventionen* im Rahmen eines Matrixkapitels *im deutschen Versorgungssystem verortet*; gleichzeitig werden Beispiele guter Praxis aus dem deutschsprachigen Raum aufgezeigt.

Die S3-Leitlinie »Psychosoziale Therapien bei schweren psychischen Erkrankungen« folgt den definierten Regularien der Arbeitsgemeinschaft der Wissenschaftlichen Medizinischen Fachgesellschaften (AWMF) hinsichtlich der *Evidenz- und Konsensbasierung* einer S3-Leitlinie und wurde unter Beteiligung zahlreicher relevanter Fachgesellschaften, Bundesarbeitsgemeinschaften und Organisationen entwickelt und nicht zuletzt durch das große Engagement von Patienten- und Angehörigenvertretern personengruppenspezifisch ausgerichtet.

Empfehlungen der S3-Leitlinie »Psychosoziale Therapien bei schweren psychischen Erkrankungen«

Für einen Großteil psychosozialer Interventionen liegt hochwertige internationale Evidenz in der Behandlung von Menschen mit schweren psychischen Erkrankungen vor. Zahlreiche Bestandteile der Kernfunktion *multiprofessionelle und mobile Behandlung und Unterstützung* des in diesem Buch behandelten Funktionalen Basismodells der gemeindepsychiatrischen Versorgung lassen sich mit guter wissenschaftlicher Evidenz untermauern (Abb. 1, S. 49). Für andere Interventionen liegt weniger Evidenz vor, bzw. ist diese nicht Gegenstand der systematischen Recherchen im Rahmen der S3-Leitlinie »Psychosoziale Therapien bei schweren psychischen Erkrankungen« (DGPPN 2013). Darüber hinaus werden in der Leitlinie Interventionen behandelt, die im Funktionalen Basismodell der gemeindepsychiatrischen Versorgung nicht explizit benannt werden, gleichwohl in den einzelnen Behandlungszusammenhängen (ambulant, [teil-]stationär, Rehabilitation) fest verankert sind. Auf deren Evidenz wird in Abb. 2 (S. 52) verwiesen.

Systeminterventionen

Gemeindepsychiatrische multiprofessionelle teambasierte Behandlung In einer Fülle von qualitativ hochwertigen Studien und Metaanalysen konnte gezeigt werden, dass gemeindepsychiatrische teamorientierte Ansätze, wie die der »Community Mental Health Teams«, »Hometreatment«-Teams bzw. »Crisis Intervention«-Teams und »Assertive Community Treatment«-Teams gegenüber herkömmlicher gemeindebasierter Behandlung ohne ein multiprofessionelles Team stationäre Behandlungen und Behandlungszeiten sowie Behandlungsabbrüche reduzieren und die Behandlungszufriedenheit bei Patienten und Angehörigen verbessern können (Empfehlungsstärke A) (MALONE u. a. 2007; DIETERICH u. a. 2010; MURPHY u. a. 2015). Auch für krankenhausalternative Rückzugsorte liegt positive Evidenz vor (MURPHY u. a. 2015). Merkmale sozialer Inklusion insbesondere in den Bereichen Wohnen und Arbeit können durch eine langfristige Begleitung der Betroffenen durch eine aufsuchende und nachgehende multiprofessionelle Behandlung (»assertive community treatment«) deutlich positiv beeinflusst werden (DIETERICH u. a. 2010). Wesentliche Aufgabe der multiprofessionellen gemeindepsychiatrischen Teams bildet neben der bedarfsorientierten und flexiblen Behandlung zu jedem Zeitpunkt des Behandlungsprozesses vor allem die gemeinsame Verantwortung des Teams für die gesundheitliche und psychosoziale Versorgung der Betroffenen, um so die Behandlungskontinuität zu sichern. Die Unterschiede zwischen den verschiedenen Behandlungsansätzen liegen vor allem in der Akuität der Erkrankung sowie der Intensität und im aufsuchenden Ansatz vs. der »Kommstruktur« eines Angebots. Insgesamt ist die begriffliche Abgrenzung der einzelnen Modelle vorwiegend unter theoretischen Aspekten zu treffen, während es in der Praxis zu Überschneidungen kommen kann (WEINMANN u. a. 2012).

Arbeitsrehabilitation In diesem Bereich gibt es zahlreiche randomisierte kontrollierte Studien (RCT) und systematische Übersichtsarbeiten, die eine Überlegenheit des *»Supported Employment-Ansatzes« (Unterstützte Beschäftigung)* gegenüber einer Standardbehandlung und auch dem »pre-vocational training« (vorbereitendes Arbeitstraining beispielsweise in Rehabilitationseinrichtungen) aufzeigen (KINOSHITA u. a. 2013). Die meisten Studien wurden in den USA durchgeführt und die Generalisierbarkeit für deutsche Wirtschaftsbedingungen wurde im letzten Entwicklungsprozess der Leitlinie infrage gestellt. Seit dem Erscheinen dieser hat sich die Evidenz erheblich erweitert: Inzwischen gibt es u. a. eine aktuelle Studie aus der Schweiz, die »Supported Employment« auch unter westeuropäischen Wirtschaftsbedingungen im Vergleich mit klassischen Zugängen beruflicher Rehabilitation eindeutig favorisiert (HOFFMANN u. a. 2014). Es ist anzunehmen, dass diese Ergebnisse das kommende Update beeinflussen werden.

ABBILDUNG 1 Empfehlungen zu den Komponenten des Funktionalen Basismodells

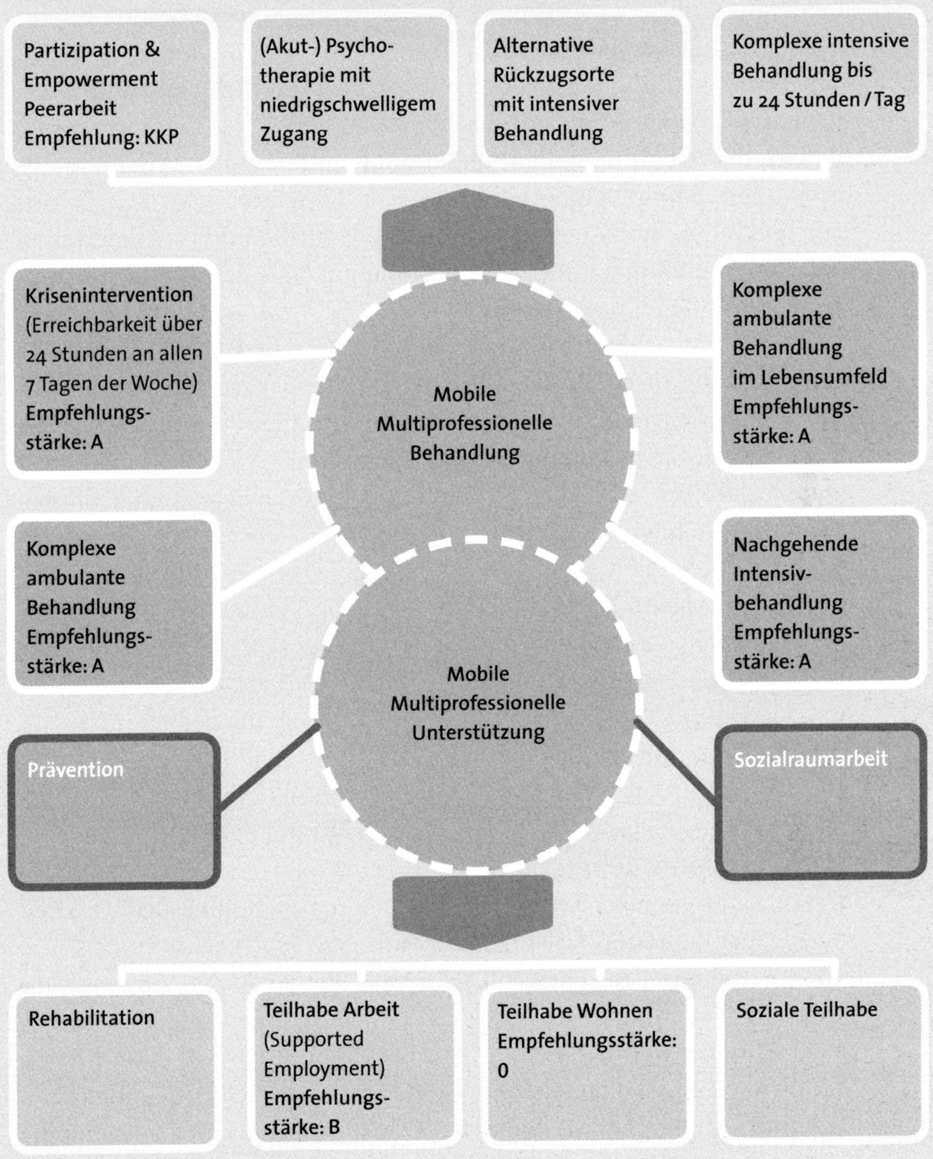

Partizipation & Empowerment Peerarbeit
Empfehlung: KKP

(Akut-) Psychotherapie mit niedrigschwelligem Zugang

Alternative Rückzugsorte mit intensiver Behandlung

Komplexe intensive Behandlung bis zu 24 Stunden / Tag

Krisenintervention (Erreichbarkeit über 24 Stunden an allen 7 Tagen der Woche)
Empfehlungsstärke: A

Komplexe ambulante Behandlung im Lebensumfeld
Empfehlungsstärke: A

Mobile Multiprofessionelle Behandlung

Komplexe ambulante Behandlung
Empfehlungsstärke: A

Nachgehende Intensivbehandlung
Empfehlungsstärke: A

Mobile Multiprofessionelle Unterstützung

Prävention

Sozialraumarbeit

Rehabilitation

Teilhabe Arbeit (Supported Employment)
Empfehlungsstärke: B

Teilhabe Wohnen
Empfehlungsstärke: 0

Soziale Teilhabe

Unterstütztes Wohnen Hier liegt vergleichsweise wenig Evidenz vor. Obwohl Enthospitalisierungsstudien widersprüchliche Ergebnisse hinsichtlich der Auswirkungen auf die psychopathologische Symptomatik, die soziale Behinderung und die Versorgungsbedarfe liefern, so wurden positive Effekte auf die Lebensqualität deutlich. Eine Empfehlung der Leitlinie lautet, eine Dauerinstitutionalisierung zu vermeiden (Empfehlungsstärke A). Inzwischen ist auch hier, vergleichbar zum Supported Employment im Bereich der Arbeitsrehabilitation von einem Paradigmenwechsel auszugehen. Sogenannte Supported Housing-Programme zielen konsequent auf eine Integration in das eigene soziale Umfeld und Gemeindewesen, schaffen einen Zugang zur eigenen Wohnung ohne Behandlungszustimmung durch den Nutzer, lassen den Nutzern Wahl- und Entscheidungsfreiheiten und sichern eine an den individuellen Bedarfen ausgerichtete Unterstützung am selbst gewählten Wohnort in der erforderlichen Intensität. Am besten untersucht sind dabei Housing first-Programme, welche insbesondere für wohnungslose psychisch kranke Menschen entwickelt wurden, die sich aber auch an Menschen unter inadäquaten Wohnbedingungen richten. Priorität hat auch hier das Finden von geeignetem Wohnraum für die Betroffenen unabhängig von den Begleitproblemen wie beispielsweise anhaltendem Substanzmissbrauch. Erst unter der Bedingung eines adäquaten Wohnorts wird der Fokus auf erforderliche Behandlungen und andere Bedarfe erweitert (Mueser u. a. 2013; Goering u. a. 2014). Hierzu liegen einige RCT vor, die insbesondere auf starke Effekte hinsichtlich der Stabilität im Bereich Wohnen sowie auf eine Reduktion von Wohnungslosigkeit verweisen (Tsemberis u. a. 2004; Shern u. a. 1997; Goering u. a. 2014). Effekte auf gesundheitsrelevante Outcomes sind widersprüchlich. Es gibt Hinweise darauf, dass Wohninterventionen zu einer Reduktion stationärer Behandlungsbedürftigkeit und Dauer führen können (Lipton u. a. 1988; Stergiopoulos u. a. 2015a). Weniger entscheidend sei allerdings die Wohnform, sondern vielmehr die Stabilität im Bereich Wohnen in Ergänzung zusätzlicher bedarfsorientierter Versorgungsangebote (Dickey u. a. 1996). Effekte auf die psychopathologische Symptomatik und die Lebensqualität lassen sich nicht sicher ableiten. Evidenz aus einer großen RCT existiert für die Verbesserung psychosozialer Funktionen (Stergiopoulos u. a. 2015a; Stergiopoulos u. a. 2015b).
Bereits eine zeitlich befristete intensive teambasierte und wohnraumorientierte Intervention für wohnungslose Menschen nach Entlassung aus

einer Klinik (Critical time Intervention) führt zu positiven Effekten auf die Wohnstabilität (SUSSER u.a. 1997; HERMAN u.a. 2011).
Aufgrund der mangelnden Studienlage im Bereich Wohnen für schwer psychisch kranke Menschen ohne das Kriterium der Wohnungslosigkeit, konnte hier (noch) keine richtungsweisende Empfehlung für die eine oder andere Wohnform gegeben werden (Empfehlungsgrad 0).

Einzelinterventionen

Psychoedukation Zur Wirksamkeit von Psychoedukation liegt eine große Anzahl an Studien, u.a. auch aus Deutschland, vor. Überzeugende Effekte für schwer psychisch Kranke lassen sich vor allem für psychoedukative Behandlungsansätze unter Einbezug der Familienangehörigen finden. So zeigen sich in systematischen Reviews und Metaanalysen ausnahmslos reduzierte Rückfallrisiken und eine damit verbundene geringere Wahrscheinlichkeit stationärer Wiederaufnahmeraten (PHAROAH u.a. 2010; PITSCHEL-WALZ u.a. 2001). Daneben lassen sich Hinweise auf eine verringerte Symptomausprägung, verbesserte Medikamentencompliance sowie ein höheres soziales Funktionsniveau finden. Familienorientierte psychoedukative Interventionen zeigen zudem positive Auswirkungen auf den Wissenserwerb und das Belastungserleben bei den Angehörigen und tragen zu einem verbesserten Familienklima bei (vgl. DGPPN 2013) (s. Abb. 2, S. 52).

Training sozialer Fertigkeiten Bisher wurde dies überwiegend bei Menschen mit schizophrener Störung untersucht und es zeigen sich deutliche Effekte auf verbesserte soziale Fertigkeiten sowie auf eine höhere Wahrscheinlichkeit vergrößerter sozialer Anpassung (GÜHNE u.a. 2012). Der Trainingserfolg lässt sich durch eine Kombination mit kognitiven Übungen erweitern, ebenso gibt es erste Belege für eine motivationssteigernde Wirkung durch spezifische Ansätze. Entscheidend für einen stabilen Erfolg sind Ansätze, die in ihrer Konzeption auf eine Verbesserung des Transfers der erlernten Fertigkeiten in den Lebensalltag der Patienten ausgerichtet sind (GÜHNE u.a. 2014).
Für andere Einzelinterventionen ließ sich weit weniger Evidenz identifizieren.

Künstlerische Therapien Hier beispielsweise existierte damals eine überschaubare Anzahl von RCTs auf der Basis überwiegend kleiner Stichproben. Die Beobachtungszeiträume waren oft sehr kurz, die Interventionsansätze

ABBILDUNG 2 Empfehlungen zu sogenannten Einzelinterventionen

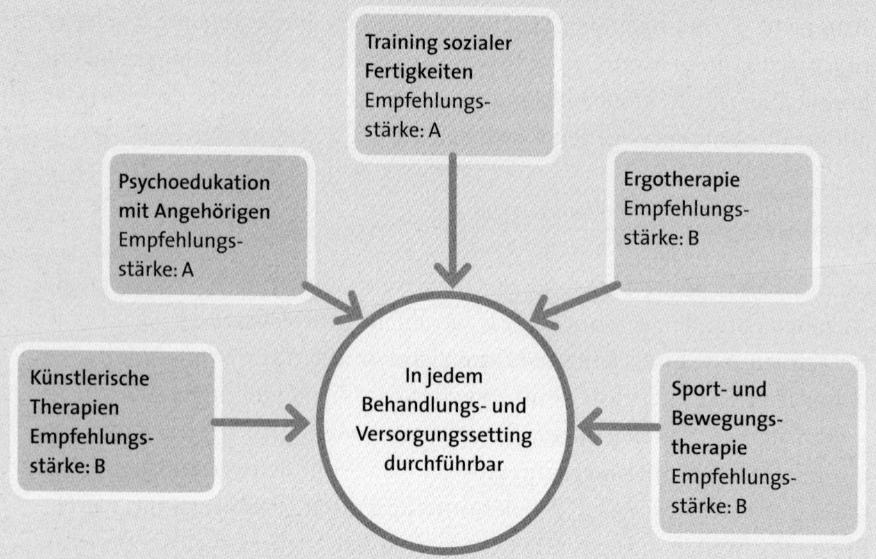

- Training sozialer Fertigkeiten — Empfehlungsstärke: A
- Psychoedukation mit Angehörigen — Empfehlungsstärke: A
- Ergotherapie — Empfehlungsstärke: B
- Künstlerische Therapien — Empfehlungsstärke: B
- Sport- und Bewegungstherapie — Empfehlungsstärke: B

In jedem Behandlungs- und Versorgungssetting durchführbar

heterogen, zum Teil fehlten aktive Kontrollinterventionen. Empfohlen wurde damals das Angebot Künstlerischer Therapien im Rahmen eines Gesamtbehandlungsplanes und gemessen an den individuellen Bedürfnissen und Präferenzen der Betroffenen mit einer Empfehlungsstärke B. Eine zuverlässige Aussage zur Wirksamkeit Künstlerischer Therapien bei Menschen mit schweren psychischen Erkrankungen scheint aber auch auf der Basis aktuell durchgeführter größerer Studien kaum möglich. Während für die Musiktherapie die Evidenz in ihrer Konklusivität zunimmt (MÖSSLER u. a. 2011; GOLD u. a. 2013), zeigen aktuelle britische Studien zur Effektivität von Kunsttherapie (CRAWFORD u. a. 2012; LEURENT u. a. 2014) und Körperpsychotherapie (PRIEBE u. a. 2016), wie schwierig die Durchführung solcher Studien ist. Vorteile gegenüber herkömmlicher Therapie bzw. gegenüber aktiver Kontrollinterventionen blieben weitestgehend aus.

Ergotherapie Sie gehört zu den ältesten Behandlungsformen psychischer Erkrankungen und spielt in der Psychiatrie traditionell eine große Rolle, dennoch existieren hier lediglich wenige Studien mit einem randomisierten und kontrollierten Design, die sich zudem erheblich in ihrer Durchführung unterscheiden und weshalb die Ergebnisse kaum zu vergleichen sind. Isolierte positive Befunde aus diesen Studien, in denen Ergotherapie zum Teil als Kontrollintervention fungierte, führten zu einer Empfehlungsstärke B (DGPPN 2013).

Sport- und Bewegungsinterventionen In diesem Bereich haben die Studien einen störungsspezifischen Fokus, der sich in der Mehrheit auf die Diagnosen Schizophrenie und (schwere) Depression bezieht. Für Menschen mit einer Schizophrenie kann angenommen werden, dass ein ausdauerorientiertes (aerobes) regelmäßiges Training in der Lage ist, die psychiatrischen Symptome gegenüber einer herkömmlichen Behandlung zu verbessern; allerdings sind die Ergebnisse recht inkonsistent (PEARSALL u. a. 2014; GORCZYNSKI, FAULKNER 2010). Die Evidenz beim Erkrankungsbild der (schweren) Depression verdeutlicht einen positiven und signifikanten Einfluss aerober körperlicher Aktivitäten gegenüber einer herkömmlichen Therapie bezüglich der Reduzierung der Depressions- und Angstsymptomatik, der Steigerung der Lebensqualität und des Selbstwertgefühls sowie der Verringerung dysfunktionaler Einstellungen (DANIELSSON u. a. 2013; SCHUCH u. a. 2011; BLUMENTHAL u. a. 1999). Der antidepressive Effekt von Bewegung, der bezüglich leicht erkrankter Patienten bereits länger als gesichert gilt, scheint sich auch bei mittelschwer bis schwer erkrankten Patienten einzustellen (MARTINSEN u. a. 1985; BABYAK u. a. 2000; SCHUCH u. a. 2011). Zusätzlich können vereinzelte positive Effekte auf physische Parameter, kognitive Funktionen oder die Verminderung von Rückfällen nachgewiesen werden (SCHUCH u. a. 2011; BABYAK u. a. 2000). Trotz der insgesamt moderaten Evidenz stellen ausdauerorientierte und sporttherapeutische Verfahren gerade vor dem Hintergrund weiterer modifizierbarer Risikofaktoren schwer psychisch kranker Menschen, wie beispielsweise Hypertonie, Diabetes mellitus und Adipositas, eine sinnvolle und effektive Handlungsoption im Rahmen eines multimodelen Behandlungskonzepts dar (MÜLLER u. a. 2010). Sport- und Bewegungsinterventionen sollten im Rahmen eines solchen Gesamttherapiekonzepts angeboten werden (Empfehlungsstärke B).

Grundlagen psychosozialer Interventionen

Wichtige Ziele in der Behandlung und Rehabilitation von Menschen mit psychischen Erkrankungen sind in der seelischen und körperlichen Stabilisierung, der Aktivierung und Förderung von Motivation und Ressourcen sowie der Entwicklung von Fähigkeiten für eine weitestgehend selbstständige und eigenverantwortliche Lebensführung und Alltagsgestaltung zu sehen. Neben somatischen, psychotherapeutischen und den bisher vorgestellten psychosozialen Behandlungsansätzen spielen hierbei auch gesundheitspolitische Orientierungen sowie Grundhaltungen und die Gestaltung therapeutischer Beziehungen aller Beteiligten eine bedeutende Rolle. In der S3-Leitlinie »Psychosoziale Therapien bei schweren psychischen Erkrankungen« wurden einige wichtige dieser grundlegenden Aspekte skizziert. Eine systematische Literaturrecherche hierzu ist bisher nicht erfolgt. Deshalb basieren Empfehlungen zu Empowerment, Recovery, partizipativer Entscheidungsfindung, Milieutherapie und zur therapeutischen Haltung lediglich auf einem klinischen Konsens (vgl. Abbildung 1, S. 49).

Empowerment Der Begriff lässt sich am ehesten als Selbstbefähigung (REICHHART u. a. 2008) und Förderung der Eigeninitiative (PRINS 2007) übersetzen und soll die Betroffenen befähigen, »sich selbst zu helfen« (LAUBER, RÖSSLER 2004) und damit einer gewissen Unselbstständigkeit, Abhängigkeit und Hilflosigkeit in Zusammenhang mit einer langjährigen Behandlung entgegenwirken (JACOBSON, GREENLEY 2001). Die Förderung von Empowermentprozessen sollte Bestreben jeder Therapie sein. Evidenz, wenngleich sich diese vor allem auf die Evaluation umschriebener Trainingsmodule bezieht, zeigt auf, dass empowermentorientierte Therapieansätze die Selbstbefähigung von Patienten mit schweren psychischen Erkrankungen unterstützen können (STEVENSON u. a. 2003; LECOMTE u. a. 1999; BORRAS u. a. 2009).

Recoveryorientierung Obwohl der Einfluss der Recoveryorientierung auf die Gestaltung der psychiatrischen Dienste zunehmend wächst, besteht immer noch eine gewisse Unschärfe des Begriffs, was vor allem auf unterschiedliche Ursprünge zurückzuführen ist. Recovery wird in einem klassisch medizinischen Kontext als die Reduktion von Symptomen und Behinderungen und als langfristiges Ziel von Remission definiert (SCHRANK, AMERING 2007; AMERING 2012). Damit impliziert es die Rückkehr zu einem früheren, prämorbiden Zustand und einer reduzierten Nutzung von Behandlungs- und Versorgungsangeboten (SCHRANK, AMERING 2007). In einer anderen Bedeutung, die der Selbsthilfe- und Betroffenenbewegung entspringt, geht Recovery über die Kontrolle der Symptome hinaus und wird vielmehr als ein »Prozess von persönlichem Wachstum und Entwicklung« gesehen, »in dem Betroffene die persönlichen, sozialen und gesellschaftlichen Folgen einer psychischen Erkrankung überwinden und zurück zu einem erfüllten, sinnhaften und selbstbestimmten Leben finden und einen positiven Beitrag in der Gesellschaft leisten können« (SCHRANK, AMERING 2007, S. 45–46). Durchaus haben beide Definitionsansätze ihre Berechtigung, denn während einerseits bei kurzen einzelnen Krankheitsepisoden eine Remission sehr wahrscheinlich ist, spielt andererseits die Übernahme von Kontrolle und Verantwortung für das eigene Leben und ein Wachstum und eine Entwicklung auch mit oder trotz weiter bestehender Symptomatik und psychosozialer Einschränkung bei schweren und chronischen Verläufen psychischer Erkrankung eine wesentliche Rolle im Genesungsprozess (SCHRANK, AMERING 2007; AMERING 2012).

Der recoveryorientierte Prozess als Leitprinzip für das Ziel einer besseren Teilhabe in der Gesellschaft trotz Erkrankung ist inzwischen in vielen Ländern und Gesundheitssystemen Konsens und ist zunehmend auch durch die Literatur gestützt. Eine recoveryorientierte Haltung der Behandler beinhaltet, die Hoffnung des Patienten auf Besserung und Genesung zu nähren (PRINS 2007; KELLY, GAMBLE 2005). Hoffnung stellt eine der wichtigsten Komponenten im Recoveryprozess dar und kann definiert werden »als der persönliche Glaube daran, dass Recovery – oder schlicht Veränderung – möglich ist, oder als die Entschlossenheit, gesund zu werden« (SCHRANK, AMERING 2007, S. 49). Weitere Elemente sind gesellschaftliche Teilhabe, Selbstbestimmung, Lebensqualität und die Bewältigung von Stigma (SCHRANK, AMERING 2007; WILKEN 2007). Zentraler Grundsatz von Recovery ist Empowerment. Ein aktives Mitbestimmungsrecht bei Behandlungsentscheidungen führt bei vielen Betroffenen zu einer Erhöhung der Selbstbefähigung. In einer RCT konnte beispielsweise auch aufgezeigt werden, dass durch spezielle recoveryorientierte Programme in ambulant betreuten Wohneinrichtungen positive Effekte in den Bereichen Krankheitsmanagement, psychosoziale Funktionen sowie psychopathologische Symptomatik erreicht werden können (LEVITT u. a. 2009).

Ausblick

Ein Update der S3-Leitlinie »Psychosoziale Therapien bei schweren psychischen Erkrankungen« ist Ende 2017 zu erwarten. Neben einer Aktualisierung der Evidenz zu den hier vorgestellten Interventionen, wird der Fokus vor allem auf den Grundhaltungen psychiatrisch-psychosozialen Handelns und einer stärkeren Berücksichtigung der Betroffenenperspektive und Peerarbeit liegen. Die Evidenzlage zur Peerarbeit ist durchaus vielversprechend (PITT u.a. 2013; DAVIDSON u.a. 2012). Insbesondere können durch die Peerarbeit recoveryorientierte Inhalte transportiert und eine Entstigmatisierung der Betroffenen erreicht werden (MAHLKE u.a. 2014).

Das Spektrum der S3-Leitlinie soll um weitere Interventionen, wie z.B. gesundheitsfördernde Ansätze, sogenannte healthy lifestyle-Interventionen, oder um Ansätze, die den gemeinsamen Austausch von Behandlern und Betroffenen unterstützen, z.B. Dialog+ (PRIEBE u.a. 2013) erweitert werden. Denkbar ist auch, die Evidenz für niedrigschwellige psychotherapeutische Ansätze sowie für Ansätze des Trainings kognitiver Fertigkeiten und sozialer Kognitionen aufzubereiten.

Nicht zuletzt verlangen auch Themen zur sozialen Rehabilitation (z.B. Begegnungsstätten, Sozialraumarbeit), wie sie bisher zum Teil im Matrixkapitel behandelt werden, eine stärkere Berücksichtigung. Soziale Inklusion kann nicht ausschließlich auf Interventionen beruhen, die sich direkt an die Betroffenen und ihre Angehörigen richten, sondern erfordert Veränderungen in den Quartieren. Auch hier muss das Update nachjustieren.

Literatur

AMERING, M. (2012): Recovery und seine Bedeutung für unsere wissenschaftliche Verantwortung. Psychiatria Danubina 24, S. 422–428.

BABYAK, M.; BLUMENTHAL, J. A.; HERMAN, S.; KHATRI, P.; DORAISWAMY, M.; MOORE, K. u. a. (2000): Exercise treatment for major depression: maintenance of therapeutic benefit at 10 months. Psychosomatic Medicine 62 (5), S. 633–638.

BLUMENTHAL, J. A.; BABYAK, M. A.; MOORE, K. A.; CRAIGHEAD, W. E.; HERMAN, S.; KHATRI, P. u. a. (1999): Effects of exercise training on older patients with major depression. Archives of Internal Medicine 159 (19), S. 2349–2356.

BORRAS, L.; BOUCHERIE, M.; MOHR, S.; LECOMTE, T.; PERROUD, N.; HUGUELET, P. (2009): Increasing self-esteem. Efficacy of a group intervention for individuals with severe mental disorders. European Psychiatry 24 (5), S. 307–316.

CRAWFORD, M. J.; KILLASPY, H.; BARNES, T. R.; BARRETT, B.; BYFORD, S.; CLAYTON, K. u. a. (2012): Group art therapy as an adjunctive treatment for people with schizophrenia: multicentre pragmatic randomised trial. British Medical Journal 344 (28), S. e846.

DANIELSSON, L.; NORAS, A. M.; WAERN, M.; CARLSSON, J. (2013): Exercise in the treatment of major depression: a systematic review grading the quality of evidence. Physiotherapy Theory and Practice 29 (8), S. 573–585.

DAVIDSON, L.; BELLAMY, C.; GUY, K.; u. a. (2012): Peer support among persons with severe mental illnesses: a review of evidence and experience. World Psychiatry 11 (2), S. 123–128.

DEHERT, M.; CORRELL, C. U.; COHEN, D. (2011): Physicall illness in patients with severe mental disorders. I. Prevalence, impact of medications and disparities in health care. World Psychiatry 10, S. 52–77.

DGPPN (Hg.) (2013): S3-Leitlinie Psychosoziale Therapien bei schweren psychischen Erkrankungen. Berlin: Springer (S3-Praxisleitlinien in Psychiatrie und Psychotherapie).

DICKEY, B.; GONZALEZ, O.; LATIMER, E.; POWERS, K.; SCHUTT, R.; GOLDFINGER, S. (1996): Use of mental health services by formerly homeless adults residing in group and independent housing. Psychiatric Service 47 (2), S. 152–158.

Dieterich, M.; Irving, Claire B.; Park, B.; Marshall, M. (2010): Intensive case management for severe mental illness. Cochrane Database of Systematic Reviews (10), CD007906. DOI: 10.1002/14651858.CD007906.pub2.

Goering, P.; Veldhuizen, S.; Watson, A.; Adair, C.; Kopp, B.; Latimer, E. u. a. (2014): National At Home/Chez Soi Final Report. Mental Health Commission of Canada. Calgary. Online verfügbar unter http://www.mentalhealthcommission.ca (22.01.2016).

Gold, C.; Mössler, K.; Grocke, D.; Heldal, T. O.; Tjemsland, L.; Aarre, T. u.a. (2013): Individual Music Therapy for Mental Health Care Clients with Low Therapy Motivation: Multicentre Randomised Controlled Trial. Psychotherapy and Psychosomatics 82, S. 319–331.

Gorczynski, P.; Faulkner, G. (2010): Exercise therapy for schizophrenia. Cochrane Database of Systematic Reviews (5), CD004412. DOI: 10.1002/14651858.CD004412.pub2.

Gühne, U.; Riedel-Heller, S. G. (2015): Die Arbeitssituation von Menschen mit schweren psychischen Erkrankungen in Deutschland. Deutsche Gesellschaft für Psychiatrie und Psychotherapie, Psychosomatik und Nervenheilkunde (DGPPN) und Gesundheitsstadt Berlin GmbH (Hg.). Berlin. Online verfügbar unter www.dgppn.de (01.4.2016).

Gühne, U.; Weinmann, S.; Arnold, K.; Becker, T.; Riedel-Heller, S. G. (2012): Das Training sozialer Fertigkeiten bei schweren psychischen Erkrankungen – ist es wirksam? Eine systematische Übersicht. Psychiatrische Praxis 39, S. 371–380.

Gühne, U.; Weinmann, S.; Arnold, K.; Becker, T.; Riedel-Heller, S. G. (2014): Training sozialer Fertigkeiten bei schweren psychischen Erkrankungen. Übersicht und Wirksamkeit nach Interventionstypen und Settingvariablen. Psychiatrische Praxis 41 (4), S. e1–e17.

Gühne, U.; Becker, T.; Salize, H.-J.; Riedel-Heller, S. G. (2015): Wie viele Menschen sind in Deutschland schwer psychisch krank? Psychiatrische Praxis 42 (8), S. 415–423.

Herman, D.; Conover, S.; Gorroochurn, P. u.a. (2011): A randomized trial of critical time intervention to prevent homelessness in persons with severe mental illness following institutional discharge. Psychiatric Services 62 (7), S. 713–719.

Hoffmann, H.; Jäckel, D.; Glauser, S. u.a. (2014): Long-Term Effectiveness of Supported Employment: 5-Year Follow-Up of a

Randomized Controlled Trial. American Journal of Psychiatry 171 (11), S. 1183–1190.

JACOBSON N.; GREENLEY D. (2001): What is recovery? A conceptual model and explication. Psychiatric Services (4), S. 482–485.

KELLY, M.; GAMBLE, C. (2005): Exploring the concept of recovery in schizophrenia. Journal of Psychiatric and Mental Health Nursing 12 (2), S. 245–251.

KINOSHITA, Y.; FURUKAWA, T. A.; KINOSHITA, K. u. a. (2013): Supported employment for adults with severe mental illness. Cochrane Database of Systematic Reviews (9). DOI: 10.1002/14651858.CD008297.pub2.

LAUBER, C.; RÖSSLER, W. (2004): Empowerment: Selbstbestimmung oder Hilfe zur Selbsthilfe. In: LAUBER, C.; RÖSSLER, W. (Hg.): Psychiatrische Rehabilitation. Berlin, Heidelberg: Springer, S. 146–156.

LECOMTE, T.; CYR, M.; LESAGE, A. D.; WILDE, J.; LECLERC, C.; RICARD, N. (1999): Efficacy of a self-esteem module in the empowerment of individuals with schizophrenia. Journal of Nervous and Mental Disease 187 (7), S. 406–413.

LEUCHT, S.; BURKARD, T.; HENDERSON, J. u. a. (2007): Physical illness and schizophrenia: a review of the literature. Acta Psychiatrica Scandinavica 116, S. 317–333.

LEURENT, B.; KILLASPY, H.; OSBORN, D. P.; CRAWFORD, M. J.; HOADLEY, A.; WALLER, D.; KING, M. (2014): Moderating factors for the effectiveness of group art therapy for schizophrenia: secondary analysis of data from the MATISSE randomised controlled trial. Social Psychiatry and Psychiatric Epidemiology 49 (11), S. 1703–1710.

LEVITT, A. J.; MUESER, K. T.; DEGENOVA, J. u. a. (2009): Randomized Controlled Trial of Illness Management and Recovery in Multiple-Unit Supportive Housing. Psychiatric Services 60, S. 1629–1636.

LIPTON, F. R.; NUTT, S.; SABATINI, A. (1988): Housing the homeless mentally ill: a longitudinal study of a treatment approach. Hospital & Community Psychiatry 39 (1), S. 40–45.

MAHLKE, C. I.; KRÄMER, U. M.; BECKER, T. u. a. (2014): Peer support in mental health services. Current opinion in Psychiatry 27 (4), S. 276–281.

MALONE, D.; NEWRON-HOWES, G.; SIMMONDS, S.; MARRIOT, S.; TYRER, P. (2007): Community mental health teams (CMHTs) for people with severe mental illnesses and disordered personality.

Cochrane Database of Systematic Reviews (3), S. CD000270. DOI: 10.1002/14651858.CD000270.pub2.

Martinsen, E. W.; Medhus, A.; Sandvik, L. (1985): Effects of aerobic exercise on depression. A controlled study. British Medical Journal 291 (6488), S. 109.

Mössler, K.; Chen, X.; Heldal, T. O.; Gold, C. (2011): Music therapy for people with schizophrenia and schizophrenia-like disorders. Cochrane Database of Systematic Reviews (12). DOI: 10.1002/14651858.CD004025.pub3.

Mueser, K. T.; Deavers, F.; Penn, D. L.; Cassisi, J. E. (2013): Psychosocial Treatments for Schizophrenia. Annual Review of Clinical Psychology 9, S. 465–497.

Müller, B.; Baciu, D.; Saner, H. (2010): Kardiovaskuläres Risikomanagement bei schweren psychischen Störungen. Schweizerisches Medizin-Forum 10 (40), S. 679–682.

Murphy, S. M.; Irving, C. B.; Adams, C. E.; Waqar, M. (2015): Crisis intervention for people with severe mental illnesses. Cochrane Database of Systematic Reviews (12). Art. No.: CD001087. DOI: 10.1002/14651858.CD001087.pub5.

Office of the Deputy Prime Minister (2004): Social Exclusion Unit. Mental health and social exclusion. London.

Pearsall, R.; Smith, D. J.; Pelosi, A.; Geddes, J. (2014): Exercise therapy in adults with serious mental illness: a systematic review and meta-analysis. BMC Psychiatry 14, S. 117.

Pharoah, F.; Mari, J.; Rathbone, J.; Wong, W. (2010): Family intervention for schizophrenia. Cochrane Database of Systematic Reviews (12), S. CD000088. DOI: 10.1002/14651858.CD000088.pub2.

Pitschel-Walz, G.; Leucht, S.; Bäuml, J.; Kissling, W.; Engel, R. R. (2001): The effect of family interventions on relapse and rehospitalization in schizophrenia – a meta-analysis. Schizophrenia Bulletin 27 (1), S. 73–92.

Pitt, V.; Lowe, D.; Hill, S. u. a. (2013): Consumer-providers of care for adult clients of statutory mental health services. Cochrane Database of Systematic Reviews. DOI: 10.1002/14651858.CD004807.pub2.

Priebe, S.; Savill, M.; Wykes, T. u. a. (2016): Clinical effectiveness and cost-effectiveness of body psychotherapy in the treatment of negative symptoms of schizophrenia: a multicentre randomised controlled trial. Health Technology Assessment 20 (11).

PRIEBE, S.; KELLEY, L.; GOLDEN, E. u. a. (2013): Effectiveness of structured patient-clinician communication with a solution focused approach (DIALOG+) in community treatment of patients with psychosis – a cluster randomised controlled trial. BMC Psychiatry 26 (13): S. 173.

PRINS, S. (2007): Empowerment und Rehabilitation schizophren Erkrankter aus Betroffenensicht. In: BECKER, T.; BÄUML, J.; PITSCHEL-WALZ, G.; WEIG, W. (Hg.): Rehabilitation bei schizophrenen Erkrankungen. Köln: Ärzteverlag, S. 17–22.

REICHHART, T.; KISSLING, W.; SCHEURING, E.; HAMANN, J. (2008): Patientenbeteiligung in der Psychiatrie – eine kritische Bestandsaufnahme. Psychiatrische Praxis 35 (3), S. 111–121.

RUGGERI, M.; LEESE, M.; THORNICROFT, G.; BISOFFI, G.; TANSELLA, M. (2000): Definition and prevalence of severe and persistent mental illness. British Journal of Psychiatry 177, S. 149–155.

SCHRANK, B.; AMERING, M. (2007): »Recovery« in der Psychiatrie. Neuropsychiatrie 21 (1), S. 45–50.

SCHUCH, F. B.; VASCONCELOS-MORENO, M. P.; BOROWSKY, C.; FLECK, M. P. (2011): Exercise and severe depression: preliminary results of an add-on study. Journal of Affective Disorders 133 (3), S. 615–618.

SHERN, D. L.; FELTON, C. J.; HOUGH, R. L. (1997): Housing outcomes for homeless adults with mental illness: results from the second-round McKinney Program. Psychiatric Services 48 (2), S. 239–241.

STERGIOPOULOS, V.; GOZDZIK, A.; MISIR, V.; SKOSIREVA, A.; CONNELLY, J.; SARANG, A. u. a. (2015a): Effectiveness of Housing First with Intensive Case Management in an Ethnically Diverse Sample of Homeless Adults with Mental Illness: A Randomized Controlled Trial. PLoS One 10 (7). DOI: 10.1371/journal.pone.0130281.

STERGIOPOULOS, V.; HWANG, S. W.; GOZDZIK, A. u. a. (2015b): Effect of Scattered-Site Housing Using Rent Supplements and Intensive Case Management on Housing Stability Among Homeless Adults With Mental Illness. A Randomized Trial. Journal of the American Medical Association 313 (9), S. 905–915.

STEVENSON C.; JACKSON, S.; BARKER, P. (2003): Finding solutions through empowerment: a preliminary study of a solution-orientated approach to nursing in acute psychiatric settings. Journal of Psychiatric and Mental Health Nursing 10 (6), S. 688–696.

Susser, E.; Valencia, E.; Conover, S. u. a. (1997): Preventing recurrent homelessness among mentally ill men: A »critical time« intervention after discharge from a shelter. American Journal of Public Health 87 (2), S. 256–262.

Tsemberis, S.; Gulcur, L.; Nakae, M. (2004): Housing First, consumer choice, and harm reduction for homeless individuals with a dual diagnosis. American Journal of Public Health 94 (4), S. 651–656.

Weinmann, S.; Gühne, U.; Kösters, M. u. a. (2012): Teambasierte Gemeindepsychiatrie. Der Nervenarzt 83 (7), S. 825–831.

Wilken, J. P. (2007): Understanding Recovery from Psychosis: A Growing Body of Knowledge. Journal of the Norwegian Psychological Association 44, S. 2–9.

Weichenstellungen – Noch ambulant oder doch besser stationär behandeln?

Steffi Koch-Stoecker

Entscheidungsszenarien im Netz der Versorgungsstrukturen

»Noch ambulant oder doch besser stationär behandeln?« Die Fragestellung aus der Überschrift suggeriert, dass psychiatrische Behandlung eigentlich eine ambulante Angelegenheit ist, die nur gelegentlich durch stationäre Unterstützung ergänzt werden muss. Diese Änderung des Blickwinkels ist vielleicht der wesentlichste Effekt der Psychiatrie-Enquete. Sie initiierte eine beträchtliche Entwicklung weg vom stationären Primat hin zu einem Denken in vornehmlich ambulanten Kategorien auch und gerade für Menschen mit schweren psychischen Erkrankungen, um die es hier gehen soll.
Es ist der Enquete geschuldet, dass diese Patientengruppe heute in circa 450 Psychiatrischen Institutsambulanzen (PIA) behandelt wird, die etwa 2,3 Millionen Quartalsfälle abrechnen (Röske 2016). In diesem Beitrag wird der Blick auf die aktuelle Situation und auf Zukunftsmodelle psychiatrischer Versorgung aus der Perspektive dieser PIA gerichtet, die nach vierzigjähriger Geschichte aus der Behandlung psychisch schwer erkrankter Menschen in Deutschland nicht mehr wegzudenken sind.

Psychiatrische Institutsambulanzen (PIA)

Neben den Forderungen, die Behandlung schwerer psychischer Störungen gemeindenah, bedarfsgerecht, umfassend und koordiniert zu gestalten und psychisch Kranke gleichgestellt mit somatisch Kranken zu behandeln, war die Einrichtung Psychiatrischer Institutsambulanzen das zentrale Element der Enqueteforderungen und wurde schon bald danach im Sozialgesetzbuch verankert. Die Enquetekommission erwartete von den PIA die Übernahme der folgenden Aufgaben:

- Nachsorge und weitere Maßnahmen der Rehabilitation,
- ambulante Untersuchungen und Behandlungen zur Vorbeugung von Rückfällen bzw. Verhütung von stationären Aufnahmen,
- Krisenintervention,
- konsiliarische Behandlung, Betreuung und Beratung.

Außerstationäre, multiprofessionelle Arbeitsbereiche psychiatrischer Fachkliniken in Deutschland nahmen ab den frühen 1980er-Jahren ihre Arbeit auf. Sie arbeiten heute nach § 118 SGB V und haben große Veränderungen in der Behandlung psychisch schwer kranker Menschen bewirkt und die Versorgungslandschaft verändert. Das Konzept der PIA als Halt gebende multiprofessionelle Einrichtung, in der chronisch kranke Menschen, die in niederfrequenten Kontakten bei Vertragsärzten nicht ausreichend versorgt werden können, ihren Platz finden, die stationsvermeidend, rückfallverhütend arbeitet und auch für akute Krisen gerüstet sein sollte, war von Beginn an »innovativ und [...] ein Motor des Strukturwandels« (SPENGLER 2012). Bemerkenswert ist, dass in der PIA-Konzeption der Enquete auch Beratung und Rehabilitation eingeschlossen waren, Bereiche, die aufgrund der Zersplitterung der deutschen Sozialgesetzbücher bislang nicht – oder nur ansatzweise über Modellprojekte – gemeinsam gedacht werden können: Ambulante Behandlung unterliegt dem SGB V und wird auch nur hierüber finanziert. Rehabilitation und Beratung sind hingegen Maßnahmen jenseits der Belange der Krankenversicherung und damit auch jenseits der PIA-Behandlung. Die Fragmentierung ist zementiert.

PIA sind heute bundesweit an nahezu allen Psychiatrischen Fachkrankenhäusern verfügbar. Anfang des 21. Jahrhunderts wurden auch Abteilungspsychiatrien gesetzlich legitimiert, ohne regionale Bedarfsprüfungen PIA zu betreiben. Damit ist zwar eine flächendeckende ambulante Behandlung psychisch schwer kranker Menschen möglich geworden, dennoch unterliegen PIA erheblichen regionalen Unterschieden und stehen im Spannungsfeld zahlreicher versorgungspolitischer Einflussfaktoren, die die Umsetzung der ursprünglichen Ziele erschweren.

Kooperationen und Spannungsfelder der PIA

Die Enquetekommission forderte, dass durch die Ambulanzen keine Doppelstrukturen in der Versorgung aufgebaut werden sollten. Tatsächlich ist die Thematik der Grenzen zwischen der ambulanten Behandlung in PIA und der Behandlung im Vertragsarztsektor stets ein problematisches Feld gewesen. Auf der Verbandsebene (Kassenärztliche Bundesvereinigung, KBV) herrscht eine Politik der Abgrenzung mit Zweifeln daran, ob PIA tatsächlich auftragsgerecht nur die schwer kranken Patienten versorgen (MELCHINGER 2008). Zwar finden auf regionaler Ebene vielerorts gut funktionierende Kooperationen zwischen PIA und Vertragsärzten statt, dennoch bestehen auch hier – mit großen regionalen Schwankungen – Unsicherheiten über die Aufgabenverteilung. So sind PIA in manchen Regionen in Altenpflegeeinrichtungen hochfrequent aufsuchend aktiv, andernorts wird die Heimversorgung alter Menschen ausschließlich von Vertragsärzten durchgeführt. Diese Thematik der Zuständigkeiten für Altenheime war ein Grund für die KBV, im Jahr 2008 die dreiseitige PIA-Vereinbarung zu § 118 Abs. 2 zu kündigen und in der Neufassung 2010 durchzusetzen, dass gerontopsychiatrische Heimbehandlungen durch PIA nur noch auf vertragsärztliche Überweisung erfolgen dürfen (Deutsche Krankenhausgesellschaft 2010), dass also der Vertragsarzt entscheidet, ob PIA-Behandlung im Altenheim stattfinden darf.

Die Leistungsvergütung der PIA durch die Sozialleistungsträger ist heterogen und insgesamt bescheiden. In manchen Regionen wird durch den MDK streng kontrolliert, ob Patienten tatsächlich so schwer erkrankt sind, dass sie PIA-Behandlung benötigen, mancherorts erhalten psychiatrische Abteilungen Fallzahllimitierungen, sodass sich regional sehr unterschiedliche personelle und Angebotsstrukturen entwickelt haben. Die Leistungsvergütungen werden länderspezifisch mit den Kostenträgern verhandelt und unterscheiden sich maßgeblich. Man findet Einzelleistungsvergütungen, Quartalspauschalen und gemischte Vergütungsmodelle. Nach einer bundesweiten Umfrage der Bundesarbeitsgemeinschaft der Träger Psychiatrischer Krankenhäuser im Jahr 2007 variierten die Gesamtpauschalen der Vergütung pro Patient und Quartal zwischen 113 Euro (Thüringen) und 335 Euro (Hamburg), nur 47 Prozent der PIA gaben an, kostendeckend arbeiten zu können (Bundesarbeitsgemeinschaft der Träger Psychiatrischer Krankenhäuser o. J.). Für das gesamte System gilt, dass die Erlöse der PIA keine innovativen Maßnahmen aus dem Budget heraus zulassen, solange die Vergütung für ein gesamtes Quartal in etwa der Höhe eines einzigen stationären Behandlungstages entspricht.

Aus diesem Grund und so lange die Finanzierung eindeutig zuungunsten ambulanter Leistungen strukturiert ist, besteht auch vonseiten der Fachkrankenhäuser nach wie vor ein Primat vollstationärer Behandlungen. Nur volle Betten garantieren wirtschaftliches Überleben, sodass personelle Ressourcen eher zögerlich in den Ambulanzsektor fließen.

Aufgabenfelder und therapeutische Entwicklungen in der PIA

Zur Zeit der Enquete richtete sich das primäre Anliegen auf Verbesserungen in der Behandlung chronisch schizophrener Patienten. Heute sind Psychosepatienten nicht mehr ausschließlich im Fokus der PIA-Behandlung. Dies liegt zum einen daran, dass sich die Behandlungsoptionen der Schizophrenie, medikamentös und psychotherapeutisch, seit der Enquete deutlich verbessert haben. Zum anderen bietet ein flächendeckendes Angebot der Eingliederungshilfe Unterstützung in der Teilhabe am gesellschaftlichen (und in geringerem Umfang beruflichen) Leben, das viele Psychosepatienten verlässlich und alltagsstrukturierend begleitet. Der Behandlungsfokus der PIA hat sich in der Folge auch auf andere chronische Erkrankungen gerichtet, so etwa gerontopsychiatrische Störungen, schwere Persönlichkeitsstörungen und Suchterkrankungen (WIENBERG 1992).

In den letzten vierzig Jahren hat auch die Ausbildung der psychiatrischen Fachärzte eine deutliche Qualitätszunahme erfahren, insbesondere seit die Ausbildung auch diejenige zum Psychotherapeuten umfasst. Diese verbesserten therapeutischen Kompetenzen, das methodische Wissen zur Diagnostik psychischer Störungen, die Implementierung störungsspezifischer Konzepte mit wissenschaftlicher Evidenz, Leitlinienorientierung und qualitätssichernde Dokumentationen stellen das gesamte psychiatrische Handeln auf festeren Grund und schaffen einen Rahmen für eine angemessene Behandlungsplanung. Trialogische Diskussionen, zusammen mit gut informierten Angehörigen, Behandlungsvereinbarungen und partizipative Entscheidungsfindungen sind große Schritte zu einem bedarfsgerechten Behandlungsrahmen, wenn auch in allen Einzelbestandteilen noch deutlich optimierbar. Auch die in Deutschland 2009 ratifizierte UN-Behindertenrechtskonvention mit der Forderung nach Gleichstellung und Inklusion beschleunigt ein Umdenken psychiatrischer Behandler in Richtung eines gemeinsamen Handelns auf Augenhöhe.

Aktuelle psychiatriepolitische Entwicklung

Zusammengefasst stellt sich die Behandlungssituation für schwer psychisch kranke Menschen so dar, dass die Einführung der ambulanten Krankenhausbehandlung vor vierzig Jahren eine herausragende Bedeutung in der psychiatrischen Landschaft in Deutschland hatte. Zugleich haben diagnostische und therapeutische Entwicklungen die einzelfallbezogenen Behandlungsstrategien kontinuierlich verbessert, und in PIA werden Diagnostik und Therapie auf hohem fachlichem Niveau praktiziert. Deutliche Limitierungen bestehen allerdings in der (Weiter-)Entwicklung eines Gesamtkonzepts zur integrativen, gemeinde- und lebensweltorientierten Behandlung. Diese systemorientierten Forderungen einer koordinierten, umfassenden, auf den Bedarf abgestimmten Behandlung sind der Teil der Enqueteforderungen, der bisher nicht ausreichend umgesetzt werden konnte, obwohl wissenschaftliche Evidenzen inzwischen die Sinnhaftigkeit belegen (DGPPN 2013). Gründe sind innerhalb des Versorgungsbereichs »Behandlung« die insuffizienten Finanzierungsbedingungen, Spannungen und Hindernisse in der Kooperation mit dem Vertragsarztsektor und krankenhausinterne Gewichtungen zugunsten des stationären Sektors. Noch komplizierter scheint es, die Kooperationsbeziehungen über die SGB V-Grenzen hinaus zu denken und bedarfsorientierte Modelle zu entwickeln, die Behandlung sinngebend mit Teilhabemaßnahmen und rehabilitativen Angeboten verbinden. Formale und ökonomische Interessen verbünden sich hier kontraproduktiv gegen eine inhaltlich gebotene Entwicklung. Diese allerdings wird in den letzten Jahren vonseiten der Politik stark befördert. So forderte die AG Psychiatrie der Arbeitsgemeinschaft der obersten Landesgesundheitsbehörden in ihrem Bericht an die Gesundheitsministerkonferenz bereits 2012 eine substanzielle Neuordnung: »Die Fragmentierung des Finanzierungssystems und die daraus resultierende Zerstückelung des therapeutischen und rehabilitativen Leistungsgeschehens durch konkurrierende Anbieter von Teilleistungen, die primär wirtschaftliche Eigeninteressen verfolgen, sind fachlich und ökonomisch kontraproduktiv. Die daraus entstehenden Nachteile für die Klientinnen und Klienten einerseits sowie für die Herausbildung einer effizienten, ineinandergreifenden Versorgungsstruktur andererseits sollten durch Etablierung von Anreiz-, Finanz- und Steuerungssystematiken, möglichst auf der Ebene der psychiatrischen Versorgungsregionen – d. h. regional definierter infrastruktureller Einheiten – überwunden werden« (AOLG 2012, S. 7). Die AOLG empfahl außerdem »sektorenübergreifende stationäre, ambulante und komplementäre Angebote« (ebd., S. 13), die auch kostenträgerübergreifend angelegt sein sollen. Neben den Modellen der Integrativen Versorgung nach § 140 SGB V, die nach der kurzen Phase der Anschubfinanzierung vielfach wieder eingestellt werden mussten, und den wenigen sektorübergreifenden Modellprojekten nach § 64 b SGB V, die in Deutschland in den letzten Jahren gefördert werden (DEISTER, WILMS 2015), sowie dem aktuell von der Bundesregierung ausgeschriebenen Innovationsfonds im Rahmen des Versorgungsstärkungsgesetzes, bestehen allerdings kaum Anreize für die Akteure, innovative Versorgungsangebote zu entwickeln, in denen PIA einen zentralen Platz einnehmen könnten.

Kriterien für eine stationäre Aufnahme

Die zentrale Frage, ob ein Patient stationär in die Psychiatrie aufgenommen werden soll oder muss, wird tagtäglich in Ambulanzen, Praxen und Kliniken weit über tausendmal gestellt und irgendwie beantwortet. Im Jahr 2011 beauftragte daher die Bundesdirektorenkonferenz der leitenden Ärztinnen und Ärzte an psychiatrischen Fachkrankenhäusern (BDK) eine Arbeitsgruppe, zu recherchieren, welche Kriterien dieser zentralen psychiatrischen Entscheidung für oder gegen eine stationäre Behandlung eigentlich zugrunde liegen. Die Arbeitsgruppe fand weder in den Richtlinien über die Verordnung von Krankenhausbehandlung der Krankenkassen noch in den Leitlinien der Fachgesellschaften klare Hinweise darauf, wann stationär aufgenommen werden sollte. Auch eine umfangreiche Literaturrecherche blieb ohne eindeutige Ergebnisse. Daraufhin entstand das Projekt, selbst einen Indikationskatalog für stationäre psychiatrische Aufnahmenotwendigkeiten zu erstellen und anhand von Fallvignetten aus allen Diagnosegruppen zu validieren (GOUZOULIS-MAYFRANK u. a. 2016). Es zeigte sich, dass die Aufnahmeindikation über die unterschiedlichen

Diagnosegruppen und situativen Konstellationen hinweg durch zwei wesentliche Aspekte determiniert wird:
- ob die Symptomatik eine engmaschige Überwachung zum Schutz der Betroffenen erforderlich macht, und
- ob für die notwendige Diagnostik oder Therapie der stationäre Rahmen geboten ist.

Neben diesen beiden Hauptkriterien spielen aber auch *krankheitsunabhängige psychosoziale Faktoren* eine große Rolle in der Entscheidung. Sie bestimmen über die Aufnahme besonders in den Situationen, in denen die beiden Hauptkriterien eher schwach ausgeprägt sind und dennoch eine stationäre Aufnahme erfolgen sollte, z. B. wenn ein alkoholabhängiger Patient eine ambulant mögliche Entgiftung nicht durchführen kann, weil seine Angehörigen ebenfalls konsumieren und eine Verhaltensänderung nicht unterstützen oder weil die ambulant begleitenden Dienste überfordert sind und um Aufnahme ersuchen.

Wie bedeutsam diese modulierenden psychosozialen Faktoren sind, wurde in der Arbeitsgruppe klar, als die Mitglieder, allesamt erfahrene Psychiater, unterschiedliche Fallvignetten in ihrer stationären Aufnahmenotwendigkeit einschätzten. Dabei urteilten sie zwar in vielen Fällen stark übereinstimmend, nämlich wenn es um eindeutig determinierte Fallkonstellationen mit hoher Notwendigkeit im Bereich der krankheitsbezogenen Kriterien ging (z. B. Suizidalität, Gefährdung, unklares Delir). Zahlreiche Fallkonstellationen wurden aber auch hochgradig divergent eingeschätzt. Es zeigte sich, dass diese abweichenden Ratings überwiegend durch eine unterschiedliche Bewertung der modulierenden Faktoren zustande gekommen waren. Sie resultierten also in den meisten Fällen aus den verschiedenen Versorgungsrealitäten in der jeweiligen Region, aus der die Arbeitsgruppenmitglieder stammten. Die Voten für (oder gegen) eine Aufnahme schienen bei manchen Fallkonstellationen eine quasi naturgegebene Maßnahme, deren Relativität in einem kollegialen Diskussionsprozess erst transparent gemacht werden musste.

Als Beispiel sei ein alleinstehender schwer depressiver älterer Herr genannt, der ohne soziale Bezüge lebt. Hier wird in der Regel das klare Votum in Richtung stationärer Aufnahme gehen. In einer Region mit aufsuchender Seniorenambulanz, die den Patienten engmaschig betreuen und täglich zu aktivierenden Maßnahmen begleiten kann, ist diese Konstellation hingegen ebenso eindeutig ein Ambulanzfall.

Regional gewachsene Strukturen sind sehr heterogen, prägen die Haltung der psychiatrisch Tätigen und determinieren Behandlungsentscheidungen. Die Bewertung einer Aufnahmeindikation hängt deutlich von den gegebenen Versorgungsalternativen zur stationären Behandlung ab. Solange in einer Region kein wirksames ambulantes Netz verfügbar ist, werden Alternativen zur stationären Behandlung gar nicht erst gedacht. Ein Ergebnis der Arbeitsgruppe war, dass die Verfügbarkeit der ambulanten Behandlungsoptionen die Entscheidung für oder gegen eine stationäre Aufnahme sehr deutlich beeinflusst und die Zahl der objektiv stationäre Behandlung erfordernden Anlässe eher gering ist. Die von der Gruppe entwickelten Kriterien zur Unterstützung der Aufnahmeentscheidung orientieren sich am derzeitigen heterogenen Versorgungssystem. Sie verdeutlichen das gemeinsame Ziel, dass weder klinikinterne oder regionale Hindernisse noch die externe fragmentierte Sozialgesetzgebung die Aufnahmeentscheidungen determinieren, sondern eine bedürfnisorientierte Abwägung der Patienteninteressen das psychiatrische Handeln bestimmen sollten.

Regionale Unterschiede – Heterogene Ausstattung der PIA, heterogene Wünsche der Betroffenen

Ein weiterer Hinweis darauf, wie stark regionale Psychiatriestrukturen die Versorgung bestimmen, fand sich in einer Untersuchung, die ebenfalls von der BDK initiiert wurde. Als im Jahr 2014 der Vorsitzende des Gemeinsamen Bundesausschuss (GB-A) PIA als »Blackbox« bezeichnete (FRICKE 2014), startete die BDK zusammen mit der Arbeitsgemeinschaft der Chefärztinnen und Chefärzte der Kliniken für Psychiatrie und Psychotherapie an Allgemeinkrankenhäusern (ACKPA) eine Onlineumfrage zur Situation der PIA (KOCH-STOECKER u. a. 2016). Es wurden mit einem Rücklauf von etwa einem Drittel aller PIA bundesweit deskriptive Daten erhoben, die eine erhebliche Streuung der Diagnose-, Personal- und Behandlungsstrukturen zeigten. Inferenzstatistisch konnte kein Zusammenhang zwischen der Behandlungsart (Arzt/Psychologe versus andere Berufsgruppen) und der Behandlungsfrequenz einerseits und

Strukturmerkmalen der Klinik (städtisch, ländlich) sowie Verteilung der Diagnosen andererseits gefunden werden. Diese Ergebnisse unterstützen die oben genannte Erfahrung, dass PIA in sehr unterschiedliche gewachsene Bedingungen der Versorgungsregion eingebettet sind und sich entsprechend dieser regionalen Kooperationen passgenau entlang der Verfügbarkeit anderer Dienste entwickelt haben.

Schließlich ist analog zu den Entscheidungen der Professionellen auch das Spektrum dessen, was die betroffenen Menschen sich für ihre Behandlung wünschen, nicht unabhängig von dem, was sie kennen und imaginieren können. Solange eine schwere psychiatrische Erkrankung in einer wenig versorgten Region nur Heimunterbringung und Tätigkeit in einer WfbM zulässt und Krisen stets durch stationäre Interventionen behandelt werden, wird sich schwerlich eine Wunschstruktur entwickeln können, die eine Selbstständigkeit im Wohnen, einen passgenauen Arbeitsplatz und intensiv-ambulantes Krisenmanagement vorsieht – unabhängig davon, ob diese Varianten immer die geeigneten sind.

Zusammengefasst hängt die ambulante Behandlung psychiatrisch erkrankter Menschen deutlich von der spezifischen Angebotsausstattung und Kooperationsstruktur des jeweiligen regionalen Netzwerks ab. Tragende Veränderungen sind nur gekoppelt an die Fortentwicklung der gesamten Versorgungsregion möglich. Dass das Tempo der innovativen Kräfte in den letzten Jahrzehnten eher gering ist, hat zum einen damit zu tun, dass Professionelle und Patienten durch die bekannten, gewachsenen Strukturen Denkbremsen erleben, zum anderen damit, dass durch ambivalente Vorgaben aus der Politik Handlungsbremsen aufgebaut werden: Gesundheitspolitisch wird die Stärkung und Vernetzung des ambulanten Sektors ausgerufen, aber es werden kaum tragfähige Anreize zur Neugestaltung zur Verfügung gestellt, sodass innovative Alternativen zur Aufhebung der anbieterorientierten fragmentierten Versorgung ökonomisch zu riskant erscheinen.

Neue Modelle ambulanter Behandlungen

Behandlung zu Hause, intensiv-ambulant und stationsersetzend

Trotz des beschriebenen Entwicklungsstaus in der Umsetzung der Ambulantisierung der Behandlung schwer psychisch kranker Menschen bestehen kaum Zweifel daran, dass das Primat einer personenzentrierten ambulanten Behandlung der richtige Weg ist. Weniger eindeutig ist, wie und wo ambulante Akutbehandlung stattfinden sollte, insbesondere die Rolle der aufsuchenden psychiatrischen Behandlung.

Wie aus der bundesweiten Pflichtdokumentation der PIA für 2014 hervorgeht, finden 12 Prozent aller PIA-Kontakte als Hausbesuch in der Wohnung der Patienten statt (RÖSKE 2016). Dies betrifft einerseits alte Menschen, die den Weg in die PIA nicht schaffen, andererseits die Gruppe derjenigen, die aus diagnostischen und therapeutischen Gründen (Informationsquelle, Hilfe bei der Alltagsbewältigung, Kriseninterventionen usw.) aufgesucht werden (BANGER u. a. 2004). Dass mehr als jede zehnte aller Interventionen der PIA aufsuchend stattfindet, zeigt, dass die Implementierung eines optionalen Behandlungsangebots im häuslichen Umfeld, wenn auch mit erheblichen regionalen Unterschieden und in der Regel erlöstechnisch defizitär, bereits heute möglich ist. Allerdings hat der breite Einsatz aufsuchender Regelbehandlung durch kleine, multiprofessionelle Behandlungsteams mit hoher Betreuungsintensität und hohen Kosten, wie er z. B. im Assertive Community Treatment (ACT) in England zur Förderung der Reintegration und Lebensqualität praktiziert wird (LANG u. a. 2015), in Deutschland nie Umsetzung gefunden.

Im Unterschied hierzu umfasst das ebenfalls aus der englischen Behandlungskultur stammende Hometreatment den Einsatz ambulanter Akutbehandlung im häuslichen Umfeld mit stationsersetzendem Charakter. Hierfür gibt es in Deutschland bisher nur wenige Erfahrungen. In einer Hamburger Studie wurde Hometreatment, eingebettet in ein langfristiges, sektorübergreifendes Konzept mit ACT-ähnlichen Regelkontakten, für Psychosepatienten erprobt. Es konnte gezeigt werden, dass diese Behandlungsform ohne Klinikbehandlung, aber mit täglichen häuslichen Visiten in Zeiten akuter psychischer Dekompensation bessere Behandlungsergebnisse erbrachte als die stationäre Regelbehandlung, während auf der Kostenseite ein vergleichbarer Aufwand entstand (LAMBERT u. a.

2014). Derartige vielversprechende Behandlungsinitiativen können in Deutschland bisher nur im Rahmen von geförderten Einzel- und Modellprojekten erprobt werden. Das zitierte Hamburger Projekt erfolgte im Rahmen der Integrierten Versorgung (§ 140 SGB V). Weitere Erfahrungen mit stationsersetzenden ambulanten Behandlungsmaßnahmen werden derzeit in Modellvorhaben gemacht, »die auf eine Verbesserung der Patientenversorgung oder der sektorenübergreifenden Leistungserbringung ausgerichtet« sind, »einschließlich der komplexen psychiatrischen Behandlung im häuslichen Umfeld« (§ 64 b SGB V). Die Umsetzung solcher Modellvorhaben findet in der Regel in Form regionaler Budgets statt, in denen die Erlöse nicht an das belegte Klinikbett gebunden sind. Auch in diesen Modellprojekten setzt sich die Erfahrung durch, dass Verbesserungen der sozialen Integration psychisch schwer kranker Menschen unter flexibler individuell angepasster intensiv-ambulanter Behandlung möglich und finanzierbar sind (DEISTER, WILMS 2015; LANG u. a. 2015; SCHMID u. a. 2013).

Wissenschaftliche Evidenz – S3-Leitlinie

Die berichteten Erfahrungen aus wissenschaftlicher Begleitforschung aktueller Projekte in Deutschland zeigen, dass stationäre Behandlung durch gute ambulante Arbeit ersetzt werden kann. Auch die S3-Leitlinie »Psychosoziale Therapien bei schweren psychischen Erkrankungen« (DGPPN 2013) empfiehlt mit höchster Evidenz den Aufbau und den Einsatz multiprofessioneller gemeindepsychiatrischer Teams. Aufsuchende Arbeit soll bei drohenden Behandlungsabbrüchen sowie auf Wunsch der Betroffenen stattfinden, und zwar sowohl im Rahmen einer längerfristigen ambulanten Behandlung als auch als Alternative zur stationären Behandlung in akuten Krankheitsphasen. Hometreatment wird allerdings nicht generell als Mittel der Wahl empfohlen. Der professionelle Ressourceneinsatz soll flexibel und bedarfsorientiert stattfinden. Die Gemeindeorientierung wird in der Behandlungsleitlinie stark betont, wobei sich nicht ableiten lässt, inwieweit der Einbezug gemeindepsychiatrischer Professionen jenseits der SGB V-Finanzierung mitgedacht werden sollte.

Zur Beantwortung der Titelfrage »Noch ambulant oder doch besser stationär?« wäre auf der Basis wissenschaftlicher Evidenz festzuhalten, dass eine gemeindeorientierte multiprofessionelle ambulante Versorgung durch ein stabiles Behandlungsteam die Zahl der stationären Einweisungen reduzieren, die Lebensqualität erhöhen und Patienten zufriedener machen kann. Dies wäre zu erreichen durch die Option intensiv-ambulanter Akutbehandlung bei Bedarf auch in häuslicher Umgebung und durch die Wirksamkeit und die schützende Funktion des multiprofessionellen Teams. Offen bleibt die Frage, wie diese Behandlungsteams aufgestellt sein sollten und wer Verantwortung trägt.

Augenhöhe und partizipative Entscheidungsfindung

Trotz der genannten Evidenzen zu Vorteilen ambulant aufsuchender Behandlung darf nicht übersehen werden, dass jede Therapieplanung nur solche Strategien umfassen darf, die an Bedürfnissen und Wünschen der Zielpersonen ausgerichtet sind. Eine nicht unbeträchtliche Gruppe von Patienten und Angehörigen wünscht in Zeiten akuter Psychose generell die Behandlung im stationären Rahmen, da sie dort größere Sicherheit z. B. durch die sofortige ärztliche Verfügbarkeit empfindet. Andere erleben das Ankommen und den Rahmen auf »ihrer« Station als beruhigend und heilsam oder sind froh, aus häuslichen Konflikten erst einmal herausgenommen zu sein. Ebenso repräsentiert auch der ambulante Regelkontakt in den Räumlichkeiten der PIA ein Stück Normalität, die gefördert werden sollte. Ein Hausbesuch, durch welche Dienste auch immer, kann als paternalistischer Eingriff in die Privatsphäre empfunden werden. Dabei sind diagnosespezifische Unterschiede zu beachten. Während chronisch kranke Psychosepatienten die Vorschläge der Professionellen zu aufsuchender Hilfe eher dankbar akzeptieren, ist bei anderen schwer erkrankten Menschen (z. B. bei Borderline-Persönlichkeitsstörungen, gelegentlich auch bei Abhängigkeitserkrankten) damit zu rechnen, dass die Beziehung zu den psychiatrischen Professionellen durchaus von sich schützendem Abstand geprägt ist. Es ist daher geboten, stets individuelle Wünsche zu erfragen und herauszuarbeiten, die dann z. B. in Behandlungsvereinbarungen (Dietz u. a. 1998) festgehalten werden können. Die Unterscheidung zwischen therapeutisch sinnvollem Aufsuchen zu Hause und paternalistischem Übergriff mit Kontrollfunktion kann durchaus schwierig sein. Gerade in diesem Punkt sind die informierte Einwilligung und der Vorrang der Patientenautonomie zu beachten.

Visionen für die gemeindepsychiatrische, partizipative Behandlung

Anforderungen an die Politik

Möchte man eine qualitativ spürbare Änderung der stationär dominierten Behandlungsausrichtung für psychisch schwer erkrankte Menschen herbeiführen, so ist zunächst ein deutliches Umsteuern seitens der Politik gefragt. Konkret muss eine Umverteilung von Finanzmitteln in Richtung des ambulanten Behandlungssektors erfolgen. Finanzielle Fehlanreize zugunsten des stationären Sektors haben die Entwicklungsschübe der frühen Post-Enquete-Zeit in den letzten 25 Jahren wieder gestoppt. Die zusätzliche ambulante Belastung durch kontinuierlichen Bettenabbau hat keine Entsprechung in der Finanzierung gefunden, sodass im ambulanten Sektor unter der schlecht finanzierten Versorgungslast kaum Innovationen möglich sind. Ein Umsteuern ist aber in den aktuellen Vorschlägen der Politik zum neuen Entgeltsystem in der Psychiatrie nicht erkennbar. Des Weiteren müsste innerhalb des ambulanten Sektors die Ressourcenverteilung deutlicher auf die schwer und chronisch erkrankten Menschen ausgerichtet werden, für deren Behandlung im aktuellen Vergütungssystem verglichen mit leichter Erkrankten viel zu wenig Geld verfügbar ist.

Statt halbherziger Bekenntnisse zum Primat ambulanter Maßnahmen muss die Politik auch dringend mehr Anreize und Unterstützung für nachhaltige, finanziell großzügig ausgestattete Projekte mit qualifizierter Begleitforschung zur Verfügung stellen, um Psychiatrische Kliniken zu ermutigen, innovative Modelle mit stärkerer ambulanter Ausrichtung zu erproben, ohne dabei Gefahr zu laufen, ihre bisherigen Finanzierungsgrundlagen einzubüßen. Die Umsetzung stärkerer Ambulantisierung im Rahmen regionaler Budgets nach § 64b SGB V ist für die wenigen Modellregionen aktuell aufwendig und mit Mehrbelastungen verbunden (SCHMID u.a. 2013). Die Anschlussfinanzierung nach Ende der Modellphase bleibt unklar und damit riskant. Auch hier sind deutlichere politische Signale nötig, die die Risiken für die Entwicklung von Innovationen minimieren.

Parallel hierzu sollte die Fragmentierung der Unterstützungsmöglichkeiten für Behandlung, Teilhabe, Rehabilitation und Pflege, die durch die strengen Grenzen der Sozialgesetzbücher gefördert wird und zu

Doppelstrukturen, konkurrierenden Partikularinteressen und Unübersichtlichkeit führt, auf die politische Agenda gesetzt werden. Es fehlt noch immer an politisch klaren Signalen, dass eine moderne patientenorientierte, bedürfnisadaptierte Behandlung mit dem Fokus auf Verbesserung der Teilhabe der Betroffenen und sektorübergreifender Perspektive zu entwickeln ist.

Das Basismodell Modell von Steinhart und Wienberg – Anforderungen an eine ambulante gemeindepsychiatrische Behandlung

Steinhart und Wienberg schlagen ein Modell jenseits der Grenzen der Sozialgesetzgebung vor, das die gemeindepsychiatrische Versorgung global, mit bedarfsgerechter Behandlung und Verwirklichung von Teilhabechancen aus konsequent ambulant gedachter Perspektive beschreibt (STEINHART, WIENBERG 2015, 2016; s. S. 22 ff.). Im Zentrum stehen mobile multiprofessionelle Teams, die einerseits die Behandlungsbelange wie Prävention, ambulante Regelbehandlung und Krisenintervention sicherstellen und gegebenenfalls auch stationäre Behandlung ermöglichen sollen. Auf der anderen Seite stehen Teilhabeteams mit der Aufgabe der Entwicklung passgenauer Rehabilitations- und Teilhabemaßnahmen. Die Teams sollen aus den jeweils regional verfügbaren Ressourcen bestückt und bisherige Anbieter nicht konkurrierend unter Schaffung von Parallelstrukturen ausgebootet werden.

Zwar fehlt nach meiner Einschätzung dem Modell eine griffige Lösung, wie die Verantwortlichkeiten in den Behandlungs- und Teilhabeteams zur Steuerung der Abläufe definiert, wie Entscheidungen zwischen relevanten Belangen aus Teilhabe und Behandlung getroffen und wie die Details einer gerechten Finanzierung in einem solchen Modell beschrieben werden könnten. Dennoch besticht es durch innovative und zugleich kooperative, wenig abgrenzende Ansatzpunkte zur Überwindung von Partikularinteressen und Fragmentierung der Versorgung. Lösungsansätze zur schwierigen Frage der Steuerung werden in einer Publikation des IGES-Instituts bezogen auf ein geeignetes, komplexes Versorgungssystem für die Erkrankungsgruppe Schizophrenie vorgeschlagen. Hier werden drei verschiedene Szenarien zur inhaltlichen Gestaltung und zur gesundheitsökonomischen Umsetzung erarbeitet und Handlungsempfehlungen gegeben, die im Rahmen eines übergeordneten »Nationalen

Versorgungsprogramms Schizophrenie« umgesetzt werden sollten (NOLTING u. a. 2015).

Im Folgenden werden abschließend einige konkrete Strukturelemente zur Umsetzung der im Basismodell beschriebenen Kernfunktion »mobile multiprofessionelle Behandlung« vorgeschlagen.

1. Zentrales Element sollte eine *regelmäßige (mindestens halbjährliche) Konferenz* sein, deren Zusammensetzung konsensuell abgestimmt ist, und die an einem vom Betroffenen Patienten/Klienten benannten Ort stattfindet. In diesen verbindlichen (und vergüteten!) Konferenzen mit dem Betroffenen und möglichst allen Mitgliedern der zuständigen ambulanten Teilhabe- und Behandlungsteams sowie unterstützender Bezugspersonen sollten aktueller Stand, Wünsche und Alternativen zur Teilhabesituation (Arbeit, Wohnen, soziale Kontakte) abgestimmt und konkrete Änderungsmaßnahmen dokumentiert werden (z. B. Einsatzmöglichkeiten des persönlichen Budgets statt der Standardausstattung mit ambulanter Wohnbetreuung etc.). Ebenso sollten die aktuelle Behandlungssituation reflektiert, neue Informationen gesammelt und ausgewertet und Vorschläge zur Optimierung gemeinsam erarbeitet werden, die dann gebündelt in ein schlüssiges Behandlungskonzept eingehen. Für alle Beteiligten dieser Konferenzen sollten anstehende Aufgaben explizit festgeschrieben werden. Der Umsetzungsprozess wäre damit in der nächsten Konferenz nachvollziehbar. Auch die Rollen anderer Unterstützer im System könnten beschrieben und gegebenenfalls durch Einladungen zur nächsten Konferenz abgestimmt werden (z. B. Aufgaben des gesetzlichen Betreuers, Bedeutung des Partners in Krisenzeiten, Einbezug von Peers etc.). Es sollte auch festgelegt werden, wer zu welchem Zeitpunkt im Krisenfall informiert und in die Behandlung einbezogen werden darf. Die Mitwirkungsaufgaben des Betroffenen und seines sozialen Systems müssten ebenfalls Gegenstand der Konferenz sein. Wenn möglich und gewünscht, sollte ein supervidierender Moderator an der Seite des Betroffenen darauf achten, dass dessen Interessen nicht in der Teaminteraktion verloren gehen oder Kommunikationsdefizite in der Sitzung eine aufmerksame Wahrnehmung behindern.

2. Ergebnis der Konferenzen wären gemeinsam erstellte, regelmäßig aktualisierte, strukturierte Dokumente, zu verstehen als *aktuelle Behandlungs- und Unterstützungsvereinbarung*, in denen den Akteuren klare Rollen und Aufgaben zugeschrieben werden. Sie sollten Angaben zum Behandlungsort, sowohl für die Regelbehandlung als auch für akute

Notfälle, enthalten. Für die Regelbehandlung in der Ambulanz sollten die Frequenz und die Notwendigkeit/Erwünschtheit einer Begleitung abgestimmt werden. Regelmäßige Themen der Behandlungstermine wären Medikation, psychotherapeutische Interventionen, soziotherapeutische Maßnahmen. Abgestimmt und dokumentiert werden sollte auch die Frequenz der Kontakte zu Mitarbeitern verschiedener Berufsgruppen des PIA-Teams. Die Notwendigkeit von Hausbesuchen und die Frage, ob diese als hilfreich erlebt werden, sollten geklärt sein. Für Krisen wären passende Maßnahmen aus einem breiten Spektrum an Möglichkeiten zu erarbeiten: Erhöhung der Frequenz der Kontakte in der Ambulanz oder zu Hause, Anpassung der wirksamen Medikation, intensivierte Begleitung, stärkere Einbeziehung von Angehörigen, Sicherheit z. B. durch eine begleitete Auszeit in der reizreduzierten, zugewandten Atmosphäre einer Krisenwohnung, in der neben Angehörigen und Genesungsbegleitern die pflegerische, aber auch psychiatrisch ärztliche Fachkompetenz verfügbar sein sollte, oder doch stationäre Einweisung. Hier wäre – wie in jeder Behandlungsvereinbarung – abzusprechen, welche Maßnahmen im Notfall absolut nicht und welche bevorzugt angewendet werden sollten.

3. Die klaren Vorgaben des Basismodells von Steinhart und Wienberg, wie die Versorgung psychisch schwer kranker Personen erfolgen sollte, bergen die Gefahr, paternalistische Vorgaben zu machen, die von den Betroffenen nicht unterstützt werden. So ist z. B. der strukturell notwendige enge Austausch verschiedener Professioneller der mobilen Teams ein fürsorglich intendierter Akt zur Optimierung der Unterstützung, der aber durchaus als Einschränkung der Autonomie erlebt und abgelehnt werden kann. Patienten, für die ihre persönliche Freiheit von hoher Bedeutung ist, lehnen bisweilen den Informationsaustausch zwischen Professionellen als übergriffig ab und berufen sich auf die *Einhaltung von Schweigepflichten*. Diese Thematik erfordert hohe Sensibilität und Wachsamkeit.

4. Die lebensweltliche Orientierung der ambulanten Versorgung erfordert eine enge *Kooperation mit dem gesamten Bezugssystem der Betroffenen*. Hier wäre zunächst ein Einverständnis darüber zu erreichen, dass Angehörige in die Behandlung einbezogen werden dürfen. Zwar ist Angehörigenarbeit leitliniengerecht und therapeutisch hochwirksam, dennoch sollte nicht unterschätzt werden, dass manche Patienten hier rasch Bevormundung und Übergriffigkeit empfinden. Es muss in diesem Fall darum gehen, seitens des Behandlungsteams werbend aktiv zu werden,

aber zugleich der Berücksichtigung der autonomen Entscheidung des Patienten oberste Priorität einzuräumen.

Der positive Effekt von dokumentierten Behandlungskonferenzen ist aus dem stationären Setting bekannt (ADERHOLD u. a. 2010). Es ist davon auszugehen, dass solche verpflichtenden Beratungen der multiprofessionellen Teams im Basismodell von Steinhart und Wienberg bereits eine erhebliche Verbesserung der Behandlungs- und Unterstützungsqualität ergeben würden. Zentrale Wirkfaktoren wären die personelle Kontinuität und Verfügbarkeit der Teams in der Lebenswelt des Betroffenen, Verlässlichkeit von Absprachen, klare Aufgabenverteilung und Professionalität auf Augenhöhe. Auch wenn bereits in den bestehenden Absprachen zwischen verschiedenen gemeindepsychiatrischen Akteuren der patientenbezogene Austausch stets großgeschrieben wurde, hat er aufgrund mangelnder Verbindlichkeit und unzureichender Steuerungshoheiten nie eine erfolgreiche Umsetzung erfahren. Würde ein solches Vorgehen tatsächlich verbindlich umgesetzt, so könnte die Antwort auf die Ausgangsfrage »Noch ambulant oder besser doch stationär?« in den meisten Fällen eine eindeutige Richtung nehmen!

Literatur

ADERHOLD, V.; GOTTWALZ-ITTEN, E.; HASSLÖWER, H. (2010): Die Behandlungskonferenz – Dialog, Reflexion und Transparenz. Psychiatrische Pflege Heute 16, S. 142–152.
AOLG/AG Psychiatrie der Obersten Landesgesundheitsbehörden für die GMK (2012): Weiterentwicklung der psychiatrischen Versorgungsstrukturen in Deutschland – Bestandsaufnahme und Perspektiven.www.gesundheit.bremen.de/sixcms/media.php/13/AOLG%20Bericht%20Psychiatrie.pdf (19.10.2016)
BANGER, M.; WELLNITZ, M.; GASTPAR, M. (2004): Der Hausbesuch im Kontext der aufsuchenden Sozialarbeit einer psychiatrischen Institutsambulanz. Psychiatrische Praxis 31, S. 198–202.
Bundesarbeitsgemeinschaft der Träger Psychiatrischer Krankenhäuser (o. J.): Institutsambulanzen in Deutschland. Ergebnisse einer Umfrage 2007. www.lwv-hessen.de/files/430/Auswertung_PiA.ENDFASSUNG.pdf (01.04.2016)

Deister, A.; Wilms, B. (2015): Neue Behandlungsstrukturen in der Psychiatrie – Chance für eine zukunftsfähige Versorgung. Psychiatrische Praxis 42, S. 8–10.

DGPPN/Deutsche Gesellschaft für Psychiatrie, Psychotherapie, Psychosomatik und Neurologie (2013): S3-Leitlinie Psychosoziale Therapien bei Menschen mit schweren psychischen Erkrankungen. www.dgppn.de/fileadmin/user_upload/_medien/download/pdf/kurzversion-leitlinien/S3_LLPsychosozTherapien_Leitlinienreport_12092012.pdf (09.04.16)

Dietz, A.; Pörksen, N.; Voelzke, W. (1998): Behandlungsvereinbarungen. Vertrauensbildende Maßnahmen in der Akutpsychiatrie. Köln: Psychiatrie Verlag.

Deutsche Krankenhausgesellschaft (2010): Psychiatrische Institutsambulanzen – Neue dreiseitige Vereinbarung gemäß § 118 Abs. 2 SGB V (Unterschriftsfassung). www.dkgev.de/dkg.php/cat/48/aid/7117/title/Psychiatrische_Institutsambulanzen_-_Neue_dreiseitige_Vereinbarung_gemaess___118_Abs._2_SGB_V_(Unterschriftsfassung) (31.7.2016)

Fricke, A. (2014): Institutsambulanzen – GBA will in die Black Box schauen. Ärztezeitung, 22.07.2014. www.aerztezeitung.de/politik_gesellschaft/bedarfsplanung/article/865630/institutsambulanzengba-will-black-box-schauen.html (18.10.2016)

Gouzoulis-Mayfrank, E.; Längle, G.; Koch-Stoecker, S. (2016): Kriterien stationärer psychiatrischer Behandlung – Ein Leitfaden für die klinische Praxis. Stuttgart: Kolhammer.

Koch-Stoecker, S.; Driessen, M.; Gouzoulis-Mayfrank, E.; Pollmächer, T. (2016): Struktur und Tätigkeitsspektrum der Psychiatrischen Institutsambulanzen in Deutschland. Psychiatrische Praxis 43, S. 129–130.

Lambert, M.; Bock, T.; Daubmann, A. u.a. (2014): Integrierte Versorgung von Patienten mit psychotischen Erkrankungen nach dem Hamburger Modell: Teil 1. Psychiatrische Praxis 41, S. 257–265.

Lang, F.U.; Gühne, U.;, Riedel-Heller, S.G.; Becker, T. (2015): Innovative patientenzentrierte Versorgungssysteme. Der Nervenarzt 86, S. 1313–1319.

Melchinger, H. (2008): Umsteuerungen dringend geboten. Deutsches Ärzteblatt 105, S. A 2457–2460.

Nolting, H.D. u.a. (2015): Schizophrenie-Versorgung gestalten – Plädoyer für ein nationales Versorgungsprogramm.

Gesundheitsökonomie & Qualitätsmanagement; DOI: http://dx.doi.org/10.1055/s-0035-1553433

RÖSKE, A. (2016): InEK-Dialog zur Weiterentwicklung des Entgeltsystems, PIA-Daten Datenjahr 2014, Stand 01.07.2015. Vortrag PIA-Tagung Bielefeld, 05.02.2016.

SCHMID, P.; STEINERT, T.; BORBÉ, R. (2013): Systematische Literaturübersicht zur Implementierung der sektorübergreifenden Versorgung (Regionalbudget, integrierte Versorgung) in Deutschland. Psychiatrische Praxis 40, S. 414–424.

SPENGLER, A. (2012): Psychiatrische Institutsambulanzen: Leistungsfähig, bedarfsgerecht und innovativ. Deutsches Ärzteblatt 109, S. A1981–1983.

STEINHART, I.; WIENBERG, G. (2015): Mindeststandards für Behandlung und Teilhabe. Sozialpsychiatrische Informationen 45 (4), S. 9–15.

STEINHART, I.; WIENBERG, G. (2016): Das Funktionale Basismodell für die gemeindepsychiatrische Versorgung schwer psychisch kranker Menschen –Mindeststandard für Behandlung und Teilhabe. Psychiatrische Praxis 43, S. 65–68.

WIENBERG, G. (Hg.) (1992): Die vergessene Mehrheit: zur Realität der Versorgung alkohol- und medikamentenabhängiger Menschen. Köln: Psychiatrie Verlag.

PRAXISMODELLE

Multiprofessionelle mobile gemeindepsychiatrische Teams in der Praxis

Matthias Heißler

Für die Versorgung der 192.000 Bürger des Kreises Herzogtum Lauenburg braucht das Johanniter-Krankenhaus Geesthacht seit ca. sieben Jahren nur noch eine Klinikstation, die durchschnittlich mit 18 Patienten belegt ist. Im Jahr 2007 benötigten wir ca. 18.000 stationäre Behandlungstage pro Jahr, 2015 über 10.000 Behandlungstage weniger. Begonnen hat alles damit, dass wir 2008 im Kontext eines *Regionalen Budgets* nach § 64 b SGB V eine Station auflösten und in ein Mobiles Krisenintervenionsteam (MKT) mit einer Tagesklinik, die sieben Tage in der Woche offen ist, verwandelten. Ziel war, über das MKT stationäre Behandlung zu erübrigen oder erheblich abzukürzen. Mittlerweile gibt es vier Mobile Krisenintervenionsteams, dezentral verteilt über das Versorgungsgebiet (Geesthacht, Schwarzenbek, Mölln, Lauenburg). Sie bilden bei uns die Basis der gemeindepsychiatrischen Versorgung.

Rolle der MKT im Funktionalen Basismodell

Ambulante, mobile multiprofessionelle Teams sind ein Basisbaustein des von Steinhart und Wienberg (STEINHART, WIENBERG 2015) konzipierten Funktionalen Basismodells der gemeindepsychiatrischen Versorgung und für die Versorgung von Menschen mit schweren psychischen Erkrankungen unbedingt notwendig (DGPPN 2013). Sie sind im Kreis Herzogtum Lauenburg seit mehreren Jahren mit Erfolg umgesetzt. Das gilt auch für andere Funktionen wie das unterstützte Wohnen in der eigenen Wohnung, die Unterstützte Beschäftigung, die Unterstützung in Gastfamilien oder die fallunspezifische Arbeit im Sozialraum.

In unserem Kreis besteht ein Mobiles Krisenintervenionsteam (MKT) aus vier bis zehn psychiatrisch Tätigen (ein bis zwei Sozialarbeiter, ein bis zwei Psychologen, drei bis vier Pflegekräften, ein bis drei Ergotherapeuten, mindestens einem Arzt und Peers) und ist zuständig für einen Sektor von 30.000 bis 60.000 Bürgern. Weil der Alltag nicht spezialisiert ist und Diagnosen mittlerweile selten in Reinkultur vorkommen, dafür umso mehr in hybrider Form, (»klassisch«: psychotischer Verlauf in Verbindung mit Drogenmissbrauch), ist ein Team transdisziplinär für alle Menschen eines Sektors zuständig. Auch kann sich in einer Familie der Ausdruck (»Symptome«) kritischer Lebenssituationen im Laufe der Zeit verändern und unterschiedliche Familienmitglieder im Wechsel betreffen (Symptomwandel). Das MKT kümmert sich jedoch immer nur um schwere psychische Erkrankungen wie Psychosen, manische und depressive Phasen mit und ohne Suizidalität, Entzug bei Abhängigkeit sowie Verwirrtheit, Desorientiertheit bzw. delirante Zustände bei demenzieller Entwicklung. Kommt es zu einer Krise bzw. steht eine stationäre Einweisung an, suchen die Mitarbeiter des MKTs binnen 24 Stunden den Patienten zu Hause auf und versuchen, durch verbale und nonverbale Interventionen einschließlich Medikamentengabe (z. B. im Entzug) die Situation zu entschärfen. Alle Möglichkeiten der psychiatrischen Abteilung können auch vom Lebensfeld aus genutzt werden, wie Zuverdienst (Arbeitstherapie), Gesprächsgruppen, soziales Kompetenztraining, Entspannungstraining, Labor, CT. Hinzu kommen die vier Tageskliniken sowie die Psychiatrische Institutsambulanz/PIA, einschließlich der psychosomatischen Ambulanz mit Medizinischem Versorgungszentrum (MVZ) und Tagesklinik (Akutpsychotherapie). Ein tägliches »Monitoring« über den Sektor und die Patienten bringt das Team zusammen, sorgt für die notwendige Reflexion und sichert eine kontinuierliche und verlässliche Behandlungsplanung. Auf einer weißen Wandtafel werden die Patienten, die akut und langfristig Begleitung benötigen, und die Aufgaben, die aktuell und zukünftig notwendig sind für die weitere Entwicklung des zu versorgenden Sozialraums (z. B. Arbeit, Wohnen, Wohngruppen, Nachbarschaftshilfe, ...), notiert, sodass jeder Mitarbeiter die zu bewältigenden Herausforderungen täglich vor Augen hat. In der Verpflichtung, Patienten umgehend zu Hause aufzusuchen und im täglichen Monitoring, kommt der Wille eines MKTs zum Ausdruck, die Versorgung im Lebensfeld kurz und langfristig zu garantieren (Behandlung und Rehabilitation).

Aus der Praxis lernen

Prinzipiell geht es bei der Behandlung von Menschen im Lebensfeld nicht nur um die medizinische Seite im engeren Sinne, sondern um den ganzen Menschen, so »wie er leibt und lebt« und damit auch um das Soziale im weitesten Sinne. Der Körper einer Person ist der wichtigste Spieler im Lebensfeld, in dem Fühlen, Denken und Handeln mit verortet sind. Über horizontale und vertikale Feedback- und Feedforwardschleifen ist ein Mensch vielfältig mit seiner Lebenswelt verbunden, sodass sie ihm zur Mitwelt wird – und umgekehrt: Mensch, Körper und Lebensfeld sind gegenseitig embodied. Kommunikation findet dabei weniger digital als vielmehr von Körper zu Körper statt, was neuhochdeutsch embodied communication heißt (Storch, Tschacher 2014), und Merleau-Ponty (1966, S. 397 ff.) schon vor langer Zeit: »Zwischen-Leiblichkeit« nannte. Dieses Sein- und Wirkgefüge bezieht sich jedoch nicht nur auf andere Personen, sondern umfasst auch Beziehungen zwischen uns und dem Raum, dem Haus und dem Stadtteil, in dem wir leben, was dann implizit in unserem Leib-Gedächtnis als »Raumgefühl« oder »Heimat« verankert ist (Fuchs 2000, S. 319 ff.). Dadurch ist jeder Mensch mehr, als er wahrnimmt (Eagleman 2012, S. 8 ff.). Und jeder Mensch nimmt aus seiner Umwelt Eindrücke wahr, die zum Teil widersprüchlich und extrem gegensätzlich sind. Weil aber Menschen nach Resonanz, nach Kohärenz streben, versuchen sie, widersprüchliche Eindrücke aufzuklären, wegzufiltern bzw. auszumerzen. Ohne passende Antworten auf die Widrigkeiten des Lebens werden solche Widerfahrnisse als Spannungen, Dissonanzen und Disharmonien ausgedrückt und machen sich vice versa als Echo im Lebensfeld bemerkbar (Bleuler 1987, S. 24; Grawe 2004, S. 327 ff.; Hüther 2015, S. 82 ff.; Willi 2007, S. 72 ff.).

Damit einhergehend beginnen Menschen Geschichten zu erzählen, die als Geschichten Widersprüchlichkeiten bzw. gegensätzliche Eindrücke aufheben sollen. Wenn sie mit ihrer Geschichte bei sich und anderen Resonanz finden, ist die Antwort passend. Manchmal sind jedoch die Eindrücke so widersprüchlich, so konträr, dass ihnen keine passende Antwort als Lösung einfällt und sie schließlich diese Widersprüchlichkeiten als Leid bzw. als Symptome ausdrücken, gewissermaßen aus Mangel an Alternativen, zu antworten – oder als besondere Form zu antworten. Symptome sind damit Ausdruck und Ergebnis vergeblicher Bemühungen um Antworten des Lebensfelds und gehören so dem Patienten selten ganz allein.

Antwortsuche:
Das Lebensfeld sprechen lassen

Psychiatrisch Tätige als Teil eines MKTs können beim Hausbesuch erfahren, wie jemand mit seiner Lebenswelt verbunden ist und wie er im Zusammenspiel mit ihr bestimmte Muster herausfiltert und aus Leben Er-Leben gestaltet: Neben Narrativen und Dialogen ist die Choreografie eines jeden Lebens vor einer persönlich gestalteten Kulisse zu besichtigen. Die Quelle (Leben im Lebensfeld) des abstrakt formulierten Lebens (Narrative) wird nachvollziehbar (GOLDSTEIN 1934, S. 453 ff.). Wichtiger als eine Diagnose ist die phänomenologische Ebene, die als Ausdruck die Spannungen und Disharmonien unmittelbar (Atmosphäre, zwischen-leiblich, als Choreografie, als Ordnung im Haus ...) und mittelbar (Narrative zum Beispiel) im Lebensfeld widerspiegelt. Es geht um ein Sammeln und Zusammenführen verschiedener Informationen und Eindrücke aus unterschiedlichen Lebenslagen und -bereichen und weniger um ein Diagnostizieren und Therapieren nach Schema F. Es geht um ein reflektierendes Abwägen und ein gemeinsames Ausjustieren: »Zu Ende gedacht, liegt der Wert des Behandelns [...] nicht im perfekten Schema, sondern im behutsamen Herausfinden [...], was [...] dient. [...] Behandlung ist dabei die situative Antwort auf die konkrete Not menschlichen Seins, und für diese Antwort ist das Verstehen [...] keine Nebensache, sondern die Sache selbst.« (MAIO 2015, S. 16 ff.). Und dafür brauchen wir das Lebensfeld.

Auf der Station können sich psychiatrisch Tätige im Gespräch nur auf die Beschreibungen eines Patienten verlassen. Das Implizite bleibt größtenteils verborgen, weil es im Lebensfeld außen vor ist (POLANY 1985), und noch schmerzlicher: Es kann zur Antwortsuche (Therapie) nicht mit eingesetzt werden. Anders für Mitarbeiter von MKT. Es geht dabei nicht um ein Bekämpfen der Symptome, sondern um die Suche nach passenden Antworten auf die Widerfahrnisse im Lebensfeld, die den Symptomen ihre Berechtigung entziehen. Bei der Antwortsuche wird im Kontakt mit dem Patienten und seinen Bezugspersonen der Augenblick der Krise zum Blick zurück nach vorn genutzt und so lange verschiedene Sphären im Lebensbereich wie Familie, Tätigkeitsbereiche, Nachbarschaft, kommunaler Raum, Vergangenheit, Gegenwart, Zukunft, usw. an-, ausgeleuchtet und ausprobiert, bis sich passende Antworten einfinden, die Disharmonien

und Inkonsistenzen alltagsverträglich werden und sich Resonanz einstellen kann. Im Dialog oder durch konkretes Handeln wie aufräumen, einkaufen, Anträge stellen für Miete und Lebensunterhalt, Kontakt herstellen zum Vermieter, Arbeitgeber, zur Nachbarschaft etc., lassen sich Dissonanzen, die sich zu Disharmonien ausgeweitet haben, beseitigen oder auflösen. Resonanz dagegen lässt sich nicht gezielt herstellen, sie vollzieht sich nur »selbstvergessen«, beiläufig (GADAMER 1996). Dieses Vorgehen öffnet die Tür für eine neue Theorie, weil die Ergebnisse der theoretischen Ausdifferenzierung und berufliche Spezialisierung den Alltag der Menschen verfehlen. Beim Hausbesuch gilt es, »das von der Wissenschaft in Einzeldisziplinen differenzierte Wissen wieder zusammenzufügen [...] Die Umsetzung von Wissen in praktisches Handeln ist jedoch keine Eins-zu-Eins-Relation. Das spezialisierte Wissen muss vielmehr in der Praxis wieder zusammengesetzt werden, um überhaupt aufgeklärt handeln zu können« (MÜNCH 1995, S. 138 ff.). In der konkreten Begegnung werden all die isolierten Stränge (Medizin, Soziologie, Psychologie, Philosophie, Sucht, Allgemeine Psychiatrie, Gerontopsychiatrie ...), die z. T. unter »Laborbedingungen« (Anstalt, Klinik, Universitäten) erfunden wurden, prismatisch wieder zusammengefügt, damit im Lebensfeld der Patienten durch psychiatrisches Vorgehen Leben lebbar wird bzw. als Lebenskunst praktiziert werden kann. In der Begegnung der psychiatrisch Tätigen mit den Patienten und deren Bezugspersonen im Lebensfeld wird der zerlegende Facettenblick institutioneller Ordnungen (Biologie, Psychologie, Soziologie, Medizin, Philosophie samt Subspezialisierungen) wieder von einer komplexen Sicht auf komplexe Dinge abgelöst, weil es im konkreten Alltag der Betroffenen nicht auseinanderdividiert werden kann (Transdisziplinarität). Aus vereinzeltem Wissen entwickelt sich das Wissen über seine Verknüpfungen (MÜNCH 1995).
Zusammenführend, was zusammengehört, steht ein Mensch auf der Suche nach Resonanz im Fokus, der vielfältig mit seiner Welt als Beziehungswesen verbunden ist. Resonanz ist dabei das Konstrukt, das transdisziplinär Körper und Geist, Leib und Seele, Gefühl und Verstand, Individuum und Gemeinschaft, In-der-Welt-Sein und unterschiedliche Diagnosen, Geist und Natur überbrückt (ROSA 2016, S. 293 ff.). Resonanz leitet sich von dem lateinischen Wort resonare ab, was laut Duden ein Mitschwingen bzw. Mittönen mit einem anderen (Körper) bedeutet. Resonanz ist jedoch nicht mit Harmonie gleichzusetzen, sondern ist ein Beziehungsmodus, der ein Annehmen und Anerkennen umfasst, wie die

Welt ist, im Guten wie im Schlechten, im Gelingen wie im Scheitern, im Glück wie in der Trauer. Ohne Resonanzerfahrungen sind wir nicht lebens- und überlebensfähig.

Zusammengefasst haben die Mitarbeiter von MKT die Aufgabe, den Patienten innerhalb von 24 Stunden in seinem Lebensfeld aufzusuchen und mit ihm und seinen Bezugspersonen nach passenden Antworten zu suchen. Weil am Ort des Lebens zur rechten Zeit (Krise) durch konkretes Vorgehen Dissonanzen und Disharmonien reduziert bzw. aufgelöst werden, wird Alltag wieder lebbar – mit der Aussicht auf Resonanz. Psychiatrisches Tun wird dadurch insgesamt wirksamer.

Abhängigkeit und Entzug

Während das skizzierte Vorgehen bei Patienten mit psychotischem, depressivem, manischen und dementem Erleben üblich ist, gehen wir bei abhängigen Patienten etwas anders vor: Abhängigkeit wird nicht nur als stoffliche Abhängigkeit verstanden, sondern auch als hochgradig abhängiges Verhalten voneinander. Außerdem gehen wir davon aus, dass der Brauch, Alkohol zu trinken, der zur Gewohnheit wurde, vor allem im impliziten Gedächtnis, im Leibgedächtnis, zu verorten ist und deshalb, ähnlich wie andere Fertigkeiten, wie z. B. Schwimmen oder Fahrradfahren, nicht mehr einfach verlernt werden kann. Jedoch wird durch die Notwendigkeit eines Entzugs für alle Beteiligten, Betroffene wie Ko-Abhängige, offensichtlich, dass es so wie bisher nicht weitergehen kann. Der notwendige Entzug ist die Chance auf eine Zäsur für dieses Spiel gegenseitig Abhängiger. Über den Community Reinforcement Approach (CRA; MEYERS, SMITH 2007) setzen wir dabei auch zeitlich begrenzt Antabus als Ermöglichungsmittel ein, verabreicht über einen Coach (in der Regel der Partner). Darüber ergibt sich die Möglichkeit, ein neues Spiel auf einer anderen Ebene zu etablieren und das Leben ohne Alkohol (Medikamente, Drogen ...) zu gestalten. Allerdings ist das therapeutische Fenster dafür in der Regel nur 24 bis 48 Stunden offen. Danach greift man wieder auf das bisherige Verhaltensmuster zurück: Revival wie es im Buche steht.

Bei diesem Vorgehen wird im Kontext des Lebensfelds lebloses Material in Form eines Medikaments (Antabus) »zum Sprechen gebracht« und darüber zwischen Menschen horizontale Resonanzachsen katalysatorisch aktiviert. Nach ROSA (2016) können auch Dinge im Lebensfeld Resonanzqualitäten entwickeln. Diese auf und über Dinge bezogenen Resonanzen bezeichnet er als diagonale Resonanzachsen. »Die Anverwandlung von Dingen, das Zum-sprechen-Bringen der Materialien und damit die Herstellung diagonaler Resonanzachsen« (ROSA 2016, S. 393) sind indessen Vorgänge, die sich im Alltag in der Regel über Arbeit, Wohnen und andere gemeinsame Projekte (Haus, Urlaub etc.) vollziehen und vermitteln. Im psychiatrischen Alltag »eignen« sich dafür anscheinend auch Medikamente. – Proust wurde durch das Eintunken einer Madeleine in den Tee und die darüber entstandenen Geschmacksassoziationen angeregt, sein siebenbändiges Werk »Auf der Suche nach der verlorenen Zeit« zu verfassen.

Über Hometreatment werden psychiatrisch Tätige insgesamt zu Vertrauenspersonen, die auch später in heiklen Lebenssituationen um Rat gefragt werden (z. B. während einer Schwangerschaft einer psychoseerfahrenen Frau oder beim Tod von Familienangehörigen). Psychiatrie nähert sich über dieses Verständnis und Vorgehen hausärztlicher Tätigkeit an und wandelt sich zu einer hausärztlichen Psychiatrie. Sie gehört damit wieder dem Leben und formt sich in der jeweiligen Art des Zusammenlebens. Damit kommen wir zum Sozialraum.

Resonanzoasen im Sozialraum

»Ein Himmel voller Nischen« mit »great possibilities« (Capability Brown, engl. Landschaftsarchitekt).
Das, was Milieutherapie im Kontext der Klinik war, ist der **soziale Raum** für eine Psychiatrie, die auf Hometreatment setzt. Dort befinden sich all die Resonanzoasen, die wir für unsere Patienten als Gelegenheiten brauchen – Beziehungen, Arbeitsplätze, Wohnungen, etc. –, um vertrackte Situationen lösen zu können. Psychiatrisch Tätige sollten deshalb ihre gute Stube, den Sozialraum, genauso gut kennen wie ihre Westentasche. Schon bevor ein Fall zum Fall wird, sollten wir uns deshalb im Sozialraum suchend umschauen, damit wir etwas auf Lager haben, wenn der Ernstfall eintritt. Dies nennt man **fallunspezifische Arbeit** (BUDDE, FRÜCHTEL, HINTE 2006, S. 32 ff.). Im Vorfeld können wir Kontakt aufnehmen zu

Handwerksbetrieben, zu Mitarbeitern von Firmen; wir knüpfen Beziehungen, damit wir diese später nutzen können, wenn unsere Patienten sie brauchen. Durch diese Gelegenheiten machen wir Valenzen ausfindig, die die Talente und Fähigkeiten unserer Patienten zu Potenzen werden lassen. Ohne diese Gelegenheiten, ohne Resonanz im sozialen Raum, bleiben die Patienten auf ihre Familien und sich zurückgeworfen, eventuell abgeschnitten und isoliert vom Sozialraum, der für sie neue Perspektiven und Hoffnungen öffnen könnte. Der soziale Raum ist aber nicht zu verwechseln mit den Einrichtungen psychiatrisch Tätiger, wie Heime, Werkstätten, betreutes Wohnen etc. Sozialraum meint die Gesamtheit des sozialen und materiellen Raumes, in den eine Person eingebettet ist. Durch zunehmenden Kontakt mit den Bürgern im Sozialraum und durch die Vernetzung dieser Bürger mit uns und untereinander wird der Boden bereitet für Verständnis und Toleranz. Über diese Vernetzungsarbeit wächst allmählich eine wohlwollende Stimmung als Resonanzraum für Kooperationen auf verschiedenen Ebenen und für gemeinsame Projekte. Während der Sozialraum seit der industriellen Revolution für psychisch kranke Bürger nahezu stumm blieb (Ersatz: Werkstätten für behinderte Menschen), kann man seit einiger Zeit zunehmend Resonanzoasen entdecken, die mithilfe der UN-Behindertenrechtskonvention, »Budgets für Arbeit« (Hoffnung auf einen inklusiven Arbeitsmarkt) und mit etwas Glück zu einem potenziellen Resonanzkörper konfluieren können.

Für die Kultivierung all dieser Ressourcen braucht deshalb jedes MKT ohne Ansehen der Diagnose einen definierten Einzugsbereich bzw. **Sektor**. Plakativ gesagt geht es darum, die wichtigsten Elemente zur Verbesserung des noch unzureichenden Synchronieniveaus im sozialen Raum zu erschließen nach dem Prinzip: Erst platzieren, dann therapieren/rehabilitieren!

Arbeit, Kollegialität bzw. tätige Gemeinschaft sind die wichtigsten Normalisierungsbeschleuniger. Durch den Fachkräftemangel und durch die soziodemografische Entwicklung müsste es in Zukunft mehr und mehr gelingen, auch für psychisch kranke Menschen passende Arbeitsplätze auf dem ersten Arbeitsmarkt zu finden, erst recht über das geplante und in einigen Bundesländern schon praktizierte **Budget für Arbeit**. Während man im Sozialraum Ausschau hält nach einem Arbeitgeber, der bereit ist, für bis zu 75 Prozent der Lohnkosten einen Arbeitsplatz »inklusiv« anzubieten, begleitet man den betreffenden Patienten mithilfe der Prinzipien von Supported Employment bzw. Arbeitsassistenz: Erst platzieren, dann trainieren und zwar ohne Zeitbegrenzung (KAWOHL 2015; BOND u. a. 2012). Im Unterschied zu bisherigen Vorgehensweisen geht es dabei nicht darum, dass Menschen mit Behinderungen dieselben Leistungen wie Menschen ohne Behinderung erbringen müssen, sondern vor allem um Teilhabe an Arbeit orientiert an dem individuell Möglichen. Das können vierzig Stunden die Woche sein oder auch nur fünf. Trotz dieser Modelle wird jedoch weiterhin noch eine Zeit lang Zuverdienst für die Gruppe der verletzlichsten Patienten als Resonanzoase notwendig sein. Zuverdienst als Form der Tätigkeit ist deshalb so wichtig, weil auf der einen Seite dort jeder nach »Lust und Laune« arbeiten kann als Teil einer tätigen Gemeinschaft, und auf der anderen Seite Zuverdienst die Brücke schlägt zum ersten Arbeitsmarkt.

Im Sozialraum finden sich auch Möglichkeiten für Patienten in Krisen als Alternative zu einer stationären Behandlung, die schon Autenrieth anlässlich der Behandlung von Hölderlin allgemein empfohlen hat: Krisenfamilien, **Gastfamilien** oder Crisis Homes (DOERING u. a. 2013, S. 8). Anstatt stationärer Therapie mit entsprechenden Nebenwirkungen findet in einer Gastfamilie Mit-Sein im Alltag statt, und zwar 24 Stunden rund um die Uhr in einer mehr oder weniger entspannten Atmosphäre. Mosher und Ciompi haben das ganz ähnlich als heilsames »Soteriamilieu« beschrieben (AEBI u. a. 1993, S. 14 ff.). Soterias in Bern und anderswo sieht man allerdings die institutionelle Verwandtschaft mit Klinikstationen noch deutlich an, während Gastfamilien als »Soterias vor der Haustür« klein, familiär, überschaubar und außerdem vernetzt im Stadtteil oder Dorf, also kommunal verankert sind. Bei der Umsetzung des Konzept »Gastfamilie« war man der Ansicht, man müsste die Familien psychiatrisch ausbilden, bevor man sie auf Patienten loslässt. Man musste jedoch feststellen, dass dabei die therapeutische Potenz der Familien zurückging. Durch zielgerichtetes Vorgehen hatte man eine potenziell mögliche Resonanzoase in eine Resonanzwüste verwandelt. Deshalb wurden diese Versuche an allen Zentren wieder eingestellt. Danach wurden die Ergebnisse wieder besser (FREIESLEBEN 2005). Diese Erfahrung sollte bei der »Ausbildung von Psychiatrieerfahrenen« bedacht werden. Nicht digitale Information, sondern Embodiment und horizontale Resonanz (Synergie) zwischen Menschen erklären uns, warum Psychiatrieerfahrene manchmal mehr zustande bringen als psychiatrisch Tätige (RAMSEYER, TSCHACHER 2011). Psychiatrieerfahrene können sich besser auf Patienten ein-schwingen und mit ihnen mit-schwingen, weshalb sie bei uns in allen Bereichen tätig sind, auf der Station, in der Tagesklinik, im MKT, im Betreuten Wohnen. Tätige Gemeinschaft bekommt dadurch einen neuen Beiklang: Psychiatrieerfahrene und psychiatrisch Tätige sichern gemeinsam die psychiatrische Versorgung.

Bleibt die Frage, ob sich die Gastfamilie als »Soteria vor der Haustür« tatsächlich mit gutem Gewissen als Alternative zur Station eignet. Differenzierte Studien aus Denver, Madison, Zürich, Lille und Tonder lassen an der Wirksamkeit keinen Zweifel. Die Patienten in den Gastfamilien sind in Bezug auf die Schwere der Erkrankungen vergleichbar mit denen auf der Station (LÖTSCHER, BRIDLER 2013). Im Ergebnis sind sie jedoch nicht nur gleichwertig, sondern sogar deutlich besser! Die Bürger im dritten Sozialraum, in der Nachbarschaft, haben also eine ähnliche, wenn nicht sogar eine bessere therapeutische Potenz als psychiatrisch Tätige auf einer Station. Mit-Sein im Alltäglichen übertrifft also in seiner unbeabsichtigten Wirksamkeit das Management einer Station. Der Mensch wagt wieder, selbstvergessen zu leben. Verkraftet das das Ego von Professionellen?

Über Gastfamilien und über Hometreatment geht der Bedarf an Betten und Heimplätzen zurück. Wenn ein Patient eine Wohnung braucht, können wir ihm diese über **»Immobilientherapie«** besorgen. Immobilientherapie? Einige verweisen auf den Wohnungsmarkt bzw. die Kommune. Dieser zum Teil dornige, zum Teil umständliche und zeitintensive Weg ist jedoch gerade für schwerer psychisch kranke Menschen verstellt. In Geesthacht mieten wir deshalb über den Verein »Arbeit nach Maß« fortlaufend Wohnungen an, sodass wir Patienten quasi aus dem Stand eine Wohnung zur Verfügung stellen können (»bevor ein Fall zum Fall wird«). Es geht aber nicht nur um Wohnraum, sondern um »Be-Hausung«, dass man also eine Wohnung in Besitz nehmen kann, damit sie einen wie eine zweite Haut schützt. Der eine braucht eine komfortable Wohnung in einem bürgerlichen Viertel, der andere eher einen Bauwagen am Rande der Stadt. Immer geht man jedoch nach dem Prinzip »erst platzieren, dann rehabilitieren« vor. Ein anderes Vorgehen ist, ähnlich wie beim Supported Employment, nachweislich weniger erfolgreich. Die notwenige Assistenz wird als flexibles System (in Krisenzeiten mehr) um den Patienten im Alltag organisiert. In New York, Montreal und anderswo wird »Immobilientherapie« als »Housing First« bezeichnet (PADGETT 2015). Die Erfahrungen sind hier wie dort dieselben: Sobald jemand eine Wohnung hat, gehen die Dinge besser, unabhängig davon, ob jemand psychotisch, manisch, abhängig oder verwirrt ist. Außerdem ist Immobilientherapie eine unbedingte Voraussetzung, wenn man mit wenig stationären Betten auskommen möchte.

Für Menschen mit demenzieller Entwicklung braucht man außerdem als besondere Form von Immobilientherapie ambulante Wohnpflegegruppen mit 24-Stunden-Assistenz, besser als Haushaltsgemeinschaften bezeichnet. Diese können in jedem Quartier Kristallisationszentren eines haltenden Netzwerks bilden (DÖRNER 2007; s. S. 233 ff.). In einigen Wohngruppen wird mittlerweile sogar »Intensivmedizin« (Beatmung bei schweren Erkrankungen) betrieben, ein Zeichen für die ungeahnten Möglichkeiten von Haushaltsgemeinschaften.

Ein Hometreatmentteam, das sich auf das Lebensfeld im engeren Sinn beschränkt (z. B. Familie), beschneidet sich in seiner Wirksamkeit. Nur die Einbeziehung des Sozialraums entfaltet mit der Zeit die nachhaltige Wirkung, die wir uns als psychiatrisch Tätige wünschen und Inklusion zur Folge hat. Und nur über ein Regionales Budget als Entgeltsystem, wie es auch das PsychVVG ermöglicht, lassen sich die Mittel und Wege aktivieren bzw. unterstützen, die im Sozialraum Resonanzwüsten zu Resonanzoasen werden lassen.

Aus drei wird eins: Die Fusionsstation

All diese Entwicklungen im Umfeld der Klinikstation veränderten mit der Zeit auch die Arbeitsweise dort. Aus drei Stationen wurde eine. Transdisziplinär hat sich die verbliebene Station zur »Fusionsstation« weiterentwickelt, auf der Menschen unterschiedlichen Alters (von 18 Jahren bis 100 plus) in unterschiedlichen Krisen mit verschiedenen Diagnosen für unterschiedlich lange Zeit (ein Tag bis ein Jahr) zusammen sind und zusammen haushalten (z. B. einkaufen und kochen), um in ihrer Unterschiedlichkeit passende Antworten für ihr Leben zu finden. Jenseits der Station werden spezielle Therapien angeboten (Gesprächs-, Motivations- und Angehörigengruppen, psychoedukative Gruppen, Zuverdienst, Atelier, Entspannungstraining etc.), die von den Patienten auch nach der Entlassung oder auch von zu Hause aus (ambulant oder im Hometreatment) genutzt werden können. Dennoch bleibt das Lebensfeld für eine Station ihr blinder Fleck. Dies ist eigentlich ein Unding, weil sich vor allem in der

Krise das aktualisiert, was für das weitere Vorgehen wegweisend sein kann. Um dies zu kompensieren, haben wir uns unmittelbar nach der Aufnahme behelfsweise angewöhnt, Livekonferenzen abzuhalten. Wenn die Angehörigen bei der Aufnahme nicht dabei sind, versuchen wir im Gespräch mit dem Patienten, sie unmittelbar über das Telefon zu erreichen und ihre Sichtweise bzw. ihre Geschichten einzuholen. Allerdings kann dieses Vorgehen den Besuch im Lebensfeld nur unzureichend kompensieren. Schon Mosher verstand nicht, weshalb die Psychiatrie einen Patienten an einen Ort bringt, um dort seine Probleme zu lösen statt vor Ort im Dschungel tätig zu sein (KNUF, SEIBERT 2001, S. 125). Wenn wir also davon ausgehen, dass Symptome unter anderem Ausdruck von Widerfahrnissen im Leben sind und sich in der Krise oft das aktualisiert, was für das weitere Vorgehen wegweisend sein kann, müssen psychiatrisch Tätige bereit sein, Patienten dort aufzusuchen, wo sie leben. Embodied in den Lebenskontext der Patienten, embodied mit dem Patienten und seinen Bezugsperson, haben sie die Aufgabe, dort mit allen Beteiligten vorläufige Antworten auf die Widerfahrnisse des Lebens zu finden. Trotz aller Unsicherheiten und Unwägbarkeiten werden diese Antworten an diesem Ort passender ausfallen als auf der Station, weil sich psychiatrisch Tätige dem Leben in seiner Vielschichtigkeit und Widersprüchlichkeit stellen und nicht denken, sie könnten das Leben durch eine stationäre Aufnahme mit ein bisschen formalisiertem Fachwissen und ein paar Pillen austricksen.

Im Mittelpunkt der Versorgung steht deshalb bei uns nicht mehr die Station. Dreh- und Angelpunkt ist das MKT und der Piper 850, den der Leiter des MKTs bei sich trägt. Er entscheidet, ob das MKT nach Hause fährt oder ob jemand eine Begleitung rund um die Uhr auf der Station braucht. Als Gatekeeper bildet das MKT zusammen mit der Akuttagesklinik, die sieben Tage die Woche offen ist, und mit der PIA das funktionale Basiselement der gemeindepsychiatrischen Versorgung.

»Leben und Sterben, wo ich hingehöre« (Dörner 2007)

Erst recht will kein Mensch im hohen Alter noch auf eine psychiatrische Station, wenn ihm das bisher in seinem Leben erspart geblieben ist. Er und seine Angehörigen schämen sich und fürchten Stigmatisierung.

Außerdem reagieren gerade alte Menschen, insbesondere mit demenzieller Entwicklung, sehr vulnerabel auf Veränderungen des Alltäglichen. Häufig bringen schon geringe Veränderungen im Alltag und erst recht die Verlegung in ein Krankenhaus eine gerade noch ausbalancierte Alltagsroutine aus dem Gleichgewicht – mit schwerwiegenden Folgen wie Desorientiertheit, Verwirrtheit oder delirähnlichen Symptomen. Deshalb sind vor allem alte Menschen mit demenzieller Entwicklung auf ein MKT angewiesen. Kommt dann im nächsten Schritt dazu, dass MKT an ambulante Wohnpflegegruppen mit Intensivpflegeplätzen und Rehamöglichkeiten angekoppelt sind, gibt es vor Ort und rund um die Uhr ausreichend kompetente Behandlungseinheiten.

Behandlung vor Ort statt zwangsweise auf der Station

Gewissermaßen beiläufig sind seit Einführung von MKT die Zahlen von zwangsweise untergebrachten Patienten auf der einzig verbliebenen Station zurückgegangen. Während 2007 noch 95 Patienten zwangsweise stationär untergebracht wurden, waren es 2015 nur noch 49, und das bei weitgehend offener Tür. Auch wenn jemand durch den Krisendienst des Kreises (kein MKT!) mit einem (vorläufigen) PsychKG eingewiesen wird, kann die zwangsweise Unterbringung in fast zwei Drittel der Fälle (86 von 135) wieder aufgehoben werden, weil wir über das MKT eine verlässliche Behandlung sowohl im Lebensfeld als auch auf der Station garantieren können (Heissler 2014, 2015).

Zusammengefasst: Neue Balance zwischen Krankauspsychiatrie und Community Care

Wenn man mit wenig stationären Betten auskommen will, sind ein *Mobiles Kriseninterventionsteam* mit der Möglichkeit, die Behandlung über eine flexible Assistenz zu verlängern, dazu *Supported Employment* mit der Möglichkeit von Zuverdienst für besonders störanfällige und vulnerable Patienten und die »*Immobilientherapie*« unbedingte

Voraussetzungen. Mittlerweile brauchen wir im Kreis Herzogtum Lauenburg für die Versorgung der 192.000 Einwohner nur noch eine Station, durchschnittlich belegt mit 18 Patienten. Dabei sind die Wiederaufnahmen nicht angestiegen. Im Durchschnitt werden in Deutschland 40 bis 65 Prozent der Patienten psychiatrischer Kliniken innerhalb eines Jahres wieder aufgenommen (HUTTNER 2006; SPIESSL u. a. 2006; siehe S. 23). Bei uns waren es zuletzt 25 Prozent. Trotz Verringerung der durchschnittlichen Verweildauer (zurzeit 6,9 Tage) und trotz Beschränkung auf eine Station sinkt die Wiederaufnahmequote. Das verstärkt die Tendenz, mit weniger stationären Betten auszukommen. Zwischen Krankenhauspsychiatrie und Community Care hat sich eine neue Balance eingestellt.

Die Evaluation der Versorgung darf sich jedoch nicht auf den Krankenhausbereich beschränken. Psychiatrisch Tätige sammeln über die Tätigkeit im MKT täglich eine Menge an Erfahrungen und Eindrücken, wie sich die Lebenssituationen der Menschen konkret vor Ort gestalten und wo Lücken bestehen. Eine kommunalverpflichtete Psychiatrie stellt dieses Erfahrungsmaterial mit entsprechenden Daten der jeweiligen Kommune und den Bürgern vor Ort zur Verfügung (im Gespräch bzw. über Newsletter). Daraus können diese ableiten, ob und wo Handlungsbedarf besteht. Dieser Kurzschluss hat das Potenzial für ein sich ständig reflektierendes Steuerungssystem, in dem die Bürger unter anderem mit Hilfe der psychiatrisch Tätigen fortlaufend ihre Lebenssituation und damit verbundene prekäre Situationen verbessern können: Im gemeinsamen Tun stehen psychiatrisch Tätige dann im Dienst der Bürger für die Bürger. Nach 200 Jahren gehört Psychiatrie wieder dem Leben und formt sich in der Art des Zusammenlebens zu einem neuen »Wir«.

Literatur

Aebi, E.; Ciompi, L.; Hansen, H. (Hg.) (1993): Soteria im Gespräch. Bonn: Psychiatrie Verlag.

Bleuler, M. (1987): Schizophrenie als besondere Entwicklung. In: Dörner, K.: Neue Praxis braucht neue Theorien. Ökologische und andere Denkansätze fur gemeindepsychiatrisches Handeln. Gütersloh: Jakob van Hoddis, S. 18–25.

Bond, G. R.; Drake, R.; Becker, D. R. (2012): Generalizing of the Individuell Placenet and Support (IPS) model of supported emplyoment outside the US. World Psychiatry 11, S. 32–39.

Budde, W.; Früchtel, F.; Hinte, W. (Hg.) (2006): Sozialraumorientierung. Wege zu einer veränderten Praxis. Wiesbaden: Verlag für Sozialwissenschaften.

DGPPN (2013): S3-Leitlinie: Psychosoziale Therapien bei schweren psychischen Erkrankungen. Berlin, Heidelberg: Springer-Verlag.

Doering, S; Dörner, K.; Fichtner, G. (2013): Aus der Klinik ins Haus am Neckar. Tübingen: Klöpfer und Meyer.

Dörner, K. (2007): Leben und Sterben, wo ich hingehöre. Neumünster: Paranus Verlag.

Eagleman, D. (2012): Inkognito. Frankfurt/Main: Campus Verlag.

Freiesleben, M. (2005): Entlastungsfamilien und Kontaktfamilien – semiprofessionelle und Laienhilfemodelle in Dänemark. Vortrag auf der 20. Bundestagung Familienpflege. Jena.

Fuchs, T. (2000): Leib, Raum, Person. Stuttgart: Klett-Cotta.

Gadamer, H.-G. (1996): Über die Verborgenheit der Gesundheit. Frankfurt/Main: Suhrkamp Verlag.

Goldstein, K. (1934): Der Aufbau des Organismus. Den Haag: Martinus Nijhoff.

Grawe, K. (2004): Neuropsychotherapie. Göttingen: Hogrefe Verlag.

Heissler, M. (2014): Gedanken zu einer den Menschenrechten verpflichteten Psychiatrie. Recht & Psychiatrie 32, S. 204–212.

Heissler, M. (2015): Behandlung im Lebensfeld: Beziehungsorientierte Behandlung. In: Aktion Psychisch Kranke (Hg.): Qualität therapeutischer Beziehung. Köln: Psychiatrie Verlag, S. 294–318.

Hüther, G. (2015): Etwas mehr Gehirn, bitte. Göttingen: Vandenhoeck & Ruprecht.

Huttner, M. (2006): Vorhersage der Verweildauer und der

Wiederaufnahme stationär psychiatrischer Patienten. Ludwig-Maximilians-Universität München: https://edoc.ub.uni-muenchen.de/5026/1/Huttner_Dorothea.pdf.

KAWOHL, W. (2015): Neue Formen der psychiatrischen Arbeitsrehabilitation. Die Psychiatrie 12, S. 156–161.

KNUF, A.; SEIBERT, U. (2001): Selbstbefähigung fördern. Köln: Psychiatrie Verlag.

LÖTSCHER, K.; BRIDLER, R. (2013): Psychiatrische Akutbehandlung in Gastfamilien. In: RÖSSLER, W.; KAWOHL, W. (Hg.): Soziale Psychiatrie (S. 255–264). Stuttgart: Kohlhammer.

MAIO, G. (2015): Den kranken Menschen verstehen. Freiburg im Breisgau: Verlag Herder.

MERLEAU-PONTY, M. (1966): Phänomenologie der Wahrnehmung. Berlin: De Gruyter.

MEYERS, R.; SMITH, J.E. (2007): CRA-Manual zur Behandlung von Alkoholabhängigkeit. Köln: Psychiatrie Verlag.

MÜNCH, R. (1995): Dynamik der Kommunikationsgesellschaft. Frankfurt/Main: Suhrkamp Verlag.

PADGETT, D.; HENWOOD, B.; TSEMBERIS, S. (2015): Housing first. Ending Homelessness, Transformimg Systems and Changing lives. Oxford: Oxford University Press.

POLANY, M. (1985): Implizites Wissen. Frankfurt/Main: Suhrkamp Verlag.

RAMSEYER, F.; TSCHACHER, W. (2011): Nonverbal synchrony in psychotherapy: Coordinated body-movement reflects relationship quality and outcome. Journal of Consulting and Clinical Psychology 79, S. 284–295.

ROSA, H. (2016): Resonanz. Eine Soziologie der Weltbeziehung. Berlin: Suhrkamp Verlag.

SPIESSL, H.; BINDER, H.; CORDING, C. (2006): Klinik Psychiatrie unter ökonomischen Druck. Deutsches Ärzteblatt 103, S. 2549–2552.

STEINHART, I.; WIENBERG, G. (2015): Mindeststandards für Behandlung und Teilhabe. Plädoyer je für ein funktionales Basismodell gemeindepsychiatrische Versorgung schwer psychisch kranker Menschen. Sozialpsychiatrische Informationen 4, S. 9–15.

STORCH, M.; TSCHACHER, W. (2014): Embodied Communication. Bern: Hans Huber.

WILLI, J. (2007): Wendepunkte im Lebenslauf. Stuttgart: Klett-Cotta.

Mobile Multiprofessionelle Teams aus der Sicht eines niedergelassenen Arztes

Norbert Mönter

Welche medizinisch-therapeutischen, pflegerischen und sozialtherapeutischen Berufsgruppen für die Behandlung schwer psychisch Erkrankter wichtig, resp. verantwortlich sind, ist in der Fachwelt heute weitgehend unbestritten; auch die Forderung nach Einbeziehung der Betroffenen selbst, auch ihrer Angehörigen in Planung und Realisierung von Behandlung und Behandlungszielen. Dass alle Akteure möglichst in synergistischem Bezug miteinander arbeiten und sich nicht wechselseitig blockieren oder konterkarieren, ist hochgradig evident, wenngleich bei Weitem nicht Alltagspraxis. Zu unterschiedlich kommen auch heute noch die therapeutischen Welten der Kliniken, der Praxen, des psychosozialen Therapiesektors einschließlich der aufsuchenden Psychiatrie-Akteure daher, als dass sie untereinander als kongruent und nicht zuletzt zur Lebenswelt und zu den eigenen Krankheits- und Genesungskonzepten der Betroffenen und ihrer Angehörigen/Familien und gegebenenfalls auch ihrer Arbeitswelten als stimmig angesehen werden können.

Vergleichsweise klar strukturiert und in sich geschlossen imponiert der stationäre Sektor, der sich unter einem institutionellen Dach mit einer Gesamthonorierung, mit festen Zusammenkünften der Behandler und klarer Verantwortungshierarchie organisiert. Ein gemeinsames Leitbild zu formulieren fällt da relativ leicht wie auch auf den einzelnen Patienten bezogene therapeutische Absprachen selbstverständlich erscheinen. Inwieweit sich die Akteure der psychiatrischen Klinik wirklich zu einem Team bzw. sogar zu einer therapeutischen Gemeinschaft zusammenfinden, bleibt natürlich noch von manch weiteren Faktoren abhängig. Wenn der Patient allerdings nach gelungener oder bisweilen auch weniger gelungener stationärer Behandlung in die ambulante Weiterbehandlung entlassen wird, trifft er in der Regel nicht nur auf andere Ärzte, Therapeuten und Helfer; er trifft auch auf therapeutische Denk- und Sichtweisen, die sich von anderen Alltagserfahrungen im Umgang mit den Patienten, auch ihrem Lebensumfeld, aber auch anderen Honorierungs- und Arbeitskontexten bestimmen.

In diesem Beitrag geht es um die am Teamkonzept orientierte Versorgung im ambulanten Bereich und ihre strukturellen Voraussetzungen, natürlich auch um das Zusammenwirken des stationären und des ambulanten Bereichs. Gegenüber der Klinik ist die ambulante Versorgungssituation momentan zumeist durch ein Neben- bzw. auch Miteinander von Einzelakteuren gekennzeichnet; es ist diese Vielzahl der zumeist selbstständigen Praxiseinheiten der Ärzte, Therapeuten oder auch der Medizinischen Versorgungszentren (MVZ) und der allenfalls mittelständigen Einrichtungen wie psychosozialer Trägergesellschaften oder Pflegedienste, die die Situation nicht nur separiert, sondern oft auch unübersichtlich erscheinen lässt. Die zumeist privatwirtschaftliche, zum geringeren Teil auch gemeinnützige Basis der Akteure (Praxen, Pflegediensten, Sozialeinrichtungen, ambulant agierende Kliniken etc.) unterscheidet sich qualitativ allerdings nicht relevant vom stationären Bereich, sieht man einmal ab von der speziellen kommunalen Trägerschaft einiger Kliniken, die den privaten Kliniken mit ihrer klar formulierter Renditeerwartung gegenüberstehen. Das Gebot der Wirtschaftlichkeit gilt für alle Bereiche und Einrichtungen gleichermaßen, auch das Ziel, in einer wettbewerbsorientierten Versorgungslandschaft möglichst Gewinne und nicht Defizite zu erwirtschaften. Notwendige Grenzsetzungen in Zeiten der Kommerzialisierung aller Lebensbereiche und gerade auch gegenüber durchschaubaren Renditeinteressen sind für alle Bereiche gleichermaßen zu fordern.

Auch hinsichtlich der Zusammenarbeit der ambulanten psychiatrischen Akteure ist die angesprochene betriebswirtschaftliche Sichtweise eine unverzichtbare Basis eigener Profilbildung; so ist es nicht verwunderlich, dass auf Basis der in der Regelversorgung fehlenden Leistungsanreize für eine Zusammenarbeit oder weitergehend vernetzte Strukturen die einzelnen Leistungserbringer oft nur wenig Engagement für Abstimmungsprozesse und teambildende Maßnahmen aufbringen. Dass unter definierten Bedingungen (z. B. von Selektivverträgen zur Integrierten Versorgung nach § 140a ff.) gerade die vernetzte Versorgung mit berufsgruppenübergreifenden Patientenbesprechungen, Qualitätszirkeln, Anwenderkonferenzen sowie gemeinsamer digitaler Kommunikations- und Verordnungsplattform nicht nur großen Benefit für den Patienten bringen kann, sondern auch für die einzelnen Leistungserbringer wirtschaftlich von Vorteil sein kann, wird im zweiten Teil dieses Beitrags aufgezeigt.

Die Post-Psychiatrie-Enquete-Ära

Ein besonderes Merkmal der vier Jahrzehnte nach der Psychiatrie-Enquete ist, dass sich im wissenschaftlichen Verständnis psychischer Erkrankungen eine deutliche Veränderung von einer rein biologischen Sicht hin zu einem differenzierten biopsychosozialen Krankheitsmodell vollzogen hat. Dies ging einher mit einer sehr dynamischen Entwicklung vor allem der psychotherapeutischen Behandlungsmöglichkeiten. 1999 legte das Psychotherapeutengesetz die Grundlage für die Zulassung von psychologischen Psychotherapeuten in der vertragsärztlichen Versorgung; ein neuer Facharzt (FA für Psychotherapie, seit 2004 FA für Psychosomatische Medizin und Psychotherapie) wurde geschaffen wie zusätzlich auch für alle Ärzte die Möglichkeiten zu Erlangung der Zusatzqualifikation »Psychotherapie« eröffnet wurde. Gemessen an den Zeiten der Enquete vervielfachte sich die Anzahl der niedergelassenen Nervenärzte (inkl. der Psychiater). Die konkreten Zahlen der ambulant tätigen Fachärzte und psychologischen Psychotherapeuten sind in Tabelle 1 (S. 105) dargestellt. Als Bezugspunkt dient hier das Jahr der Wiedervereinigung 1990. Auf die unterschiedlichen medizinischen Versorgungssysteme auch bezüglich psychisch Kranker in der vormaligen DDR und der BRD sowie auf die spezifischen Prozesse und Umstellungen in diesem Kontext kann hier nicht eingegangen werden. Sie erfordern eine eigene kritische Betrachtung.

Wichtig bei der Betrachtung der krankenkassenfinanzierten ambulanten Versorgungslandschaft ist aber nicht nur die (fach-)ärztliche und die psychotherapeutische Ebene. Unabhängig von den letztlich auf Enquete-empfehlungen zurückgehenden Regelungen zum Aufbau von Tages- und Begegnungsstätten, betreuten Wohn- und Arbeitsmöglichkeiten wurden vom Gesetzgeber zusätzliche wichtige Weichen auch für sozialpädagogische-sozialtherapeutische wie auch spezifisch pflegerische Hilfestellungen gestellt: die Implementierung der Soziotherapie als SGB V-Leistung 1999 und die Einführung der psychiatrischen häuslichen Krankenpflege (pHKP) 2006. Durch diese Maßnahmen – ergänzt noch durch den wachsenden Einsatz von psychiatrisch spezialisierter Ergotherapie – wurde ein differenzialtherapeutisches Aktionsfeld geschaffen, das so vor wenigen Jahrzehnten nicht vorstellbar war. Dass bedauerlicherweise nicht alle dieser möglichen Leistungen für die psychisch schwer Erkrankten genutzt werden, hat unterschiedliche Gründe; auch ist zu hoffen, dass die Öffnung der Psychotherapie-Richtlinie für die Indikation psychotischer

Erkrankungen (2015) den Einsatz der Psychotherapie in der Behandlung schwer psychisch Erkrankter befördern wird. Vermutlich werden hier aber noch weitere Steuerungsmaßnahmen erforderlich werden.

Besonders kritikwürdig ist aber die mangelnde Umsetzung des § 37a SGB V, wonach zur Vermeidung stationärer Behandlung Soziotherapie durch den niedergelassenen Psychiater eingesetzt werden soll. Diese Möglichkeit ist aufgrund sehr restriktiver Richtlinien und einer unzureichenden Finanzierung durch die Krankenkassen nach kurzem Startengagement schon bald zum weitgehenden Erliegen gekommen, ausgenommen von ausdrücklichem und breitem Einsatz in der Integrierten Versorgung, worüber unten berichtet wird. Bis heute finden sich mehrere Bundesländer ohne Soziotherapeuten, was der Sicherstellung dieser gesetzlich dem Patienten zustehenden Leistung hohnspricht. Erfreulich ist nunmehr aber die Novellierung der Soziotherapie-Richtlinie von 2015, die einen Neustart auf breiter Ebene ermöglichen sollte. Der Novellierungsprozess der SozTh-Richtlinie ist zugleich auch ein Hinweis auf den gewachsenen Einfluss der Betroffenen- und Angehörigenorganisationen, deren hartnäckiges Auftreten die Überarbeitung in Gang gebracht hat.

Auch die 2005 in das SGB V aufgenommene psychiatrische häusliche Krankenpflege ist leider noch nicht flächendeckend in Deutschland umgesetzt, obgleich hier bereits eine im Vergleich zur Soziotherapie deutlich positive Entwicklung aufzuzeigen ist. Es ist bedauerlich, dass beide ausdrücklich aufsuchenden Therapiemodule (pHKP und SozTh) nur wenig genutzt werden; hierfür mitverantwortlich ist gewiss auch eine wenig innovationsorientierte Ausrichtung des nervenärztlichen resp. auch psychiatrischen Berufsverbands auf der Bundesebene, in dem bislang die besondere Profilierungsmöglichkeit für Psychiater-Praxen, die sich mit einer fachärztlich koordinierten ambulanten psychiatrischen Komplexbehandlung psychisch Erkrankter verbindet, unzureichend beachtet wird. Dabei ist die Kooperation bis hin zur operativen Vernetzung in der ambulanten Versorgung das Gebot der Stunde. Dies umso mehr als die Wartezeiten für Behandlungstermine beim niedergelassenen Psychiater vielen Ortes inakzeptabel lang sind und eine Entlastung durch kooperierende Fachpfleger und Soziotherapeuten den Praxen wie auch den zu versorgenden Patienten auf je unterschiedliche Weise sehr helfen kann, wie anhand des konkreten IV-Erfahrung der Psychiatrie Initiative Berlin Brandenburg (PIBB) noch darzulegen sein wird.

Bemerkenswert ist zugleich die von interessierter Klinikseite immer stärker geführte Diskussion um das Hometreatment, bei der die aufsuchende Behandlung (durch Klinikmitarbeiter) bei psychischer Erkrankung als vielfach entscheidend bezeichnet wird, tatsächlich die hochqualifizierte Möglichkeit von Soziotherapie und psychiatrischer häuslicher Krankenpflege nicht genutzt, manchmal gar nicht gekannt wird.

Der Zunahme der Versorgungsmöglichkeiten steht auch die beständig wachsende Zahl real behandelter Patienten mit psychischen Erkrankungen gegenüber (von 1998 bis 2011 Zunahme um 25 Prozent, MACK u. a. 2014). Hier zeigt sich ein durch gesellschaftliche Faktoren *beachtlich gewachsener Bedarf* an psychiatrischer-psychosomatischer-psychotherapeutischer-psychosozialer Versorgung (s. S. 27 f.).

Mangelnde Steuerung der Ressourcen

Das in der Bundesrepublik Deutschland bestehende Versorgungssystem stationärer und teilstationärer Angebote (Krankenhäuser, Tageskliniken, psychosomatische Rehakliniken) sowie ambulanter Leistungsanbieter (Praxen, Ambulanzen, psychosoziale Einrichtungen, Pflegedienste, Beratungsstellen etc.) gilt *im internationalen Vergleich* als besonders dicht ausgebaut. In der jüngsten Vergleichsstudie »Mental health and Integration« (The Economist Intelligence Unit 2014) unter dreißig europäischen Ländern nimmt Deutschland in mehreren Qualitätskategorien tatsächlich eine Spitzenstellung ein; in den Kategorien Environment (Ausstattung) und Access (Zugang) und beim »Overall Score« liegt das deutsche Versorgungsangebot auf Platz 1; in der Kategorie Opportunities (Möglichkeiten beruflicher Eingliederung) auf Platz 5 und in der Kategorie Governance (Steuerung) auf Platz 4. Die Studie ist natürlich unter vielen Aspekten zu nutzen und zu diskutieren; an dieser Stelle soll lediglich die Feststellung einer mangelnden Gesamtsteuerung bei im wohlhabenden Deutschland durchaus vorhandenen breiten Versorgungsressourcen herausgestellt werden.

Tatsächlich geht die Vielfalt der therapeutischen Möglichkeiten mit einer starken Separierung bzw. Sektorisierung hinsichtlich ihrer Institutionen und (Träger-)Organisationen wie auch ihrer Finanzierung einher. Betriebswirtschaftliche Interessen dominieren zum Nachteil einer an den

TABELLE 1 Entwicklung des ambulanten SGB V-finanzierten psychiatrischen Versorgungsbereichs

A   Entwicklung des fachärztlichen und psychotherapeutischen Angebots
1. Zunahme der niedergelassenen fachspezifischen: Fachärzte, Nervenärzte (NÄ) und Fachärzte (FÄ) für Psychiatrie und Psychotherapie
   1994: 3524 NÄ und 762 Psychiater, Neurologen: ca. 400
   2015: 1803 NÄ und 3642 Psychiater, Neurologen: 1299
2. Etablierung der Psychotherapie in der Patientenversorgung
   - durch das Psychotherapeutengesetz von 1999 mit konsekutiver Zulassung einer großen Zahl von Psychologen zu psychologischen Psychotherapeuten (PP) auf 4942 Kinder- und Jugendlichenpsychotherapeuten (KJP), 17605 PP in 2015 (1994: 0);
   - durch die Herausbildung des FA für psychosomatische Medizin und ärztliche Psychotherapie, 2015: 2981 (1994: 0);
   - durch die Zusatzqualifikation »ärztliche Psychotherapie« für alle Ärzte (2015: 3493).
3. Änderung der Psychotherapierichtlinie bzgl. Psychotherapie bei Psychoseerkrankungen 2015
4. Aufbau zunehmender Versorgung durch Psychiatrische Institutsambulanzen (PIA) nicht nur in ärztlich unterversorgten Regionen
5. Aufbau eines eigenständigen ambulanten kinder- und jugendpsychiatrischen Behandlungssektors mit 1038 niedergelassenen Ärztinnen und Ärzten in 2015

B   Entwicklung weiterer therapeutischer und pflegerischer Angebote
6. 1999: Soziotherapie als neues sozialtherapeutisch ausgerichtetes Berufsfeldes im SGB V; Novellierung der Richtlinien 2015
7. 2006: Aufnahme der psychiatrischen häuslichen Krankenpflege (pHKP) in den Leistungskatalog des SGB V
8. Zunehmender Einsatz ambulanter Ergotherapie in der Behandlung psychiatrischer Patienten
9. Nutzung der ambulanten Reha-Sport-Möglichkeiten für psychiatrische Patienten

C   Entwicklung der Versorgungsstruktur
10. 2004: Schaffung integrierter Versorgungsverbünde nach §§ 140 a ff. SGB V, der dann auch den Einbezug weiterer Akteure insb. des psychosozialen Leistungssektors in die Versorgung ermöglichte
11. 2013: Modellvorhaben nach § 64b SGB V
12. 2012: Die Schaffung ambulanter Ärztenetze nach § 87b SGB V

Quelle: Kassenärztliche Bundesvereinigung (2015)

Bedarfen des Patienten orientierten Steuerung. Sekundäre Krankheitskosten bleiben bei der Versorgungsplanung unberücksichtigt. Das Abstimmungs- und Kooperationsdefizit auf der Leistungsanbieterseite wirkt sich besonders negativ aus für schwerer erkrankte Patienten, die aufgrund krankheitsbedingt eingeschränkter Handlungsfähigkeit gerade auf eine kontinuierliche resp. abgestimmte Behandlung angewiesen sind.

Multiprofessionelles Team in der Integrierten Versorgung der Psychiatrie Initiative Berlin Brandenburg

Mit der Schaffung des § 140 a ff SGB V zur Integrierten Versorgung (2004) hat der Gesetzgeber Möglichkeiten eröffnet, sich zum Wohle des Patienten sektoren- und berufsgruppenübergreifend unter einem Vertragsdach zusammenzufinden und am Patientenbedarf ausgerichtete Behandlungspfade verbindlich zu realisieren. Nachfolgend wird über das 2006 gestartete und damit bundesweit mit am längsten bestehende psychiatrische Projekt einer Integrierten Versorgung berichtet, welches für Berlin und Brandenburg von dem gemeinnützigen Verein für Psychiatrie und seelische Gesellschaft (vpsg) und seiner Managementgesellschafft, der Psychiatrie Initiative Berlin Brandenburg (PIBB) umgesetzt wird. Die Leitidee des Projekts der PIBB besteht darin, dem Patienten in seinem Lebensumfeld die seiner aktuellen Situation und seinem Bedarf entsprechende Hilfe durch ein multiprofessionelles Team zu ermöglichen. Die Zusammenführung der verschiedenen bislang eher nebeneinander als miteinander agierenden Berufsgruppen, Praxen und Institutionen erfolgte auf dem Hintergrund der sozialrechtlich vorgegebenen Verordnungsverantwortung des niedergelassenen Psychiaters für den Einsatz von Soziotherapie, pHKP, Ergotherapie und Reha-Sport; die Einbindung von psychologischen Psychotherapeuten sowie einzelnen Kliniken in die Integrierte Versorgung der PIBB erfolgte über Kooperationsverträge. Aus den Leitgedanken der integrierten psychiatrischen Versorgung der PIBB sollen mit dem Blick auf die Bildung multiprofessioneller Teams und deren Aufgabenstellung folgende Aspekte herausgestellt werden:

- Realisierung eines komplexen Therapiekonzepts mit medizinisch-pharmakologischen, methodenübergreifend-integrativen psychotherapeutischen, sozialen und pflegerischen Interventionen sowie ergänzenden Therapiemaßnahmen
- Koordinierte Vernetzung der Therapeuten im Gemeindepsychiatrischen Verbund
- Konzentration auf die Situation und Belange schwer psychisch Kranker
- Beziehung als entscheidender Wirkfaktor und Bezugstherapeuten als zentrales Steuerungsmoment
- Patientenorientierung versus Institutionsorientierung
- Partizipative Entscheidungsfindung und Orientierung auf die Ressourcen des Patienten und seines Umfeldes
(Näheres zu Leitbild und Organisation der PIBB unter www.pi-bb.de.)

Im Gegensatz zu institutionellen Teams »unter einem Dach« erfolgt die Leistungserbringung in diesem Konzept mit dezentral organisierten ambulanten Einzelakteuren, die sich patientenbezogen organisieren und u. a. in regelhaft regional stattfindenden »Anwenderkonferenzen« kontinuierlich abstimmen. Mit mehreren Kliniken wurden zudem Kooperationsverträge geschlossen, wodurch u. a. auch die Erbringung spezieller Psychoedukationsgruppen durch Kliniken für IV-Patienten ermöglicht werden. Der Einsatz der Akteure fußt durchgehend auf der Verordnung durch den behandelnden Nervenarzt/Psychiater in einer Praxis oder einem MVZ. Auch die immer freiwillige Einschreibung in die IV erfolgt ebendort.

Diese Konzeption einer ambulant zentrierten komplexen Versorgung durch Behandler, die sich im Kontext vereinbarter Abstimmungsprozesse als dezentral aufgestelltes Team verstehen, geht deutlich über die Möglichkeiten der Regelversorgung hinaus.

IV-vertraglich ist dies mit folgender Festlegung klar beschrieben: »In diesem IV-Vertrag begleitet ein multiprofessionelles Team den Patienten in seinen unterschiedlichen Krankheitsphasen. Dieses Casemanagement arbeitet mit den Leistungspartnern und der Krankenkasse eng zusammen. Zentrum des Casemanagements ist die als Leitstelle fungierende Facharztpraxis bzw. gegebenenfalls das MVZ. Von hier aus wird die notwendige und angemessene Versorgung für den Patienten koordiniert. Die häusliche psychiatrische Krankenpflege gewährleistet u. a. die ständige Rufbereitschaft gegenüber dem Patienten (24-Stunden-Hotline).«

Diese starke Teamorientierung und die Übernahme der Koordinationsfunktion beinhalten für niedergelassene Nervenärzte/Psychiater einen Paradigmenwechsel. Wie dies in Konzeption und tatsächlicher Umsetzung beispielhaft ermöglicht wurde, erklärt sich in Bezug zu den in Tabelle 1 (S. 105) aufgeführten Merkmalen der allgemeinen Entwicklung im SGB V-Bereich aus der speziellen Berliner (später auch Brandenburger) Situation.

Ausgangslage

Eine fehlende Ressourcenzuweisung, völlig unzureichende ambulante Behandlungsstrukturen und ernste Versorgungsprobleme kennzeichneten um die Jahrtausendwende – trotz in vielen Bereichen erfolgreicher Psychiatrie-Enquete – insbesondere die Versorgung Schwerkranker (»people with severe mental illness«) gerade im ambulanten Bereich. Vernachlässigt und aufgerieben in einer Konkurrenzsituation zwischen einer rasant wachsenden technisch-apparativen Medizin, einem (wieder) anwachsenden stationär-psychiatrischen und einem stationär-psychosomatischen Bereich sowie einer immer breiter werdenden psychotherapeutischen Versorgung weiter Bevölkerungsschichten fanden sich sozialpsychiatrische ausgerichtete Praxen mit dem Schwerpunkt der Behandlung psychisch schwer Erkrankter in existenzbedrohender Defensive. Diese Not war im Jahr 2003 Ausgangspunkt für 34 Psychiatrie-Akteure, um den sektoren- und berufsgruppenübergreifenden »Verein für Psychiatrie und seelische Gesundheit in Berlin« (vpsg) zu gründen. Die Gründung erfolgte mit dem identitätsstiftenden Ziel, die psychiatrische Versorgung vor allem im ambulanten Bereich zu verbessern. Psychiatrie wurde und wird dabei immer als »Psychotherapie in Aktion« (nach Karl Peter Kisker) verstanden.

Dass der Verein sektorübergreifend und multiprofessionell organisiert werden sollte, war von Beginn an ein Grundprinzip wie auch die Öffnung für den trialogischen Austausch. Die Kooperation mit Betroffenen- und Angehörigenverbänden und Aktivitäten zur Aufklärung und Entstigmatisierung psychisch Kranker sind Ziele des Vereins in der Satzung und in der Praxis. Unter den heute über 250 Mitgliedern des vpsg finden sich ca. 120 niedergelassene Psychiater, 15 leitende Kliniker, ca. zwanzig Psychologen sowie Sozialarbeiter, Ergotherapeuten, Soziotherapeuten und ca. vierzig psychosoziale Trägervereine und Pflegedienste, die zahlreiche Fachkräfte in die IV-Strukturen einbringen.

Die 2004 neu geschaffenen SGB V-Paragrafen 140f zur Integrierten Versorgung ermöglichten dann für Berliner Psychiater/Nervenärzte und mit ihnen viele weitere Leistungserbringer den Aufbruch in eine neue Versorgungsorganisation, in der die Kooperation der ambulanten und ergänzend auch stationären Akteure entscheidende Komponenten waren. Unter dem Motto »IV ohne Fremdkapital« (in Abgrenzung zu seinerzeitigen Finanzkonstruktionen mit Beteiligung z.B. der Industrie oder anderer Finanzinvestoren) formierte sich der gemeinnützige vpsg in wenigen Jahren als ideelle Basisorganisation für alle Akteure in der IV. Der erste IV-Vertrag mit der DAK (heute DAK-Gesundheit) wurde bereits im Dezember 2006 geschlossen. Zwei Jahre später nach Ausdehnung der IV auf weitere Krankenkassen und auf das Land Brandenburg wurde dann vom damaligen vpsg-Vorstand und ergänzt durch Vertreter des stationären und psychosozialen Bereichs die PIBB GmbH – Psychiatrie Initiative Berlin Brandenburg gegründet, welche seither als die verträgeführende Managementgesellschaft fungiert. Alle IV-Akteure sind Mitglied im vpsg; die Leistungserbringung in der IV erfolgt auf Basis von Kooperationsvereinbarungen mit der PIBB. Mittlerweile ist auf diesem Hintergrund ein differenziertes und umfangreiches psychiatrisches Versorgungsnetz in Berlin und Brandenburg entstanden.

Multiprofessionelles Team und ambulante Komplexbehandlung

Teambildung, Teamarbeit und ambulante Komplexbehandlung kommen im SGB V und dem Einheitlichen Bewertungsmaßstab (EBM, Vergütungssystem der ambulanten ärztlichen Versorgung in Deutschland) nicht vor. Diese zu organisieren, ermöglichen Selektivverträge und insbesondere Verträge zur Integrierten Versorgung. Dies macht auch Definitionen erforderlich: Als gemeinsame Basiskriterien ambulanter psychiatrischer Komplexbehandlung können die Durchführung einer fachärztlichen Diagnostik, Therapie inkl. entsprechender Verordnungen und Koordination sowie generell die intensivierte und koordinierte Zusammenarbeit aller Akteure in einem multiprofessionelles Team angesehen werden, dem Psychotherapeuten, psychiatrische Fachpfleger, Soziotherapeuten und Ergotherapeuten, möglichst auch weitere Therapeuten aus dem kreativ- und körpertherapeutischen Bereich wie auch zumindest kooperierend Allgemeinmediziner angehören. Für alle Patienten sind bei einer ambulanten Komplexbehandlung einheitliche Behandlungspfade mit festen Zeitrahmen und in der Regel auch festen Leistungskontingenten verbindlich. In unterschiedlichem Maße wird auch der Einbezug der Selbsthilfe von Betroffenen und Angehörigen praktiziert.

Wichtig ist, die Allokation der Ressourcen grundsätzlich nach dem Grad der Beeinträchtigung und Teilhabeeinschränkung zu versorgender Patientengruppen zu bemessen und des Weiteren auch nach Maßgabe der Inklusionsvorgaben und der Realisierungsmöglichkeiten der Behandlung im Lebensumfeld des Patienten zu priorisieren.

Synchronisierung der Strukturen tut not; Wettbewerb und ambulante Parallelstrukturen in diesem Basisversorgungsbereich sind nicht von wirklichem Nutzen. Wünschenswert und auch von der PIBB in ersten Ansätzen realisiert ist für die Berliner Situation die Kooperation mit dem IV-Versorgungsnetz des von der Techniker Krankenkasse führend abgeschlossenen NwpG-IV-Vertrags (in Berlin mit der Pinel-Gesellschaft). Zukunftsaufgabe bleibt der Brückenschlag zu den klinikzentrierten Leistungen und Versorgungsmöglichkeiten der PIA; auch hier sollten die möglichen Synergien stärker ins Auge gefasst werden.

Herausforderung: Kommunikation im Team

Für das multiprofessionelle Team im PIBB-Versorgungsnetz gilt die kollegiale, vertrauensbildende Kommunikation unter den Leistungserbringern als eine Voraussetzung, die letztlich eine Vernetzung und Integration der unterschiedlichen Angebote ermöglicht. Rivalisierendes Besserwissen erscheint nachdrücklich kontraproduktiv; das klingt selbstverständlicher als es im Alltag zunächst ist. Bekanntermaßen finden sich Konkurrenzen zwischen dem stationären und dem ambulanten Bereich wie auch teils offene, teils versteckte Rivalitäten der verschiedenen Berufsgruppen im Team. Durch den persönlichen Austausch in den Einzelbesprechungen wie in den Anwenderkonferenzen und weiteren Vernetzungstreffen wird jedoch sukzessive wie regelhaft ein Vertrauensaufbau und eine wechselseitige Wertschätzung induziert. Gerade die unterschiedlichen Blickwinkel, bspw. aus pflegerischer und psychotherapeutischer oder soziotherapeutischer und psychiatrischer Perspektive, führen zu einer vollständigeren Wahrnehmung des Patienten und machen eine abgestimmte Therapieplanung möglich. Direktive Vorgaben seitens des Psychiaters zum Beispiel bei der Medikation oder der Rehaplanung stellen im Gegensatz zu Befürchtungen der Anfangsphase kein relevantes Problem dar.

Neben der geschilderten persönlichen Vertrauensbasis kommt der Nutzung der Informationstechnologie eine ganz besondere Schrittmacherfunktion bei der Team-, vor allem aber der weiteren Netzbildung zu. In der IV der PIBB kommunizieren die Leistungserbringer untereinander wie auch mit den Krankenkassen mittlerweile völlig papierlos; Verordnungen, Leistungsdokumentationen und Abrechnungen aller IV-Leistungen erfolgen über die webbasierte Plattform PIBBnet.

Von der PIBB werden seit dem Start in 2006 mehrere Verträge umgesetzt, die zusammengefasst alle im SGB V-Bereich für psychiatrische Patienten möglichen Hilfen und damit auch Leistungserbringer umfassen.

An indikationsbezogenen IV-Verträgen mit der DAK-Gesundheit und den BKK, wie der BKK VBU, zur verbesserten ambulanten Versorgung psychisch Schwerkranker mithilfe ambulanter Komplexbehandlung (Soziotherapie, häusliche psychiatrische Krankenpflege, Psychoedukation) nehmen aktuell ca. 600 Patienten teil, zurückliegend insgesamt über 2000 Patienten. Als Aufnahmekriterien für IV gelten Diagnose und Schweregrad der Erkrankung. Ziel der Einschreibung ist die ambulante Stabilisierung, gegebenenfalls die Krisenintervention, die Rezidivprophylaxe und damit natürlich die Klinikvermeidung. Einschreibungsfähige Diagnosen sind:

- Psychotische Erkrankungen
- Depressive und manische Affektstörungen
- Demenzerkrankungen
- Psychosomatische Erkrankungen
- Suchterkrankungen als Komorbidität
- Angst- und Zwangserkrankungen
- Persönlichkeitsstörung

Die Schwere der Erkrankung ist zu dokumentieren entsprechend der GAF-Skala und des CGI. Nur bei GAF-Werten unter 50 und einem CGI-Wert von 5 (= deutlich krank) und aufwärts kann die Einschreibung erfolgen. Diese Regelung ergänzend wird die Einschreibung bei BKK-VBU-Patienten seitens des Versorgungsmanagements der Krankenkasse, die interne Selektionskriterien anwenden, vorgeschlagen; praktisch wird den Versicherten von der BKK VBU ein Termin zur IV-Einschreibung bei einem PIBB-Psychiater vermittelt, der allerdings die Indikation noch bestätigen muss.

Die Anfangsphase dieses IV-Vertrags (bis 2011) wurde – entsprechend gesetzlichen Auflagen – evaluiert vom Institut für Gesundheitsökonomie, Sozialmedizin und Epidemiologie der Charité (FISCHER u. a. 2014). Eine der zentralen Aussagen der Evaluation lautet: »Die gesundheitsökonomische Auswertung zeigt, dass das evaluierte IV-Modell insgesamt ein ökonomisch sinnvolles Modell ist, mit dem eine signifikante Reduktion stationärer Behandlungskosten erreicht werden konnte. Die ursprüngliche Erwartung, dass die Gesamtkosten unter IV niedriger sind als vor IV, konnte nicht bestätigt werden, da die Einsparungseffekte infolge der Verringerung der stationären Behandlungskosten durch Mehrausgaben in anderen Bereichen (u. a. Ausgaben für Medikamente im ambulanten Bereich sowie Modellfinanzierung) kompensiert wurden. Allerdings trat unter IV auch über einen längeren Zeitraum keine Kostensteigerung ein.« (FISCHER u. a. 2014, S. 94)

Der populationsorientierte Vertrag zur psychiatrischen Versorgung mit der AOK Nordost, in den vom behandelnden Psychiater alle psychisch erkrankten Patienten eingeschrieben werden können, verfolgt bei divergenter Einschreibe- und Honorierungsmodalität ein analoges Ziel wie das indikationsbezogene IV-Modell. Der Vertrag läuft seit Dezember 2011 und zählt am 1.5.2016 über 2400 eingeschriebene Patienten. Das integrierte Versorgungsprogramm zielt zudem akzentuiert auf eine ganzheitliche Behandlung der Patienten, die Einbeziehung somatischer Komorbiditäten, die Vermeidung von Polymedikation und im Bedarfsfall den schnellen Einsatz aufsuchender Hilfen. Der Facharzt übernimmt hier für die Patienten eine Lotsenfunktion im Gesundheitssystem (gegebenenfalls auch hinsichtlich somatischer Behandlungen). Zwischen Fach- und Hausarzt erfolgt eine enge Kooperation. Auch in diesem Vertrag werden die psychiatrische häusliche Krankenpflege und die Soziotherapie über die Eingrenzungen der Regelversorgung hinweg eingesetzt. Hinsichtlich der Behandlung durch das Team unterscheidet der Vertrag sich nicht vom indikationsbezogenen Vertrag. Wichtig allerdings ist eine andere Honorierungsdynamik. Während in den indikationsbezogenen Verträgen alle Leistungserbringer direkt nach Leistungserbringung eine leistungsbezogene Vergütung erhalten, die für die niedergelassenen Psychiater insbesondere auch die Team- und Koordinationstätigkeit einbezieht, erfolgt die Honorierung im populationsbezogenen Vertrag mit der AOK zunächst im Kontext der Regelleistungsvergütung. Erst nachträglich kann aufgrund einer (nun auch im dritten Jahr erfolgten) beträchtlichen

Effizienzzahlung eine Zusatzhonorierung der Leistungserbringer für IV-spezifische Teamleistungen erfolgen. Diese nachträgliche Honorierung enthält auch P4P-Elemente, d. h. im Sinne eines Pay for Performance-Vergütungsmodells werden Anreize für intensivierte Mitarbeit in den Team- und Netzstrukturen gesetzt. Es ist anzumerken, dass seitens der DAK zurückliegend ein jährlicher, zusätzlicher Bonus ausgezahlt wird, da die eingeschriebenen IV-Patienten weniger als 30 Prozent an Krankenhaustagen benötigten als eine morbiditätsadjustierte Vergleichsgruppe der DAK-Versicherten.

Team und Qualitätsmanagement

Derzeit nehmen ca. 70 Psychiater/Nervenärzte aus Praxen und MVZ sowie ca. vierzig Soziotherapeuten (zumeist angestellt bei psychosozialen Trägern), zehn Pflegedienste sowie mehrere Ergotherapeuten und Psychotherapeuten an den Verträgen teil. Psychoedukationsgruppen werden im Kontext der IV in fünf kooperierenden Kliniken angeboten.

Die regionalen (drei- bis viermal jährlich) und zentralen (ein- bis zweimal jährlich) Anwenderkonferenzen aller an der IV aktiv Beteiligten werden begleitet durch das PIBB-Qualitätsmanagement (Vertreter verschiedener Berufsgruppen, auch Regionen; unterstützt durch externes Qualitätsmanagement aus der Charité). Die Treffen werden ergänzt durch Klausurtagungen. In den zusätzlich, regional in unterschiedlicher Frequenz stattfindenden »Fachpsychiatrischen Arbeitskreisen« kommen niedergelassene Psychiater, Klinikvertreter, interessierte Psychotherapeuten und Hausärzte, Vertreter der Krisendienste und Sozialpsychiatrischen Dienste zusammen, in denen sowohl exemplarisch Einzelfälle als auch strukturelle Versorgungsfragen erörtert werden.

Es ist gewiss auch ein perspektivisch gutes Zeichen, dass das Versorgungsnetz der PIBB-Psychiatrie Initiative Berlin Brandenburg mit seinen Teamvorgaben, seinen Strukturen und Prozessen auch die von Krankenkassen und Kassenärztlicher Bundesvereinigung vereinbarten Kriterien als Ärztenetz nach § 87b SGB V erfüllt. Am 26. Juni 2014 erfolgte die Zertifizierung der PIBB als bundesweit im Bereich der Psychiatrie bislang einziges Ärztenetz nach § 87b SGB V durch die KV Berlin (HOFFMANN u. a. 2016).

Neues Aufgabenprofil in der Niederlassung

Zusammenfassend zeichnet sich für das Berufsfeld niedergelassener Psychiater (auch der Psychiater im MVZ) eine Änderung des Aufgabenprofils ab. Richtungweisend hierfür ist eine gesetzgeberisch gebahnte und selbstverständlicher werdende ambulante Komplexbehandlung psychisch Kranker durch unterschiedliche Berufsgruppen. Diese differenzialtherapeutische Öffnung hin zu Soziotherapie, Ergotherapie, psychiatrischer Fachpflege, zu verstärkter Psychotherapie und körperbezogenen Therapieansätzen entspricht den unterschiedlichen Bedarfen und therapeutischen Notwendigkeiten psychisch Kranker. Die Realisierung derartig komplexer Behandlung bedarf der Abstimmung mit ärztlich-psychiatrischen Therapieerfordernissen. So kommt der Übernahme von koordinativen Aufgaben und der Mitwirkung des Psychiaters in einem ambulanten multiprofessionellen Team eine entscheidende Rolle zu. Selbstverständlich ist die vertrauensvolle, vom Patienten idealtypischerweise selbst gewählte Beziehung zu »seinem«, oftmals jahrzehntelang begleitenden Psychiater auch weiterhin die entscheidende Basis der Psychiater-Tätigkeit. Aber wie die Forderung nach »Shared decision making« die Zweiersituation Patient – Psychiater zu verändern begonnen hat, so ist auch die im therapeutischen Team gemeinsam erfolgende Therapieplanung und ihre Realisierung ein Gebot moderner, rationaler psychiatrischer Versorgung. Im Interesse der Patienten kann es nicht um die Reduzierung ärztlich-psychiatrischen Know-hows aus den Behandlungskonzepten gehen; die ganzheitliche Wahrnehmung des Erkrankten macht die enge Teameinbindung des behandelnden und verordnungsrechtlich verantwortlichen Psychiaters bei Diagnosestellung und Therapie unverzichtbar. Die Spezialisierung des Berufsbilds vom auch neurologisch behandelnden Nervenarzt hin zum Facharzt für Psychiatrie und Psychotherapie bietet hierfür auch die geeignete Qualifikation. Dass das sich ändernde fachliche Tätigkeitsprofil nicht nur intellektuell und emotional, sondern auch ökonomisch reizvoll sein kann, belegen die Erfahrungen mit der geschilderten Integrierten Versorgung der PIBB. Nach dieser Erfahrung findet die in der Freiberuflichkeit des Niedergelassenen anzutreffende hohe Leistungsmotivation, sicher auch das Engagement des MVZ-Psychiaters in der kollegialen Vernetzung und der Teamorientierung ein attraktives neues Tätigkeitsfeld.

Literatur

FISCHER, F.; HOFFMANN, K.; MÖNTER, N.; BERGHÖFER, A. u. a. (2014): Kostenevaluation eines Modells der Integrierten Versorgung für schwer psychisch Kranke. Gesundheitswesen, 76 (2), S. 86–95.

HOFFMANN, K.; ERLER, A.; JÄGER, C.; WEISSFLOG, S. (2016): Die Initiative geht immer von niedergelassenen Ärzten aus. Deutsches Ärzteblatt, 113(6), A-220.

Kassenärztliche Bundesvereinigung (2015): Statistische Informationen aus dem Bundesarztregister. www.kbv.de/media/sp/2015_12_31.pdf (20.05.2016).

MACK, S.; JACOBI, F.; GERSCHLER, A. u.a. (2014): Self-reported utilization of mental health services in the adult German population – evidence for unmet needs? Results of the DEGS1-MentalHealth Module (DEGS1-MH). International Journal of Methods in Psychiatric Research, 23 (3), S. 289–303.

The Economist Intelligence Unit (2014): Mental health and Integration. http://mentalhealthintegration.com/#!/index (03.08.2016).

Sektorengrenzen überwinden – Integrierte Versorgung im Gemeindepsychiatrischen Verbund

Nils Greve, Thomas Floeth

» Ausgenommen einige schwere Psychosen, gibt es kaum eine wirkliche Indikation, die eine stationäre Behandlung erfordert. Ein solches ambulantes Netzwerk schafft nach dreißig Jahren erstmals Anreize, um die Kluft zwischen dem ambulanten und stationären Bereich, zwischen medizinischen und sozialen Profis, vielleicht auch zwischen Professionellen und Bürgerhelfern zum Nutzen des Patienten zu schließen. «
Klaus Dörner, im Rahmen einer Bundespressekonferenz zur öffentlichen Präsentation des NWpG-Vertrages

Verbundförmige Hilfen bei psychischen Erkrankungen

Während einerseits in der Fachwelt Einigkeit darüber besteht, dass Menschen mit schweren psychischen Erkrankungen lebensweltorientierte, individuell zugeschnittene, jederzeit niederschwellig erreichbare, verbundförmig vernetzte Hilfen wie aus einer Hand benötigen (DGPPN 2013), zerfällt die institutionelle Landschaft psychiatrischer Dienste und Einrichtungen nahezu überall in diverse »Sektoren«, die mehr oder weniger gut aufeinander abgestimmt arbeiten. Behandlung, Rehabilitation, Eingliederungshilfe, Arbeitsförderung und Pflege sind in verschiedenen Sozialgesetzbüchern geregelt, und innerhalb dieser Sparten gibt es meist zusätzlich scharfe Trennlinien zwischen ambulanten und (teil-)stationären Hilfen, ganz besonders im Bereich der Behandlung mit seinen getrennten »Sicherstellungsaufträgen« der Kassenärztlichen Vereinigungen und der Krankenhäuser. Diese sektorale Aufteilung der Leistungen besteht sowohl auf der Seite der Kostenträger als auch bei den Leistungserbringern – für jede Leistungsart haben sich jeweils eigene

Institutionen oder Abteilungen gebildet, mit eigenem Personal, eigenen Konzepten und Arbeitsregeln.
Während Kostenträger sich nur ausnahmsweise zu gemeinsamem Handeln zusammenfinden, haben sich Leistungserbringer in etlichen Regionen zu Leistungsverbünden zusammengeschlossen, etwa den »Sozialpsychiatrischen Verbünden« in Niedersachsen oder den »Gemeindepsychiatrischen Verbünden«, die sich in einer Bundesarbeitsgemeinschaft organisieren (BAG GPV, www.bag-gpv.de). Häufig kristallisieren sich solche Verbünde um Sozialpsychiatrische Dienste oder um Sozial- bzw. Gemeindepsychiatrische »Zentren« als strukturellen Kern (Übersicht in Heft 4/1015 der Sozialpsychiatrischen Informationen).
Der allen gemeinsame Grundgedanke ist eine mehr oder weniger verbindliche Kooperation mehrerer Anbieter mit einer von allen getragenen Funktion der in jedem Einzelfall »koordinierenden Bezugsperson«, die für Betroffene und Angehörige als Ankerperson und Lotse zur Verfügung steht und die jeweils erforderlichen Hilfen mit ihnen gemeinsam plant und im Sinne eines Fallmanagements fortlaufend koordiniert. In vielen Regionen tragen die Verbundmitglieder eine Hilfeplankonferenz, die zwar nicht über jeden Einzelfall, aber doch zumindest über solche mit trägerübergreifendem Hilfebedarf berät.
Solche Planungen schließen allerdings in der Regel nicht alle beteiligten Angebote ein. Mit dem Individuellen Behandlungs- und Rehabilitationsplan (IBRP) und seinen regionalen Varianten lassen sich beispielsweise Maßnahmen der Akutbehandlung oder der Psychotherapie nicht sinnvoll planen, niedergelassene Ärzte und Psychotherapeuten sind infolgedessen meist nicht in den Hilfeplankonferenzen vertreten.
Die Funktion der koordinierenden Bezugsperson ist im Bereich des SGB V nicht als Leistungsart kodifiziert und steht darum nur den Klienten der Eingliederungshilfe als Regelleistung zur Verfügung, in gewissem Maße auch bei Hilfen aus anderen Sozialgesetzbüchern.

Ein weißer Fleck auf der Landkarte: ambulante Komplexbehandlung

Neben der unzureichenden Vernetzung der Hilfen ist eine Lücke in der Landschaft der Angebote zu verzeichnen: Ambulante medizinische, psychotherapeutische und sozialtherapeutische Behandlung ist in den meisten Regionen unzureichend ausgestattet bzw. nicht auf die Bedürfnisse

von Menschen mit schweren psychischen Erkrankungen ausgerichtet. Viele Angebote stehen nur an Werktagen zu den üblichen Öffnungszeiten zur Verfügung, ärztliche und psychotherapeutische Behandlung sind in zunehmendem Maße nur mit langen Wartezeiten erreichbar, Soziotherapie und häusliche psychiatrische Krankenpflege fehlen – obwohl gesetzliche Pflichtleistungen – in vielen Regionen ganz.
Nachts und an Wochenend- und Feiertagen sind neben dem allgemeinärztlichen Notdienst der Kassenärztlichen Vereinigungen die Krankenhäuser nahezu überall die einzigen Anbieter sofortiger Hilfen, sodass es in akuten Krisensituationen vielfach zu Krankenhausaufnahmen kommt, die nicht erforderlich wären, wenn die ambulante Versorgung in der betreffenden Region leitliniengerecht ausgebaut wäre.
Eine Ertüchtigung des Sektors der ambulanten Behandlung, wie sie in der S3-Leitlinie »Psychosoziale Therapien bei schweren psychischen Störungen« (DGPPN 2013) unter Verweis auf hohe Evidenz aus internationalen Erfahrungen und ähnlich im funktionalen gemeindepsychiatrischen Modell von Steinhart und Wienberg dargestellt wird, könnte beide beschriebenen Versorgungslücken schließen: sowohl die jederzeitige Verfügbarkeit Halt gebender ambulanter Akutbehandlung als auch die verbundförmige Vernetzung aller im Einzelfall erforderlichen Hilfen im Sinne eines Casemanagements durch koordinierende Bezugspersonen.
Neben vielen anderen Projekten, die in diesem Buch beschrieben werden, haben sich Anbieter regionaler gemeindepsychiatrischer Hilfen – früher aus Kliniksicht als »komplementär« bezeichnet – des Mittels der Integrierten Versorgung (IV) gemäß § 140a SGB V bedient, um ihren Beitrag zu einer solchen ambulanten, bei Bedarf aufsuchenden Komplexbehandlung modellhaft zu implementieren. Im Folgenden sollen diese IV-Verträge zunächst beschrieben und im Anschluss bezüglich ihres Stellenwerts in der Versorgungslandschaft diskutiert werden.

Rechtlicher Rahmen

In den Rahmen des § 140a SGB V, der Verträge zur »Besonderen Versorgung« regelt, gehören auch Verträge der »Integrierten Versorgung« (IV), die eine fach- oder sektorenübergreifende Versorgung ermöglichen und verschiedene Leistungsanbieter miteinander vernetzen

sollen. Sie können auch innovative Leistungen jenseits der Regelversorgung enthalten. Vertragspartner der Krankenkassen können alle zugelassenen Leistungserbringer im Bereich des SGB V sein, auch deren Gemeinschaften sowie Träger von Einrichtungen (z. B. Managementgesellschaften), die mittels berechtigter Leistungserbringer Leistungen erbringen können.
Es handelt sich um Selektivverträge im dreifachen Sinne: Einzelne Kassen schließen sie mit einzelnen Leistungserbringern ab, und ihre Versicherten können nur teilnehmen, wenn sie eine schriftliche Teilnahmeerklärung abgegeben haben. Wegen dieser hohen Selektivität stellen IV-Verträge in der Regel keine flächendeckende, regelhafte Vollversorgung dar; dagegen eignen sie sich zur Erprobung innovativer, die traditionellen Strukturen übergreifender und ergänzender Versorgungsmodelle.

IV-Verträge in der Psychiatrie

Im Vergleich zu anderen Bereichen der Gesundheitsversorgung wurden relativ wenige Verträge der Integrierten Versorgung im Bereich Psychiatrie abgeschlossen. Die meisten dieser Abschlüsse sind eher regionale Angebote oder solche für eine eng gefasste Klientel (NOLTING, HACKMANN 2012; STEINHART, WIENBERG, KOCH 2014). Ohne Anspruch auf Vollständigkeit oder Bewertung von Qualität seien hier einige Verträge genannt.
Zum einen wurden frühzeitig Verträge von Klinikseite initiiert, in denen Spezialangebote gezielt verfolgt werden konnten. So realisierte etwa das UKE in Hamburg eine spezifische Versorgung für Patienten mit Psychosediagnosen (F2), die durch ein spezielles Team sowohl stationär oder teilstationär als auch ambulant, gegebenenfalls zu Hause behandelt werden können.
Daneben gibt es auch Verträge, in deren Mittelpunkt fachärztliche Praxen stehen. Sie ermöglichen beispielsweise einzelnen Fachärzten oder auch Facharztnetzen, Leistungen wie psychiatrische Fachkrankenpflege oder Soziotherapie über den Rahmen der Regelversorgung hinaus zu verordnen. In Form und Umsetzung unterscheiden sich diese Verträge untereinander im Grad der Vernetzung der Leistungserbringer. In einer besonders stark vernetzten Form werden solche Verträge in Berlin und

Brandenburg durch die Psychiatrieinitiative Berlin-Brandenburg (PIBB) umgesetzt (s. S. 100 ff.).

Netzwerk psychische Gesundheit

Ein weiterer Vertragstyp, der im Mittelpunkt der folgenden Betrachtung stehen soll, wurde unter dem Titel »NetzWerk psychische Gesundheit« (NWpG) von der Techniker Krankenkasse (TK) in Zusammenarbeit mit mehreren gemeindepsychiatrischen Trägern entwickelt und wird mittlerweile in vielen Regionen Deutschlands angeboten.

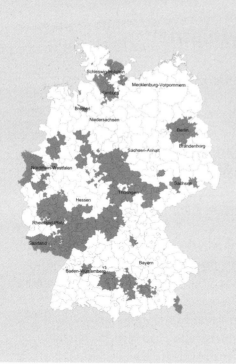

ABBILDUNG 1 Versorgungsgebiete NetzWerk psychische Gesundheit (NWpG)

Bei diesem Vertrag liegt der Fokus auf der Alltagswelt des Klienten, die vertraglichen Leistungen werden primär durch gemeindepsychiatrisch vernetzte Leistungserbringer erbracht. Die Angebote im Rahmen dieses

Vertrags basieren auf einer individuell bedürfnisorientierten Hilfeplanung mit dem Ziel einer Vernetzung der in der Lebenswelt des Versicherten vorhandenen Unterstützungsmöglichkeiten. Die Behandlung durch multiprofessionelle Teams findet in unterschiedlichen Settings statt, zu Hause beim Klienten, in Büros der Teams oder auch an öffentlichen Orten. Niedergelassene Fachärzte sowie zuständige psychiatrische Kliniken werden ebenso einbezogen wie nicht psychiatrische Hilfesysteme.

Der NWpG-Vertrag wurde ab 2007 in Gemeinschaftsarbeit der TK mit den drei gemeindepsychiatrischen Trägern GAPSY (Bremen), Brücke Schleswig-Holstein (Kiel) und Pinel (Berlin) unter dem Dach des Dachverbands Gemeindespsychiatrie entwickelt. Ziel ist eine Ertüchtigung der ambulanten Behandlung durch intensive Vernetzung und ergänzende Module, um Krankenhausbehandlungen zu vermeiden oder zu verkürzen, bei denen die Klinik lediglich als Lückenbüßer für fehlende oder nicht verfügbare ambulante Versorgungsstrukturen fungiert.

Zentrale Konzeptelemente waren von Anbeginn an eine möglichst lebensfeldnahe Versorgung, eine 24/7-Logik, alternative Krisenräumlichkeiten und eine gemeindepsychiatrische Orientierung in der Steuerung und der Leistungserbringung mit regionaler Vernetzung aller individuell erforderlichen Hilfen. Als Finanzierungsweg wurden Jahres-Kopfpauschalen gewählt, deren Höhe sich nach einer versicherungsmathematisch berechneten Krankheitslast richtete. Die Intention der Klinikvermeidung wurde mit einer Bonus-Malus-Regelung untersetzt, einer fachlich sehr umstrittenen Regelung, die im Laufe der Zeit auch zunehmend abgeschwächt wurde und momentan ganz ausgesetzt ist.

Pinel in Berlin unterzeichnete als erster Leistungserbringer Anfang 2009 den Vertrag und begann im September 2009 mit der Versorgung. Im Laufe der kommenden Jahre kamen zehn weitere Vertragsnehmer hinzu: abitato (Schleswig-Holstein; Hamburg), Awolysis (Bayern; zunächst München, Augsburg, Nürnberg), AGEMA (Süd-Niedersachsen, Nordhessen), GAPSY (Land Bremen), PTV Sachsen (Raum Dresden und Leipzig), GpG NRW (derzeit rund die Hälfte von NRW), eva-stuttgart e.V. (Raum Stuttgart); Versa (Rhein-Main-Region), Caritas Darmstadt (Raum Darmstadt) und Ivita (Rheinland-Pfalz, Mittelrhein, Saarland). Mit seinen deutlich über 13.500 eingeschriebenen Versicherten dürfte NWpG der zahlenmäßig größte IV-Vertrag im Bereich Psychiatrie sein.

Der hinter dem Vertrag stehende grundsätzliche Ansatz sowie der Vertrag selbst waren von Anfang an für interessierte Kassen offen. So sind dem NWpG bundesweit die KKH Kaufmännische Krankenkasse sowie regional die AOK Rheinland Hamburg, die AOK Bayern und die DAK beigetreten. Ein sehr ähnlicher Vertrag wurde mit der GWQ Service plus AG, einer Managementgesellschaft von 16 Betriebskrankenkassen und mehr als fünfzig weiteren Kassen als Kunden, unter dem Namen »Seelische Gesundheit leben« (SeGel) umgesetzt.

Praktische Umsetzung: Berlin

In Berlin sind aktuell mehr als 2000 Versicherte in die IV-Verträge NWpG und SeGel eingeschrieben, davon 1900 im NWpG-Vertrag. Die Versorgung findet wohnortnah in den Stadtbezirken statt, für die zwölf Bezirke Berlins sind, wie Abbildung 2 (S. 123) aufzeigt, zehn Teams zuständig. Netzwerk Pinel ist der Vertragsnehmer für das Land Berlin und stellt sicher, dass die Leistungserbringung in allen Teams einem einheitlichen Konzept folgt. Fünf Teams werden durch Netzwerk Pinel selbst gestellt, vier weitere durch gemeindepsychiatrische Träger der Region (Team 6 bis 9) und einer durch den Klinikträger Charité (Team 10).
Alle Teams sind multiprofessionell besetzt. In ihnen sind psychiatrische Fachkrankenpflege, Soziotherapie, Psychotherapie, Psychologie, Sozialarbeit und vergleichbare Fachkompetenzen vertreten. Alle Teams sind angehalten, auch Menschen mit Psychiatrieerfahrung zu integrieren. Beim Netzwerk Pinel sind in jedem Team zwei Psychiatrieerfahrene mit einer Zusatzausbildung nach dem EX-IN-Konzept als Mitarbeiter beschäftigt. Alle Teammitglieder durchlaufen einen speziell für unsere Fragestellung entwickelten berufsbegleitenden Fortbildungskurs zum Thema »Systemische Netzwerkarbeit/Offener Dialog« unter der Leitung von Volkmar Aderhold mit acht zweitägigen Seminaren. Durch die mittlerweile sieben Schulungen wurden etwa 200 Mitarbeiter geschult (ADERHOLD, BORST 2016).
Die Versicherten werden von ihren Krankenkassen über den IV-Vertrag informiert. Wenn sie daraufhin Interesse bekunden, findet zunächst ein Vorgespräch in den Räumen ihres bezirklich zuständigen Leistungserbringers statt. Zu diesem Gespräch sind Angehörige oder Freunde des Versicherten überaus willkommen und werden auch häufiger mitgebracht.

ABBILDUNG 2 Teams und deren Zuständigkeit in den Bezirken, Fallzahlen
(Zahlen in Klammern: Fallzahlen je Team)

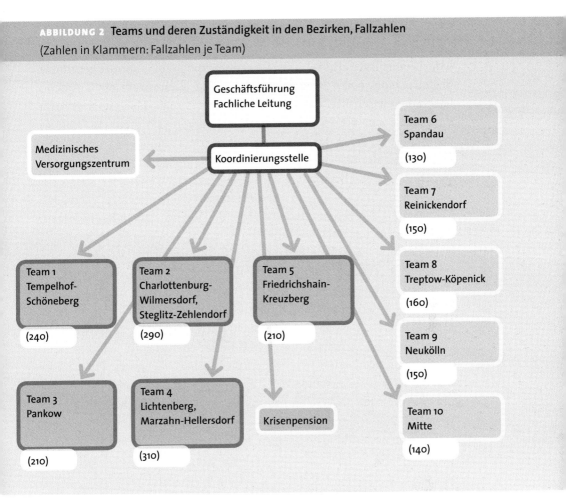

Sollte sich der Versicherte zu einer Teilnahme entscheiden, wird im Rahmen einer »Begrüßungsphase« ein Status erhoben. Neben der Krankheitsgeschichte geht es insbesondere um Krisenerfahrungen und um das soziale Netzwerk, das im Rahmen einer Krise wirksam wird oder jedenfalls wirksam sein könnte. Häufig wird eine Netzwerkkarte erstellt, fast immer ein Krisenplan, in dem präventiv über Strategien und Behandlungswege für den Fall erneuter Krisen nachgedacht wird. In dieser Phase sowie in den meisten Krisenphasen wird häufig das Instrument systemisch orientierter Netzwerkgespräche mit allen für das Thema relevanten Personen genutzt. Solche Gespräche haben nach langjährigen Erfahrungen beeindruckende ermutigende Wirkung auf alle Beteiligten, besonders auf den Klienten, der im Übrigen selbst den Kreis der Teilnehmer bestimmt.

Jeder Teilnehmer erhält in der Begrüßungsphase eine ihm zugeordnete Begleitperson, einen Bezugsbegleiter, meist auch direkt ein Tandem. Die weiteren Schritte, die diese Bezugsbegleiter veranlassen, sind dann individuell sehr unterschiedlich und orientieren sich möglichst nah an den Bedarfen, die in der Begrüßungsphase deutlich geworden sind. Die Aufgabe der Bezugsbegleitung ist zunächst Fallmanagement im Sinne der Vermittlung zwischen dem Bedarf des Versicherten und den – möglichst alltagsweltlichen – Angeboten seiner Umgebung. In der Regel wird auch Kontakt mit den behandelnden Ärzten des Versicherten aufgenommen, die bereits bei der Einschreibung des Klienten über den IV-Vertrag und seine fachlich inhaltliche Bedeutung informiert worden waren.

Im weiteren Verlauf bedeutet die Begleitung für den einen Versicherten, dass man Kontakte in monatlichen Abständen vereinbart, für eine andere, dass sie eine wöchentliche Gruppe besucht, für einen Dritten in einer aktuellen Krise, dass er täglich besucht wird. Begleitung zu schwierigen Gesprächen bei Ämtern oder Ärzten findet ebenso statt wie die Suche nach einem geeigneten Psychotherapieangebot. Netzwerk Pinel bietet parallel etwa zehn verschiedene Gruppengespräche an, von Entspannung über Burnout-Prophylaxe und Recovery bis zu künstlerischer Gestaltung, wobei der Fokus darauf liegt, Versicherte mit anderen, alltagsnahen Angeboten in Verbindung zu bringen. Im Krisenfall steht dem Versicherten nicht nur sein Bezugsbegleiter zur Verfügung, sondern auch eine rund um die Uhr besetzte Hotline. Im Rahmen des Pinel-Verbundes haben Versicherte wie Mitarbeiter zudem die Möglichkeit, beim Pinel-MVZ gegebenenfalls einen ärztlichen Rat einholen zu können oder im Notfall auch einmal einen kurzfristigen Termin zu erhalten.

Neben den ambulanten Teams hält Netzwerk Pinel auch eine außerhäusliche Wohnmöglichkeit vor, die »Krisenpension«. Hier besteht die Möglichkeit für insgesamt zehn Personen in einer Krise, in der die eigene Wohnung vielleicht zu eng geworden ist, kurzfristig für wenige Tage oder auch Wochen einen Unterschlupf zu finden. Auch ist diese Krisenpension ein Anlaufpunkt für ehemalige Gäste, die manchmal für wenige Minuten, für einen Kaffee oder ein Gespräch vorbeikommen. Die Krisenpension ist an 365 Tagen im Jahr 24 Stunden geöffnet, tagsüber sind mindestens zwei Personen im Dienst, nachts mindestens eine. Von der Nutzung her hat die Krisenpension etwa 2000 Übernachtungen im Jahr, zusätzliche

Gäste benutzen die Krisenpension durchschnittlich drei Stunden am Tag. Von besonderem Wert ist die Niedrigschwelligkeit des Angebots, wie Besucher immer wieder betonen. Anders als bei einer stationären Aufnahme ist der Zugang ebenso wie der Abgang viel leichter möglich. So können Rückkehrmöglichkeiten in die eigene Wohnung oder den Arbeitsplatz vorsichtig ausprobiert und schrittweise gegebenenfalls begleitet realisiert werden. Während des Aufenthalts in der Krisenpension finden regelmäßig Netzwerkgespräche statt sowie Zielplanungen über den weiteren Verbleib in der Pension (VOGELSANG 2010).

Praktische Umsetzung: Nordrhein-Westfalen

Dreizehn gemeindepsychiatrische Träger in Nordrhein-Westfalen folgten den Beispielen aus Norddeutschland und gründeten im Januar 2011 die »Gesellschaft für psychische Gesundheit in Nordrhein-Westfalen« (GpG NRW, www.gpg-nrw.de) mit dem Ziel, den NWpG-Vertrag und ähnliche Verträge in NRW umzusetzen. Mittlerweile erreichen die 37 Leistungspartner in ihren Regionen etwa die Hälfte der Bevölkerung des Bundeslandes, 22 von ihnen sind Gesellschafter der GpG NRW. Mehr als 3000 Versicherte der TK, der KKH und der AOK Rheinland/Hamburg sowie – über die Verträge ViaMente und SeGel – der pronova BKK und einiger Mitgliedskassen der GWQ erhalten Leistungen der Integrierten Versorgung.
Zu den Leistungspartnern der GpG NRW gehören sieben Krankenhausträger, die sich mit multiprofessionellen Teams an der Erbringung der gesamten Vertragsleistungen beteiligen, in der Regel gemeinsam mit einem oder mehreren gemeindepsychiatrischen Vereinen. Weitere Kliniken beteiligen sich mit ärztlichen Vertragsleistungen. Rund achtzig niedergelassene Fachärzte sind ebenfalls Vertragspartner. Damit engagiert sich die GpG NRW in besonderem Maße für die Zusammenführung aller regionalen Behandler.
Eine weitere Besonderheit besteht darin, dass die meisten Vertragspartner die Leistungen der IV-Verträge in engem Verbund mit anderen Hilfen erbringen, häufig in Teams, die daneben für ambulante Eingliederungshilfe (Betreutes Wohnen) zuständig sind. Das ist zunächst dadurch bedingt, dass die Teilnehmerzahlen in vielen Regionen klein sind, sodass die

Aufstellung eigener Mitarbeiterteams gar nicht möglich wäre; es bietet aber den Vorteil, dass die Zusammenführung der Behandlungsleistungen der Integrierten Versorgung mit Hilfen aus anderen SGB-Bereichen in geeigneten Einzelfällen begünstigt wird.

In allen Regionen wurden telefonische Hotlines, Rufbereitschaften für aufsuchende Krisenintervention und Krisenwohnungen eingerichtet, die jederzeit verfügbar sind. Wir machen die Erfahrung, dass es für die IV-Teilnehmer eine große Beruhigung und Entlastung bedeutet, zu wissen, dass sie notfalls zu jeder Zeit auf Teams zurückgreifen können, die sie kennen und die ihnen weiterhelfen; die tatsächliche Inanspruchnahme der Krisendienste, insbesondere der Krisenwohnungen, ist dagegen relativ gering.

Bundesarbeitsgemeinschaft Integrierte Versorgung

Im Jahr 2010 gründeten diejenigen Mitglieder des Dachverbands Gemeindepsychiatrie, die in ihren Regionen den NWpG-Vertrag der Techniker Krankenkasse sowie gegebenenfalls weitere Verträge umsetzen, eine »Bundesarbeitsgemeinschaft Integrierte Versorgung« (BAG IV) als eigenen Fachausschuss im Dachverband. Mitglieder dieser BAG sind 38 Leistungserbringer und Managementgesellschaften, die ihre Leistungen in zehn Bundesländern anbieten, in den meisten Flächenstaaten allerdings bisher nicht flächendeckend (Bremen, Niedersachsen, Schleswig-Holstein, Hamburg, Sachsen, Berlin, Hessen, Baden-Württemberg, Bayern und Nordrhein-Westfalen). Der BAG sind auch Managementgesellschaften und Leistungserbringer beigetreten, die andere IV-Verträge als das NWpG umsetzen.

Die BAG verfügt über einen »Sprecherkreis«, dem die Geschäftsführer der zwölf am NWpG beteiligten Managementgesellschaften angehören; seine Aufgabe ist die Weiterentwicklung der IV-Verträge als Verhandlungspartner der beteiligten Krankenkassen. Eine kürzlich ins Leben gerufene »Arbeitsgruppe Qualität« ist mit der Weiterentwicklung der Maßnahmen der Qualitätssicherung und -entwicklung und der Qualifizierung der in der IV tätigen Mitarbeiter befasst.

Zwischenergebnisse aus den Evaluationsstudien

Die NWpG-Verträge werden parallel durch zwei BMG-geförderte multizentrische Studien evaluiert, von denen allerdings bisher nur einige Zwischenberichte mit vorläufigen Einzelergebnissen vorliegen. Sie deuten darauf hin, dass durch die NWpG-Leistungen Krankenhaustage deutlich reduziert werden, das AQUA-Institut (STEGBAUER u. a. 2014; KLEINE-BUDDE 2016) nennt folgende Zahlen: durchschnittlich 22,10 Tage im Jahr vor der Aufnahme in den Vertrag und in den ersten beiden Jahren nach Vertragsbeginn 7,23 Tage bzw. 7,38 Tage.
Allerdings liegen nach internen Erhebungen der teilnehmenden Krankenkassen die gesamten Behandlungskosten einschließlich der NWpG-Vergütungen über denen einer Vergleichsgruppe ohne NWpG-Teilnahme. Neben methodischen Fragen bezüglich des matched pairing könnte dieser Befund vor allem darauf zurückzuführen sein, dass die bisherigen Teilnahmekriterien zu einem erheblichen Maße auch Personen mit geringerem Schweregrad der psychischen Erkrankung zulassen, bei denen eine nennenswerte Reduktion der Krankenhauskosten ohnehin nicht zu erwarten wäre.
Zwischen dem Dachverband Gemeindepsychiatrie bzw. seiner Bundesarbeitsgemeinschaft Integrierte Versorgung (BAG IV) und den teilnehmenden Krankenkassen wird darum im Laufe des Jahres 2016 eine Nachsteuerung der Teilnahmekriterien vereinbart. Eine im Jahr 2010 erfolgte Öffnung des Vertrags für einen breiten Personenkreis mit allgemeinpsychiatrischen Diagnosen wird zurückgenommen, für eine Teilnahme sollen wieder – wie ursprünglich vorgesehen – gezielt Personen mit hohem Risiko weiterer Krankenhausaufnahmen gewonnen werden.
Parallel plant die BAG IV derzeit gemeinsam mit der Techniker Krankenkasse und etlichen weiteren Krankenkassen unter dem Arbeitstitel »Gemeindepsychiatrische Basistherapie« eine Weiterentwicklung des NWpG-Vertrags im Sinne der in der S3-Leitlinie »Psychosoziale Therapien bei schweren psychischen Störungen« empfohlenen »Systemintervention« (DGPPN 2013, S. 16 ff. und 35 ff.). Das Konzept orientiert sich an britischen, niederländischen und skandinavischen Vorbildern, die unter den Bezeichnungen »Community Mental Health Team/Center«, »Crisis Resolution Team«, »Assertive Community Treatment« (ACT), »Flexible

ACT«, »Need Adapted Treatment« beschrieben wurden und insgesamt über eine hohe Evidenzbasierung verfügen (DGPPN a. a. O.).
Der neue Vertrag, ein Modellvorhaben nach § 64 b SGB V, erfüllt wesentliche Mindeststandards des Funktionalen Basismodells gemeindepsychiatrischer Versorgung von Steinhart und Wienberg. Er wird zur Förderung durch den Innovationsfonds eingereicht, über den Antrag ist zum Zeitpunkt dieses Berichts noch nicht entschieden. Ziel ist die Etablierung dieser Systemintervention in der Regelversorgung.

Bewertung der bisherigen Erfahrungen

Die Verträge der Integrierten Versorgung gemäß § 140 a SGB V sehen zwingend eine Teilnahmeerklärung vor, also eine Einschreibung in die Verträge als Voraussetzung für die Inanspruchnahme von Vertragsleistungen. Einerseits stärkt diese Vertragsform die Rolle des Versicherten als eines Kunden mit Wahl- und Entscheidungsmöglichkeiten. In der konkreten Versorgung passt diese Struktur immerhin sehr gut zur Begleitung »auf Augenhöhe«, einer wesentlichen Grundlage unserer Arbeit.
Für schwer psychisch erkrankte Menschen kann das Einschreibeverfahren andererseits eine erhebliche Hürde bedeuten – die Zusendung eines Informationsfaltblatts ihrer Krankenkasse und die werbende Ansprache durch fremde Personen (Callcenter der Kasse oder Mitarbeiter bisher fremder regionaler Leistungserbringer) haben bisher viele von ihnen nicht veranlasst, sich einzuschreiben.
Infolgedessen und wegen der bereits erwähnten, bisher weit gefassten Teilnahmekriterien erreichen die NWpG-Verträge bisher einen Personenkreis, in dem Menschen mit schweren psychischen Erkrankungen in der Minderzahl sind. Durch die Änderung der Teilnahmekriterien und Einschreibverfahren soll dieser Bias zumindest deutlich abgeschwächt werden.
Kontrovers wird darüber hinaus die Bonus-Malus-Komponente der Verträge diskutiert. Einerseits ist hiervon naheliegenderweise eine Steuerungswirkung auf die Anstrengungen der Leistungserbringer zu erwarten, eine tatsächlich Halt gebende Behandlung anzubieten, die wo immer möglich Krankenhausbehandlung ersetzt. Andererseits haben die teilnehmenden Patienten ein Recht auf freie Wahl ihrer Behandlungseinrichtungen, das

ihnen gerade in hoch vulnerablen Krisensituationen nicht aus finanziellen Interessen ihrer Behandler eingeschränkt werden darf.
In der Praxis der in der BAG IV zusammenarbeitenden Leistungserbringer lagen die Bonuszahlungen übrigens in der Regel über den Malus-Beträgen. Eine interne Erhebung für das Jahr 2013 unter allen beteiligten Regionen ergab, dass lediglich 9,15 Prozent der Teilnehmer ein- oder mehrmals wegen einer psychischen Störung im Krankenhaus behandelt wurden.
Erfahrungsberichte aus den NWpG-Regionen deuten darauf hin, dass die Zusammenarbeit der Integrierten Versorgung mit anderen Behandlungseinrichtungen überall dort gelungen ist, wo niedergelassene Ärzte und Kliniken bzw. Klinikabteilungen auch in Eigenregie Leistungen im Rahmen der IV erbringen. Hinsichtlich der Vernetzung mit Leistungen aus anderen Sozialgesetzbüchern, insbesondere der Eingliederungshilfe, sind die Erfahrungen uneinheitlich, in erster Linie darum, weil die IV-Verträge ja ausschließlich Behandlungsleistungen umfassen und keinerlei Anreize für Kooperationen darüber hinaus bieten.
Daraus kann vorläufig der Schluss gezogen werden, dass die IV-Verträge einerseits – innerhalb des SGB V – ein Modell verbindlicher Vernetzung mit vertraglichen, vergütungsbewehrten Regeln darstellen, andererseits aber die Kooperationsbeziehungen im gesamten regionalen Gemeindepsychiatrischen Verbund tendenziell außer Acht lassen.
Ein übergreifendes fallbezogenes Assessment im regionalen Kontext verbunden mit einer sektor- und gegebenenfalls sozialgesetzbuchübergreifenden Steuerung für diejenigen schwer psychisch kranken Menschen, die diese Lotsenfunktion im Gemeindepsychiatrischen Verbund für sich nicht übernehmen können, könnte die oben beschriebene Situation deutlich verbessern.

Zur Zukunft des Hometreatments

Der inzwischen häufig gebrauchte Begriff des Hometreatments leidet unter mehreren definitorischen Unschärfen. Im internationalen Sprachgebrauch umfasst »Treatment« ja ein deutlich breiteres Leistungsspektrum als der Terminus »Behandlung« des deutschen Sozialrechts: Hilfen der Rehabilitation im weitesten Sinne sind in der Regel mit gemeint.

Ein weiterer Schritt der Einengung des Hometreatmentbegriffs ist dadurch entstanden, dass ihn in Deutschland zuerst einige Krankenhäuser für Pilotprojekte aufsuchender Akutbehandlung als Alternative zur stationären Aufnahme verwandten. Präziser ist hierfür der Terminus »stationsersetzendes Hometreatment«.

In diesem Sinne ist wohl auch die Ankündigung des Bundesgesundheitsministeriums (BMG 2016) zu verstehen, dass den Fachkliniken und Fachabteilungen mit der zukünftigen Finanzierungssystematik die Möglichkeit zum Hometreatment eröffnet werden solle. Diese Öffnung für eine flexiblere Gestaltung des Settings intensiver Akutbehandlung stellt unter gemeindepsychiatrischen Gesichtspunkten zweifellos einen Fortschritt dar; sie wird den Krankenhäusern eine Teilnahme an regionalen Versorgungsnetzen erleichtern und vielen Patienten eine – womöglich zwangsweise – Herausnahme aus der vertrauten Umgebung ersparen.

Allerdings können die Kliniken dieses Hometreatment jeweils nur für die Dauer der Krankenhausbehandlungsbedürftigkeit anbieten. Gerade Menschen mit schweren, potenziell langjährig verlaufenden Erkrankungen benötigen aber eine personell konstante Begleitung und werden durch häufige Beziehungsabbrüche zurückgeworfen. Es bietet sich daher an, die hoffentlich neu entstehenden Hometreatmentangebote der Kliniken mit gemeindepsychiatrischen Hilfen der Behandlung oder Rehabilitation zusammenzuführen, bis hin zu gemeinsam getragenen, aus unterschiedlichen Finanzierungen gespeisten Angeboten. In solche Angebote sind die niedergelassenen Ärzte als meist ebenfalls langjährige Beziehungspartner sowie gegebenenfalls Psychotherapeuten nach Möglichkeit einzubeziehen.

In den Regionen mit Behandlungsangeboten der Integrierten Versorgung und der gemeindepsychiatrischen Therapie aus dem Antrag an den Innovationsfonds – sofern bewilligt – kann solche Zusammenarbeit in den kommenden Jahren modellhaft erprobt werden.

Literatur

ADERHOLD, V.; BORST, U. (2016): »Stimmenhören lernen«. Qualifizierung für systemisches Arbeiten in der psychiatrischen Grundversorgung. Familiendynamik 41 (1), S. 34–43.

Bundesministerium für Gesundheit (BMG) (2016): Eckpunkte zur Weiterentwicklung des Psych-Entgeltsystems, vorgelegt von: Herrn Bundesminister Hermann Gröhe (MdB), Stellvertretender Vorsitzender der Fraktion der CDU/CSU im Deutschen Bundestag Herrn Dr. Georg Nüßlein (MdB), Stellvertretender Vorsitzender der Fraktion der SPD im Deutschen Bundestag Herrn Prof Dr. Karl Lauterbach (MdB), Gesundheitspolitische Sprecherin der Fraktion der CDU/CSU im Deutschen Bundestag Frau Maria Michalk (MdB) und Gesundheitspolitische Sprecherin der Fraktion der SPD im Deutschen Bundestag Frau Hilde Mattheis (MdB). Stand: 18.02.2016

Deutsche Gesellschaft für Psychiatrie, Psychotherapie und Nervenheilkunde (DGPPN) (Hg.) (2013): S3-Leitlinie Psychosoziale Therapien bei schweren psychischen Erkrankungen. S3-Praxisleitlinien in Psychiatrie und Psychotherapie. Berlin, Heidelberg: Springer.

KLEINE-BUDDE, K. (2016): Welche Strukturen und Prozesse sind wichtig für ein gutes Patientenoutcome in vernetzter Versorgung? Quantitative Ergebnisse. www.aqua-institut.de/aqua/upload/CONTENT/Projekte/eval_forsch/03_2016-03-16_Kleine-Budde_quantitativ.pdf (4.7.2016).

NOLTING, H.-D.; HACKMANN, T. (2012): Bestandsaufnahme von komplexen lokalen, regionalen und überregionalen sektorübergreifenden Modellprojekten zur Versorgung von Menschen mit psychischen Erkrankungen. Abschlussbericht, öffentliche Fassung. Berlin: IGES Institut.

STEGBAUER, C.; KLEINE-BUDDE, K.; BESTMANN, B.; SZECSENYI, J.; BRAMESFELD, A. (2014): Strukturen und Prozesse für eine effektive vernetzte Versorgung in der Psychiatrie: ein Forschungsprojekt. Public Health Forum 22 (82): 36.e1–3.

STEINHART, I.; WIENBERG, G.; KOCH, C. (2014): Krankenhausersetzende psychiatrische Behandlung in Deutschland. Praxismodelle, Standards und Finanzierung. G+G Wissenschaft, 14 (4), S. 15–26

VOGELSANG, T. (2010): Von der Krisenpension zum Home Treatment und zurück. In: FAULBAUM-DECKE, W.; ZECHERT,C. (Hg): Ambulant statt stationär. Psychiatrische Behandlung durch Integrierte Versorgung. Köln: Psychiatrie Verlag, S. 96–105.

Genesungsbegleiter und ihre Wirkung in der ambulanten Psychiatrie

Gyöngyvér Sielaff, Reiner Ott, Thomas Bock

» Wir selbst müssen die Veränderung sein, die wir in der Welt sehen wollen. «
Mahatma Gandhi

Mit dem Trialog ist eine neue, längst überfällige Gesprächskultur zwischen Erfahrenen, Angehörigen und Professionellen entstanden. Das erste Psychoseseminar 1989 schuf den Rahmen dafür, die herkömmliche Rollenverteilung in der Psychiatrie aufzulösen. Experten aus Erfahrung und Miterfahrung begegnen seitdem deutschlandweit in verschiedensten trialogischen Formaten Experten durch Ausbildung und Beruf. Alle drei Seiten ringen dabei um Verständnis für die auf den ersten Blick »fremde« Perspektive des jeweils anderen – und das »herrschaftsfrei«. Das waren 1989 ein Novum und eine Herausforderung für die Psychiatrie. Die trialogische Idee inspirierte besonders die ambulante Psychiatrie dazu, innovative Behandlungskonzepte »auf Augenhöhe« zu entwickeln und zu erproben. Dadurch kommt eine zunehmende Subjektorientierung zum Ausdruck, durch die der Mensch seine seelische Genesung und Gesundheit zunehmend in das Zentrum der gemeindepsychiatrischen Aktivitäten rückt. Die UN-Behindertenrechtskonvention formuliert schließlich mit bestechender Klarheit die Grundrechte psychisch erkrankter Menschen sowie die Anforderungen an die Unterstützungssysteme und die Standards für gesellschaftliche Teilhabe.

Auch die systembezogenen Empfehlungen der S3-Leitlinie »Psychosoziale Therapien bei schweren psychischen Erkrankungen«, die Netzwerkidee der Integrierten Versorgung und das Funktionale Basismodell für die gemeindepsychiatrische Versorgung sind Ausdruck dieses konstruktiven Entwicklungsprozesses. In diesem Modell bekommt die Expertise psychisch erkrankter Menschen neben der erlebten Krise mehr Raum, wird als wichtiges Erfahrungswissen betrachtet und in das Hilfesystem einbezogen. Manches an den Zukunftskonzepten ist noch weit von der Umsetzung entfernt. Die Einbeziehung von Krisenerfahrenen durch

Peerarbeit und Genesungsbegleitung ist jedoch in vielen Regionen bereits Realität (s. auch S. 150 ff.).

Internationale Evidenz zur Peerarbeit

Tabelle 1, S. 134/135, gibt eine Übersicht zu internationalen Reviews und Metaanalysen zur Wirksamkeit von Peerarbeit für Menschen mit schweren psychischen Erkrankungen in der psychiatrischen Praxis. Diese Übersicht basiert auf einer Zusammenstellung von MAHLKE u. a. 2015. Es liegen demnach zahlreiche Befunde vor, die auf eine positive Wirkung der Peerarbeit für Nutzer hindeuten (s. auch MAHLKE u. a. 2014). Es liegen auch Befunde für positive Wirkungen auf Peers und Mitarbeiter vor. Negative Effekte auf Nutzer werden generell nicht berichtet.
Überwiegend wird empfohlen, die Peerarbeit auszubauen, z. T. mit Hinweisen, was bei der Implementierung besonders zu beachten ist. Obwohl zahlreiche RCT-Studien vorliegen, wird der Evidenzgrad allerdings derzeit noch als niedrig bis moderat eingestuft. Insgesamt kann die Einbeziehung von Peerarbeit in die Regelversorgung von Menschen mit schweren psychischen Erkrankungen in das Funktionale Basismodell (s. S. 22 ff.) also auch vor dem Hintergrund der vorliegenden empirischen Evidenz als begründet gelten.

Entwicklungslinien

Das Anliegen, Psychiatrieerfahrene in die Versorgung von Menschen in Krisen und in die Ausbildung von Mitarbeitern in der Psychiatrie einzubeziehen, trägt der Annahme Rechnung, dass jedes Wissen seinen Anfang in Erfahrungen hat. Darauf baut alles Weitere auf. Patienten als Erfahrene zu betrachten, sie als Experten nicht nur in eigener Sache, sondern auch als hilfreich für andere anzusehen, hat im deutschsprachigen Raum seit der Entwicklung trialogischer Formen der Zusammenarbeit Tradition. Mit der Experienced Involvement-Bewegung (EX-IN) setzt sich die wissenschaftlich vielfach belegte Erkenntnis durch, dass subjektive Konzepte, Einstellungen und Bewertungen sowie die individuellen Bewältigungsstrategien für Genesung und Recovery wertvoll und wichtig

TABELLE 1 Übersicht internationale Reviews und Metaanalysen zur Wirksamkeit von

Publikation	Methode	Zeitraum / Studien
Repper, Carter 2011	inklusive Literaturreview	1995 bis 2010 20 Studien: qualitative und quantitative Methoden
Doughty, Tse 2011	inklusive Literaturreview; NHMRC-System	1980 bis 2008 27 Studien: 17 RCT, 3 quasi-randomisiert, 7 Vergleichsstudien
Walker, Bryant 2013	Literaturreview mit Metasynthese; STARLIGHT-Format	1990 bis 2010 20 qualitative Studien (z.B. Interviews, Fokusgruppen)
Pitt u.a. 2013	Systematisches Review mit Metaanalyse: Cochrane Collaboration; CONSORT	1979 bis 2011 11 RCT (n = 2796)
Mahlke u.a. 2014	Narratives Review der aktuellen Literatur	2012 bis 2013
Lloyd Evans u.a. 2014	Systematisches Review mit Metaanalyse; Evidenzlevel nach GRADE	bis 2013 18 RCT (n = 5597)
Chinman u.a. 2014	Literaturreview; 3 Evidenzlevel nach AEB	1995 bis 2012 11 RCT, 6 quasi-experimentelle, 3 Korrelationsstudien

Abkürzungen NHMRC: National Health and Medical Research Council, Canberra, Australia; AEB: »Assessing th arbeit

Ergebnisse summarisch; Evidenzlevel; Empfehlung

Positive Effekte für Nutzer: reduzierte Hospitalisierung, größere Hoffnung, höhere Recovery, Empowerment, höheres Selbstbewusstsein; geringere Psychopathologie, verbesserte Selbstwirksamkeit, verbessertes Selbstmanagement, verbesserte soziale Inklusion, größeres soziales Netzwerk
Effekte für Peers: höhere Recovery, höheres Selbstbewusstsein, größere soziale Netzwerke, mehr Arbeitsmöglichkeiten
Stigmatisierung / Diskriminierung durch andere Mitarbeiter
Keine negativen Effekte für Nutzer
Empfehlung: Ausbau von Peerarbeit

Positive Effekte für Nutzer: höhere Behandlungszufriedenheit, höhere Recovery, Empowerment, höheres Selbstbewusstsein, verbesserte Selbstwirksamkeit, soziale Inklusion, größeres soziales Netzwerk
Partizipative Forschung: Peers als Rater oder Interviewer erhielten häufiger auch negative und kritische Antworten
Keine negativen Effekte für Nutzer
Empfehlung: Ausbau von Peerarbeit

Positive Effekte für Nutzer: Rollenvorbilder, stärkere Hoffnung, Motivation, größeres soziales Netzwerk, bessere, schnellere vertrauensvolle therapeutische Beziehung zu Peers
Effekte für Peers: höhere Zufriedenheit, höhere Recovery, Selbstbewusstsein, Wohlbefinden, größeres soziales Netzwerk; niedrige Bezahlung und Stigmatisierung / Diskriminierung
Effekte für andere Mitarbeiter: mehr Empathie und Recoveryorientierung, Konkurrenzängste
Keine negativen Effekte für Nutzer
Empfehlung von Peerarbeit mit klarer Rolle, Training und Supervision

Positive signifikante Effekte für Nutzer: weniger Notaufnahmen, mehr gedeckte Bedürfnisse
Keine negativen Effekte für Nutzer
Niedrig-moderate Evidenz
Empfehlung: gründliche Vorbereitung bei Implementierung von Peerarbeit

Unbedingt empfohlen zur stärkeren Recoveryorientierung, Zwangsreduktion und Enstigmatisierung in der psychiatrischen Versorgung
Keine negativen Effekte für Nutzer
Empfehlung von Peerarbeit mit klarer peerspezifischer Rolle, Ausbildung und Vorbereitung in Institutionen

Positive, signifikante Effekte: weniger stationäre Tage/Notaufnahmen und spätere Aufnahmen; Symptomreduktion, verbesserte Lebensqualität, größere Hoffnung, Empowerment und Recovery
Keine negativen Effekte für Nutzer
Niedrige Evidenz
Nicht ausreichend für Empfehlung

Positive, inkonsistente Effekte: höhere Adhärenz, weniger stationäre Tage/Notaufnahmen und spätere Aufnahmen; Symptomreduktion, stärkere Aktivierung, höheres soziales Funktionsniveau, größere Hoffnung, Selbstbestimmung und Recovery
Keine negativen Effekte für Nutzer
Moderate Evidenz
Empfehlung von Peerarbeit und deren Finanzierung

Evidence Base«, Serie in »Psychiatric Services«; RCT: Randomized Controled Trial (vgl. MAHLKE u.a. 2015) sind und somit Basis aller weiteren Interventionen sein sollten. Außerdem wird deutlich, dass die Erfahrung einer psychischen Erkrankung für die betroffene Person nicht nur Leid und Verzweiflung bedeutet, sondern auch zu einer besonderen Sensibilität und einem vertieften Verständnis menschlicher Entwicklungen mit ihren Chancen und Risiken beitragen kann. Dies kann in anderen, überindividuellen Kontexten hilfreich und nützlich sein: im persönlichen Austausch, in Selbsthilfegruppen und eben auch in bezahlter psychosozialer Arbeit.

In Hamburger EX-IN-Projekten, ursprünglich von 2005 bis 2007 ein Pilotprojekt der Europäischen Union, werden seit zehn Jahren die Erfahrungen und Erkenntnisse von Psychiatrieerfahrenen in den Mittelpunkt gestellt (SIELAFF 2016a). Um Menschen, die eine schwere psychische Krise durchlebt haben, als Dozenten oder Mitarbeiter für psychosoziale Dienste zu qualifizieren, wurden Curricula, Lehrmaterialien sowie Lehr- und Lernstrategien entwickelt.

Nachdem das EU-Projekt beendet war und bereits die ersten Pilotkurse in Hamburg und Bremen durchgeführt wurden, war die Resonanz auf das EX-IN-Programm überraschend stark und die Nachfrage nach EX-IN-Ausbildungen so groß, dass entsprechende Angebote schon bald über die Grenzen Hamburgs und Bremens hinaus verbreitet werden konnten.

Um die Verbreitung von EX-IN in Deutschland, der Schweiz und Österreich zu fördern und vermehrt Kurse anbieten zu können, die auch die Besonderheiten der jeweiligen Regionen berücksichtigen, wurden Kurse zur Ausbildung von Ausbildern entwickelt und umgesetzt.

In der Train the Trainer-Ausbildung werden die Philosophie, die Modulinhalte und die Methodik von EX-IN-Kursen vermittelt. Zudem wird das Kursmaterial zur Verfügung gestellt und Unterstützung bei der Planung und Organisation von EX-IN-Kursen in der jeweiligen Region angeboten.

Die so in zehn Jahren gesammelten Erfahrungen werden jetzt auch für die Angehörigenfortbildung genutzt. In Hamburg starteten 2015 der zehnte EX-IN-Kurs und der erste EX-IN-Kurs für Angehörige (SIELAFF 2015).

Partizipation

Entscheidend für den Erfolg und Nutzen von Peerarbeit ist der Einsatz von Peers entsprechend ihren besonderen Fähigkeiten und nicht als Lückenbüßer oder Aushilfskräfte. Eine Arbeitsgruppe von EX-IN Deutschland e. V. beschäftigt sich mit Qualitätsstandards für den Einsatz von Genesungsbegleitern in psychiatrischen Diensten und Einrichtungen. Dabei ist ein Ziel, mehr Stellenbeschreibungen zu entwickeln, in denen die Besonderheit der Peerarbeit zum Ausdruck kommt und die es Arbeitgebern ermöglichen, sich ein klares Bild von den Möglichkeiten und Kompetenzen von Erfahrungsexperten zu machen und sie entsprechend ihren Qualitäten einzusetzen. Bei den Qualitätsstandards geht es auch darum, die organisatorischen Bedingungen sicherzustellen, damit Peerarbeit ihre Potenziale voll entfalten kann. Hierzu gehört, dass mindestens zwei Genesungsbegleiter in einem Betrieb beschäftigt werden, um den Fokus bei der Innovation nicht nur auf eine Person zu richten. Zudem ist wichtig, dass Erfahrungsexperten eine eigene Supervision erhalten, um zu ermöglichen, dass die Eigenständigkeit des Ansatzes auch erhalten bleibt. Gerade wenn sie neu in eine Einrichtung kommen und ihre Peeridentität nicht auch strukturell unterstützt wird, können Erfahrungsexperten sich oft nur schwer gegenüber den bereits vorhandenen Berufsgruppen behaupten und übernehmen tradierte Rollen, Haltungen und Methoden.

Psychiatrie im Spannungsfeld

Die Psychiatrie befindet sich im Wandel. Dieser Wandel ist gekennzeichnet durch Umbrüche und Unsicherheiten infolge knapper werdender materieller Ressourcen sowie steigender Dokumentations- und Legitimationszwänge. Zugleich stellen Paradigmen wie Empowerment, Recovery und Trialog ein überkommenes medizinisches Verständnis von psychischen Erkrankungen ebenso infrage, wie die mangelnde Einbeziehung der Erfahrungen und individuellen Genesungsstrategien der Betroffenen. Auf der einen Seite steht das Bild der Psychiatrie in der Öffentlichkeit, das immer noch geprägt ist von Machtausübung und Fremdbestimmung. Auf der anderen Seite gibt es eine stärker werdende

Emanzipationsbewegung von Psychiatrieerfahrenen, die Partizipation, Inklusion und gleichberechtigte Kooperation einfordert. Die Weiterentwicklung der Psychiatrie ist deshalb unvermeidbar ambivalent. Eine Seite der Medaille ist ohne die andere nicht zu haben und mit dieser grundsätzlichen Ambivalenz fortlaufend selbstreflektierend umzugehen, sie auszuhalten, auszubalancieren und einen konstruktiven Umgang damit zu finden, ist eine wichtige Aufgabe aller Beteiligten. Vor diesem Hintergrund hat sich die EX-IN-Bewegung entwickelt, sie ist aus der Psychiatrielandschaft nicht mehr wegzudenken.

Peerarbeit als Symbol und Instrument der Veränderung

Der Einsatz von Peers ist zu einem Symbol und einem Instrument der Veränderung in der psychiatrischen Praxis geworden. Nicht nur durch die Tätigkeit der Genesungsbegleiter allein, sondern auch dadurch, dass sich Leitungskräfte und Mitarbeiter in Organisationen für den Peeransatz entscheiden, ihm Räume schaffen, in den Dialog treten und Weiterentwicklung suchen, eröffnen sich neue Perspektiven. Die Herausforderung, Neues zu wagen, bedeutet auch, Unsicherheit zu wollen, zumindest aber auszuhalten. Diese Unsicherheit, dieses Zurücktreten von Gewohntem und Bekanntem, schafft Raum für Begegnung und mehr Platz für diejenigen, die Unterstützung brauchen und suchen.
Mit dem Recoveryansatz, der ebenso wie die Peerarbeit auf Erfahrungswissen beruht, wächst parallel auch ein neues Verständnis von Genesung, das nicht mehr nur »Heilung«, sondern vor allem die *Lebenszufriedenheit* der Betroffenen zum Ziel hat. Recoveryorientierung, die in englischsprachigen Ländern längst zum offiziellen Leitprinzip der psychiatrischen Versorgung geworden ist, unterzieht die gewohnten Behandlungs- und Betreuungsmuster einer Überprüfung. Lebenszufriedenheit zu fördern erfordert andere Kompetenzen, als Symptome zu bekämpfen. Immer wieder neu anzuregen, das eigene Leben in die Hand zu nehmen, erfordert eine Grundhaltung von Hoffnung und die Bereitschaft, lebendig in Kontakt zu treten.
Für viele neue Behandlungsmodelle, die auch im deutschsprachigen Raum mehr und mehr umgesetzt werden, sind Genesungsbegleiter eine

wichtige Berufsgruppe, da ihre Grundsätze und Kompetenzen genau zu den Grundgedanken dieser Ansätze passen. Hierzu gehört die Behandlung zu Hause (Hometreatment), bei der Menschen auch in Krisen in ihrem sozialen Umfeld von Pflegekräften, Ärzten, Psychologen und anderen Berufsgruppen begleitet werden können. Hierzu gehören auch die skandinavischen Ansätze der bedürfnisangepassten Behandlung (Need Adapted Treatment) und des offenen Dialogs.

Das EX-IN-Konzept ist in einem europäischen Kontext entwickelt worden und für die Weiterentwicklung ist der internationale Kontext wichtig. Die Vernetzung der EX-IN-Organisationen in Österreich, der Schweiz und Deutschland hilft uns, voneinander zu lernen und von den Erfolgen der anderen zu profitieren. Die europäische Vernetzung ermöglicht es, EX-IN-Ausbildungen auch in Polen und Bulgarien anzubieten und weitere Länder zu interessieren. Die Ausbildung muss sich in den kommenden Jahren der sich weiterentwickelnden Praxis fortlaufend anpassen. Hierzu gehören Aufbaukurse zu den Schwerpunkten Genesungsbegleitung, Forschung, Öffentlichkeits- und Bildungsarbeit.

Die Ausbildung von Erfahrungsexperten lässt sich auch auf andere Hintergründe übertragen, beispielsweise auf Migration oder Armut. Es wird deutlich, dass der Bildungsgedanke eine enorme Kraft entfaltet. Die große Mehrheit der EX-IN-Teilnehmer berichtet, dass die Kurse nicht nur zu einer Qualifizierung für die Genesungsbegleitung führen, sondern auch ganz wesentlich zu Empowerment und Genesung selbst beitragen. Bildung, die dazu beiträgt, aus Erfahrung Wissen zu entwickeln, stärkt das Selbstvertrauen, erweitert Handlungsspielräume und unterstützt Betroffene darin, das eigene Leben selbst zu bestimmen. Die nach ähnlichen Prinzipien wie EX-IN arbeitenden Recoverycolleges setzen genau da an. Bildung für alle: Vom Abendkurs zu Empowerment und Infoworkshop über Nutzerrechte bis zum Kurs über Fürsprache werden Bildungsangebote allen zugänglich gemacht, die sich persönlich entwickeln oder sich selbstbewusster im Hilfesystem bewegen wollen.

Es gibt noch andere Bereiche, die weiterentwickelt werden müssen. Notwendig ist eine Berufsanerkennung für Genesungsbegleiter, ein klares und gerechtes Entlohnungssystem sowie klare und verbindliche Qualitätskriterien für Ausbildung und Praxis. Die Gründung von Dachorganisationen ist ein wichtiger Schritt. In Deutschland hat EX-IN Deutschland e.V. bereits Qualitätsstandards verabschiedet, die nun die Voraussetzung für die Anerkennung von EX-IN-Ausbildungskursen sind. Der Verein soll aber als Interessenvertretung auch die anderen Themen voranbringen. In den strukturell zersplitterten, unzureichend gesteuerten psychiatrischen Versorgungssystemen und im Spannungsfeld unterschiedlichster Interessenlagen ist es eine Herausforderung, eine neue Berufsgruppe mit einer neuen Dienstleistung zu etablieren. So lange dies noch nicht vollständig gelungen ist, bleiben Leitungskräfte, Kostenträger, engagierte Praktikerinnen, Psychiatrieplaner und Genesungsbegleiter aufgefordert, ihre Fantasie, ihre Spielräume und ihre Netzwerke zu nutzen, um der Weiterentwicklung von Peerarbeit eine Chance zu geben.

Engagierte Arbeit in der Psychiatrie ist komplex und oft belastend, auch für Genesungsbegleiter. Frisch nach dem erfolgreich beendeten EX-IN-Kurs, nach zwei Praktika und einer intensiven Auseinandersetzung mit individuellen Recoverykonzepten, machen sich viele auf den Weg, um als Peerbegleiter zu arbeiten. In vielen Übungen haben sie Kompetenzen verinnerlicht, um sich in verschiedene Perspektiven einfühlen zu können. In Hamburg werden seit zehn Jahren nach jedem Kurs ca. 50 Prozent der Teilnehmer als Peerbegleiter berufstätig – eine deutlich höhere Inklusionsrate als bei Einrichtungen der beruflichen Rehabilitation. Voller Zuversicht, Freude, Aufbruchstimmung, aber auch mit Bangen, Unsicherheit und Zweifel sehen sie einer Zukunft als Genesungsbegleiter entgegen. In den einstündigen Abschlussgesprächen der Ausbildung sprechen sie über ihre Pläne für ihre zukünftige Arbeit und über ihr Lampenfieber: »Jetzt wird es ernst!« Einer von ihnen ist Reiner Ott, der inzwischen mit einer Dreiviertelstelle in der ambulanten Sozialpsychiatrie als Peerbegleiter wirksam ist. Er beschreibt seine Erfahrung als Nutzer, später als Genesungsbegleiter und Peerkollege mit der Ambulanten Psychiatrie.

Persönliche Erfahrungen mit der Peerarbeit in der Ambulanten Sozialpsychiatrie
Reiner Ott

Ich bin 1968 geboren und hatte eine für mich sehr einschneidende Kindheit: Vater Alkoholiker, Mutter medikamentenabhängig. So war nie wirklich jemand für mich, meine Sorgen und Probleme ansprechbar. Kurz vor meinem 14. Geburtstag bin ich wegen anhaltenden Schulschwänzens in ein Kinder- und Jugendheim gekommen, wo ich trotz einiger Schwierigkeiten mit den dort wohnenden »Heimkollegen« meine Ausbildung zum Elektroinstallateur abschließen konnte. Dies war nie mein Traumberuf. Deswegen habe ich auch Zeit meines Lebens nicht mehr in diesem Beruf gearbeitet. Nach verschiedenen Arbeitsstellen und unterschiedlichen Beziehungen kam ich wegen einer Beziehung, und weil ich mich neu orientieren wollte, im Jahr 2000 nach Berlin. Als die Beziehung in die Brüche ging und ich auch beruflich nicht Fuß fassen konnte, fing meine »Drehtürkarriere« in der Psychiatrie an.

2004 bin ich das erste Mal nach einem Suizidversuch in der Psychiatrie auf einer geschlossenen Station mit Beschluss untergebracht worden. Daraufhin folgte eine vierjährige »Reise« durch verschiedene Berliner psychiatrische Kliniken. Bei einem dieser Aufenthalte wurde ich wegen fehlenden »Mitarbeitens« aus pädagogischen Gründen für 24 Stunden fixiert. Ich verweigerte eine Lithium- und EKG-Behandlung.

Als ich 2009 nach Hamburg kam, erfuhr ich das erste Mal von den Möglichkeiten der ambulanten Eingliederungshilfe und auch von der Existenz von Genesungsbegleitern. Von 2009 bis 2014 konnte ich selbst sehr sowohl von der ambulanten Eingliederungshilfe als auch von der dort beschäftigten Genesungsbegleiterin profitieren. Während am Anfang vornehmlich meine psychische Stabilisierung im Vordergrund stand, ging es im weiteren Verlauf um meine berufliche Rehabilitation. Ich besuchte diverse Gruppenangebote, womit ich meine sozialen Kompetenzen zunehmend ausbauen konnte. Wöchentlich hatte ich einen Termin bei meinem Sozialpädagogen, den ich mehr oder weniger regelmäßig wahrnahm. Bei diesen Terminen stand die Bewältigung von diversen Amtsgängen (Wohnungssicherung, Reha-Antrag, Privatinsolvenz) im Vordergrund. In den Gruppen lernte ich die oben erwähnte Genesungsbegleiterin kennen. Sie war für mich immer wieder ein Hoffnungsanker, sie zeigte mir, dass mein Leben eben nicht nur aus destruktiven und negativ behafteten Erlebnissen besteht, sondern dass ich bei all meinen psychischen und körperlichen Einschränkungen auch viele positive Ressourcen habe, diese nutzen kann und darf.

Im Laufe dieser Zeit hatte ich immer wieder psychische Einbrüche (z. B. nach Ablehnung eines Reha-Antrags – erst war ich zu gesund, danach war ich zu krank), bei denen mich die Genesungsbegleiterin immer wieder aufbauen und ermuntern konnte, weiter an meinem Genesungsweg und meiner beruflichen Zukunft zu arbeiten. Sie half mir sehr mit ihrer Art, meinen Blick auf positive Dinge und Erlebnisse zu lenken. Auch gab sie mir sehr eindrucksvoll zu verstehen, dass Rückfälle bei einer Genesung nichts Unnormales sind und Rückschritte dazugehören.

Ich kann mich noch gut an eine Situation erinnern, in der ich sehr niedergeschlagen und depressiv war und keinen Lebenssinn mehr sah. Zu diesem Zeitpunkt hatte ich auch wieder suizidale Gedanken und wollte mir in meiner Hoffnungslosigkeit das Leben nehmen. Meine Genesungsbegleiterin schaffte es, mir mit ihrem persönlichen Leidensweg und ihren eigenen Genesungsstrategien neue Hoffnung zu vermitteln und neue Wege aufzuzeigen.

Durch die Gemeinsamkeiten unseres Leidenswegs konnte sie mir die Sinnhaftigkeit des Lebens wieder zugänglich und sichtbar machen. Sie ermutigte mich, darüber nachzudenken, ob der berufliche Weg in Richtung Umschulung zum Speditionskaufmann, der bis zu diesem Zeitpunkt immer noch nicht bewilligt war, der richtige Weg für mich ist. Wir besprachen unterschiedliche Wege der beruflichen Rehabilitation und ob ich mir nicht andere Alternativen vorstellen könne. Da ich zu diesem Zeitpunkt schon ehrenamtlich in der Klientenvertretung aktiv war, ist in mir der Entschluss gewachsen, die Ausbildung zum Genesungsbegleiter anzustreben.

Nach dem Bewerbungsverfahren wurde ich in einen EX-IN-Kurs in Hamburg aufgenommen und widmete mich Themen wie Recovery, Empowerment und dem trialogischen Gedanken. Im Rahmen der Ausbildung absolvierte ich zwei Praktika, bei denen ich sehr schnell merkte, welche Bereicherung ich für die betreuten Menschen dort sein konnte. Gespräche entwickelten sich rasch, gingen schnell über den üblichen Small Talk hinaus und bekamen eine gewisse Tiefe. Die Menschen kamen von sich aus auf mich zu, trugen mir ihre Sorgen und Nöte vor. Oft bekam ich die Rückmeldung: »Bei Ihnen muss ich mich nicht erklären, Sie kennen das ja aus Ihrer Geschichte.« Nach zwei Semestern schloss ich die Ausbildung mit Zertifikat ab.

Heute arbeite ich nach kontinuierlicher Steigerung meiner Wochenarbeitszeit 29 Wochenstunden auf einer sozialversicherungspflichtigen Stelle als Genesungsbegleiter und kann anderen Betroffenen mit meiner Erfahrung und meinem Wissen zur Seite stehen.

Welche Bereicherung eine Genesungsbegleitung für die Genesung von psychisch betroffenen Menschen sein kann, darauf möchte ich im Folgenden eingehen. Als Beispiel dient ein Erlebnis, das ich in meiner Arbeit als Genesungsbegleiter in der Eingliederungshilfe erlebte.

Ein schwer depressiver Mensch wurde nach einem Suizidversuch und einem zweiwöchigen stationären Aufenthalt gegen seinen Willen aus der klinischen Psychiatrie entlassen. Er kam zu mir in die Sprechstunde und äußerte starke suizidale Gedanken und dass er keinen Sinn mehr im Leben sehen würde. Außerdem erzählte er, dass die Klinik ihn nicht weiterbehandeln möchte und eine Neuaufnahme nicht möglich sei. Wir sprachen über die Schwierigkeiten des Lebens und darüber, was ihn zu dem Suizidversuch geführt hatte. Dabei berichtete der Betroffene, dass ihm diese Frage während des zweiwöchigen stationären Aufenthalts kein einziges Mal gestellt worden sei. Es stellte sich heraus, dass es große Veränderungen im Leben des Betroffenen gab, die ihn sehr belasteten und dass er selbst auf diese Veränderungen keinerlei Einfluss nehmen konnte.

Das erzeugte in ihm ein Gefühl der Hilf- und Machtlosigkeit. Ich erzählte ihm in Stichworten einen Teil meines Leidensweges und wir stellten fest, dass wir viele Gemeinsamkeiten in unserem Erleben der Depression hatten. Bei mir musste der Betroffene sich nicht rechtfertigen, warum bei ihm gerade alles so schlecht war. Ich konnte sehr wohl nachfühlen, wie die Welt aktuell rund um ihn aussah. Im weiteren Gesprächsverlauf haben wir gemeinsam einen Plan erarbeitet, wie der Betroffene das anstehende Wochenende »überstehen« könnte, welche Wege er gehen könnte, wenn die suizidalen Gedanken stärker werden und wie er sich im Bedarfsfall Hilfe holen könnte, damit ihn die Klinik nicht wieder abweist (z. B. bei der Polizei melden, mit dem Hinweis auf die Suizidalität). Wir verabschiedeten uns mit dem sogenannten Suizidvertrag, mit Handschlag und Augenkontakt. In seinen Augen, die sehr verweint waren, war nach diesem Gespräch ein kleiner Hoffnungsschimmer zu sehen.

Am darauffolgenden Montag kam der Betroffene wie verabredet in die Begegnungsstätte und wir besprachen, wie es nun weitergehen könnte. Aktuell ist der Betroffene in der Eingliederungshilfe und als Krisenintervention haben wir die Integrierte Versorgung mit der aufsuchenden Hilfe im multiprofessionellen Team (Fachkraft mit Genesungsbegleiter) organisiert. Der Betroffene hatte zwar immer wieder suizidale Gedanken, ist aber seitdem nicht mehr in der Klinik gewesen und sein Genesungsweg geht stetig bergauf. Neulich sprach ich mal wieder mit ihm und seine Rückmeldung war: Die verständnisvolle Art und Weise, mit der ich ihm als Genesungsbegleiter begegnet bin, habe ihm sehr viel Kraft gegeben. Dass ich ihm mittels meines Passbildes gezeigt habe, wie schlecht ich als Selbstbetroffener in meiner tiefsten Krise ausgesehen habe und er den Vergleich zu heute gesehen hat, habe ihm sehr viel Hoffnung und Kraft gegeben, sein Leben wieder selbstständig in den Griff zu bekommen.

Ein großer Vorteil der Einbindung von Genesungsbegleitern ist ihre Sichtweise in Richtung Salutogenese. Ich musste in meiner »Drehtürkarriere« vielfach erleben, wie im stationären Hilfesystem zunehmend auf die Einschränkungen und Symptome geschaut wurde und weniger auf die Ressourcen und darauf, welche »Baustellen« des Betroffenen noch von Bedeutung sind, wie z. B. soziale, finanzielle und ähnliche Probleme. Außerdem denke ich, dass Genesungsbegleiter, die ihren Recoveryweg schon beschritten haben, das Empowerment von Betroffenen stark fördern können. Indem ich beispielsweise das Foto in meinem Personalausweis zeige, können andere Betroffene sehen, wie ich nach meiner heftigsten Krise 2008 ausgesehen habe und im direkten Vergleich, wie ich heute aussehe: äußerlich um viele Jahre »verjüngt«. Durch meine Erzählungen, wie ich und andere Betroffene ihren Genesungsweg mit allen Höhen, Tiefen und Rückschlägen beschritten haben,

> schöpfen die Betroffenen Hoffnung. Ein Klient sagte zu mir: »Herr Ott, wenn Sie das geschafft haben, bin ich jetzt sehr optimistisch, das auch hinzubekommen.«
> Einen weiteren Vorteil von Genesungsbegleitern sehe ich darin, dass sie selbst durch ein tiefes Tal gewandert und daraus wieder aufgetaucht sind. Betroffene fühlen sich dadurch schneller verstanden. Das eigene Krisenerleben und die erprobten Bewältigungsstrategien machen Genesungsbegleiter glaubwürdiger für Menschen, die aktuell in einer tiefen Lebenskrise stehen. Durch die EX-IN-Ausbildung, das im Laufe des Kurses gemeinsam erarbeite »Wir-Wissen« und die Selbstreflexion des selbst Erlebten sind Genesungsbegleitung eine Bereicherung für das psychiatrische Hilfesystem.

Die Erfahrungen von Rainer Ott stehen stellvertretend für viele Genesungsbegleiter. Sie zeigen, dass beide Seiten profitieren. Die Betroffenen bekommen Hilfe auf Augenhöhe, die für sie sehr authentisch ist, und der Genesungsbegleiter erlebt seine eigenen Erfahrungen als etwas Sinnvolles, mit dem er anderen Menschen helfen kann.

Doppelte Peerarbeit – das Hamburger Modell

Auf der Basis des Trialogs ist es in Hamburg gelungen, Peerarbeit im doppelten Sinne zu etablieren – von Erfahrenen für Erfahrene und von Angehörigen für Angehörige. Im Rahmen des Forschungsprogramms Psychenet gelang es, diese doppelte Peerarbeit erstmalig in Deutschland flächendeckend zu etablieren. In allen psychiatrischen Kliniken Hamburgs wurden Peerteams aktiv. An der Schnittstelle von ambulanter und stationärer Versorgung wurden Menschen empfangen, die zwar Hilfe brauchten, dem etablierten Hilfesystem aber misstrauten. Andere wurden auf dem Weg von der Klinik in die eigene Umgebung begleitet (RUPPELT u. a. 2015).
Es gelang, dieses neue Angebot auf anspruchsvollem wissenschaftlichem Niveau zu evaluieren: die Angehörigen-Peerarbeit als Pilotprojekt (mit Vorher-Nachher-Erhebung inkl. Katamnese), die Peerarbeit für Betroffene sogar in einer randomisierten, kontrollierten Studie (Personen, die Peerarbeit in Anspruch nehmen wollten, wurden zufällig entweder der Interventionsgruppe oder der Warte-Kontrollgruppe zugewiesen). Die

Zusammenarbeit mit dem Genesungsbegleiter wurde individuell vereinbart, war (bedingt durch die Evaluation) regelhaft auf ein halbes Jahr begrenzt und umfasste in dieser Zeit durchschnittlich zwölf Kontakte, bei den Angehörigen deutlich weniger, mit breiter Streuung.

Mehr Selbstwirksamkeit durch Peerarbeit

Es gelang nicht nur, dass sich alle Kliniken beteiligten. Es gelang auch, die angestrebte Zielgruppe zu erreichen, also Menschen mit schwerer und potenziell andauernder psychischer Erkrankung, vor allem mit Psychose-, depressiver bzw. bipolarer und Borderline-Erfahrung (F20–29, F31/32, F6), die sonst (z. B. bei Psychotherapie) häufig noch benachteiligt sind. Die Schwere der Erkrankung wurde mit der Global Assessment of Functioning Scale (GAF, Mw 48,1) und der Clinical Global Impression Scale (CGI, Mw 4,9) erfasst.

Die Zufriedenheit aller Nutzer (Betroffene und Angehörige) mit dem neuen Angebot war enorm hoch, deutlich höher als bei üblichen Psychotherapiestudien. Fragen, ob das Angebot den Wünschen entsprach und bewirkt habe, was es sollte oder ob man wiederkäme und es anderen empfehlen könnte, wurden meist mit hoher und höchster Zustimmung beantwortet. Bei Menschen mit eigener Krisenerfahrung bewirkt die Peerarbeit (im Vergleich zur randomisierten Kontrollgruppe) eine signifikante Steigerung der Selbstwirksamkeit, also des Selbstvertrauens in die eigenen Kräfte, sowie eine tendenzielle Verbesserung des sozialen Funktionsniveaus und der subjektiven Lebensqualität. Die Anzahl der Krankenhaustage ging tendenziell zurück, wobei aufgrund der großen Streuung eine deutlich größere Stichprobe erforderlich gewesen wäre, um einen statistisch signifikanten Unterschied feststellen zu können.

Auch wenn die Aufklärung der Wirkfaktoren weiterer Bestätigung bedarf, lautet das hypothetische Wirkmodell: Peerarbeit stellt eine Ermutigung dar, die sich im subjektiven Empfinden, im sozialen Leben und bei der Inanspruchnahme von Hilfen spiegelt (STOPAT, SCHULZ 2015). Sie kann Psychotherapie ergänzen, ersetzen oder ermöglichen, ist wie diese vor allem über Beziehung wirksam, aber mit einer professionell nicht nachzuahmenden Besonderheit und Chance (BOCK u. a. 2013).

Präventive Wirkung bei Angehörigen

Bei den Angehörigen wurden vor allem Eltern (57 Prozent), aber auch Partner (27 Prozent), Geschwister und Kinder von akut oder langfristig schwer erkrankten Menschen erreicht. Die ungleiche Verteilung spiegelt die Situation der Akutpsychiatrie, aber sicher auch die noch ungleiche Verteilung bei den Beratern selbst wider. Auch sie hatten ein Fortbildungscurriculum (SIELAFF u. a. 2015) absolviert, das im Rahmen des Projekts entwickelt und erprobt wurde. Peerbegleitung von Angehörigen senkt deren subjektive Belastung und steigert deren subjektive Lebensqualität signifikant. Beide Wirkungen haben eine präventive Bedeutung. Vor diesem Hintergrund ist es erfreulich, dass die Hamburger Erfahrungen und Ergebnisse einen Zusatzvertrag mit den Krankenkassen ermöglichten, mit dem den Klinikambulanzen eine Extrapauschale für Peerarbeit zur Verfügung gestellt wird. Ein anderes Ergebnis des Projekts ist der Vorschlag, für die langfristige Absicherung der Angehörigen Peerarbeit das ausstehende Präventionsgesetz in Anspruch zu nehmen.

Wege in die Zukunft

Seit zehn Jahren werden in Hamburg Genesungsbegleiter bzw. Peerberater ausgebildet. Mit den zahlreichen Genesungsbegleitern, die sowohl in der stationären als auch in der ambulanten Sozialpsychiatrie schon seit mehreren Jahren tätig sind, sind EX-IN und die Peerarbeit in Hamburg ein sozialpolitisches Faktum geworden (HEUMANN u. a. 2014). Einrichtungen, die psychisch erkrankte Menschen begleiten, nehmen die Beschäftigung von Genesungsbegleitern in ihre strukturelle und inhaltliche Ausrichtung auf. Durch die Zusammenarbeit findet ein Paradigmenwechsel statt – in der Haltung der Mitarbeiter und in der Vorstellung davon, worauf es bei der Begleitung von Menschen in Krisen ankommt. Das ist ein oft schwieriger und widersprüchlicher Prozess, der Zeit und Energie absorbiert, nicht gradlinig verläuft, aber sehr lohnend ist. Viele Genesungsbegleiter leisten wertvolle und notwendige Öffentlichkeitsarbeit. In den Begegnungen geht es oft darum, psychischen Erkrankungen und Krisen ein menschliches Gesicht zu geben und für mehr Toleranz zu werben. Um Ängste und Ausgrenzung abzubauen, ist Toleranz aber nur der Anfang:

» Toleranz sollte eigentlich nur eine vorübergehende Gesinnung sein: Sie muss zu Anerkennung führen. Dulden heißt beleidigen. «
Johann Wolfgang von Goethe

Nur was der Mensch kennt und erkennt, kann er auch anerkennen und als Teil der menschlichen Möglichkeiten akzeptieren. Akzeptanz und Verstehen entstehen am eindrücklichsten im gemeinsamen Tun, in der gemeinsamen Bildung. EX-IN als Bildungsangebot kann maßgeblich dazu beitragen, dass das Menschsein in all seinen Facetten mehr gesehen, angenommen und weniger gefürchtet wird. Und was wir nicht fürchten, brauchen wir nicht auszugrenzen. Und was wir nicht ausschließen, brauchen wir nicht wieder zu integrieren oder partizipieren lassen (SIELAFF 2016b).

Das Ziel der gemeindeintegrierten Versorgung ist von Beginn an ein zentrales Thema der deutschen Reformpsychiatrie gewesen. Wir sind mit allen Widersprüchlichkeiten, mit hemmenden und ermutigenden Entwicklungen, noch mitten in diesem Prozess.

So viel Selbstverständlichkeit und Normalität wie möglich in der eigenen Lebenswelt für Menschen mit psychischen Erkrankungen zu wahren, auch wenn sie Unterstützung benötigen, und so wenig wie möglich institutionalisierte und spezialisierte psychiatrische Lösungen – das sollte weiterhin das Hauptanliegen der ambulanten Psychiatrie sein. Gerade im unmittelbaren Lebensraum könnten die Peergenesungsbegleiter niederschwellig und aufsuchend wirken. So entsteht für Menschen, die isoliert leben und sich nicht auf Angebote von Begegnungsstätten einlassen, eine Halt gebende Kontaktmöglichkeit. So könnte die Peerarbeit noch mehr als bisher ein wesentlicher Baustein werden, um der Ungerechtigkeit bei der Ressourcenverteilung in der Psychiatrie entgegenzuwirken und die aufsuchenden Hilfen der ambulanten Psychiatrie wirksamer werden zu lassen. Genesungsbegleiter ermutigen durch ihre persönlichen Gesundungswege und machen ihre Erfahrungen somit für andere nutzbar. Sie bezeugen, dass die Auseinandersetzung mit dem eigenen Leben und mit dem Erlebten sich lohnt. Diese Ermutigung kann in Phasen einer schweren seelischen Krise geradezu über-lebenswichtig sein. Sie wirkt nur durch einen Genesungsbegleiter und ist durch fachliche Begleitung nicht ersetzbar. Deshalb ist es erfreulich, dass es ein zunehmendes Interesse von psychosozialen Einrichtungen an der Genesungsbegleitung gibt. Auch die Angehörigen-Peerarbeit wird in Hamburg immer mehr wahrgenommen und damit die trialogische Zusammenarbeit ausgebaut.

Last but not least: Auch das eher defizitorientierte Krankheitsmodell und die daraus resultierenden objektivierenden Behandlungskonzepte der Psychiatrie werden durch die salutogenetischen Genesungsmodelle der EX-IN-Bewegung nachhaltig herausgefordert. Auch dies ist ein wichtiger Beitrag der lebens- und krisenerfahrenen Recoveryexperten durch ihre Arbeit als Genesungsbegleiter.

Literatur

Bock, T.; Mahlke, C.; Schulz, G.; Sielaff, G. (2013): Eigensinn und Psychose, Peer-Beratung und Psychotherapie. Psychotherapeut 58, S. 364–370.

Chinman, M.; George, P.; Dougherty, R. H.; Daniels, A. S.; Ghose, S. S.; Swift, A.; Delphin-Rittmon, M. E. (2014): Peer support services for individuals with serious mental illnesses: assessing the evidence. Psychiatric Services, 65 (4), S. 429–441.

Doughty, C.; Tse, S. (2011): Can consumer-led mental health services be equally effective? An integrative review of CLMH services in high-income countries. Community Mental Health Journal, 47, S. 252–266.

Heumann, K.; Utschakowski, J.; Mahlke, C.; Bock, T. (2014): Implementierung von Peerarbeit. Nervenheilkunde 4, S. 275–278.

Lloyd-Evans, B.; Mayo-Wilson, E.; Harrison, B.; Istead, H.; Brown, E.; Pilling, S.; Johnson, S.; Kendall, T. (2014): A systematic review and meta-analysis of randomised controlled trials of peer support for people with severe mental illness. BMC Psychiatry, DOI: 10.1186/1471-244X-14-39.

Mahlke, C.; Krämer, U.; Becker, T.; Bock, T. (2014): Peer support in mental health services. Current Opinion in Psychiatry 27 (4), S. 276–281.

Mahlke, C.; Krämer, U.; Kilian, R.; Becker, T. (2015): Bedeutung und Wirksamkeit von Peerarbeit in der psychiatrischen Versorgung. Nervenheilkunde 4, S. 235–239.

Pitt, V.; Lowe, D.; Hill, S.; Prictor, M.; Hetrick, S. E.; Ryan, R.; Berends, L. (2013): Consumer-providers of care for adult clients of statutory mental health services. Cochrane Database of Systematic Reviews 2013, Issue 3, Art. No.: CD004807, DOI: 10.1002/14651858.CD004807.pub2.

Repper, J.; Carter, T. (2011): A review of the literature on peer support in mental health services. Journal of Mental Health, 20, S. 392–411.

Ruppelt, R.; Mahlke, C.; Heumann, K.; Sielaff, G.; Bock, T. (2015): Peerstadt Hamburg – doppelte Peerberatung an der Schnittstelle ambulant-stationär. Nervenheilkunde, 4, S. 259–262.

Sielaff, G. (2015): Krisenerfahrene und Angehörige als Peerbegleiter. Kontakt – Zeitschrift der HPE Österreich 36, S. 4–10.

Sielaff, G.; Janssen, L.; Boden, I.; Ruppelt, F.; Bock, T. (2015): »Helfen ein Gegenüber zu bleiben« (Peer-Fortbildung für Angehörige). Nervenheilkunde, 4, S. 253–258.

Sielaff, G. (2016a): Das Spannungsfeld zwischen Arbeitsstrukturen und Selbstverständnis eines neuen Berufs, Coaching und Supervision der Genesungsbegleiter. In: Utschakowski, J.; Sielaff, G.; Bock, T.; Winter, A. (Hg.): Experten aus Erfahrung. Köln: Psychiatrie Verlag, S. 194–201.

Sielaff, G. (2016b): Resilienzförderung in der Psychiatrie für Angehörige durch Angehörige. In: Utschakowski, J.; Sielaff, G.; Bock, T.; Winter, A. (Hg.): Experten aus Erfahrung, S. 154–161.

Stopat, S.; Schulz, G. (2015): Denn die Hoffnung, die wir geben, kehrt ins eigene Herz zurück (Peerbegleitung aus persönlicher Sicht). Nervenheilkunde, 4, S. 240–244.

Walker, G.; Bryant, W. (2013): Peer support in adult mental health services: A metasynthesis of qualitative findings. Psychiatric Rehabilitation Journal, 36 (1), S. 28–34.

Praxis der Genesungsbegleitung in der psychiatrischen Klinik

Angelika Lacroix, Gisbert Eikmeier

Recovery und Genesungsbegleitung

Genesungsbegleiter sind Menschen, denen es gelungen ist, eine schwere psychische Krise mit oder auch ohne psychiatrische Hilfe zu bewältigen und die sich im Rahmen einer EX-IN-Ausbildung aktiv mit dieser Krise auseinandergesetzt haben. Durch ihr Situations-, Beziehungs- und Erfahrungswissen sind sie in der Lage, andere Betroffene auf ihrem Weg zurück in ein selbstbestimmtes Leben zu begleiten und zu unterstützen. Ausgangspunkt unserer Arbeit war es, die geplante bauliche Sanierung der 1976 eröffneten psychiatrischen Abteilung am Klinikum Bremerhaven-Reinkenheide gGmbH mit einer konzeptionellen Reorganisation zu verbinden. Wir wollten pathischen Aspekten (WINDGASSEN 1989) und damit der subjektiven Seite des Krankseins ein deutlich stärkeres Gewicht in unserem Hilfeangebot geben. Dazu haben wir seit 2009 trialogische Veranstaltungen wieder aufgenommen und seit 2011 schrittweise zunächst auf einzelnen Stationen, später in der ganzen Abteilung die Oberarztvisiten durch Behandlungskonferenzen (ADERHOLD u.a. 2010) ersetzt. Den Schwerpunkt der Veränderung haben wir allerdings auf die Einbeziehung von Betroffenen durch Erfahrung in unsere Behandlungsteams gelegt. Im Zuge der Umsetzung wurde deutlich, dass unsere eigenen Überlegungen weitgehend übereinstimmten mit Zielen der Recoverybewegung, die zu dieser Zeit aus den angloamerikanischen Ländern den deutschsprachigen Raum erreichte (EIKMEIER, LACROIX 2015). 2007 war die erste Auflage des Recoverybuches von Michaela Amering und Margit Schmolke erschienen, das auch uns stark beeinflusst hat. Damals gab es aber nur wenige empirische Untersuchungen darüber, welche institutionellen Strukturen und Angebote hilfreich sind, den persönlichen Recoveryweg von Betroffenen hin zu einem sinnerfüllten, hoffnungsvollen Leben mit positiver Rolle und positiver Identität zu unterstützen (MAHLKE u.a. 2014; SLADE u.a. 2014). Wir waren der

Überzeugung, dass Genesungsbegleiter andere Betroffene auf diesem Genesungsweg authentischer als Angehörige der traditionellen Berufsgruppen begleiten, fördern und unterstützen können.

Von der Theorie in die Praxis

Nachdem wir die Geschäftsführung des Klinikums von unserer Idee überzeugt hatten, wurden uns für das Jahr 2010 erstmals und zunächst zusätzlich Mittel für die Einstellung von zwei Genesungsbegleitern für die Dauer von zwei Jahren zur Verfügung gestellt.
Im nächsten Vorbereitungsschritt galt es, die Sorgen und Befürchtungen der anderen Berufsgruppen ernst zu nehmen und in Gesprächen so weit wie möglich auszuräumen. Bei den Mitarbeitern aus dem Pflegebereich tauchten Ängste vor einer teilweise sogar als privilegiert wahrgenommenen Konkurrenz bei der therapeutischen Arbeit, vor Mehrbelastung durch die Übernahme der Verantwortung für die Arbeit der Genesungsbegleiter und insbesondere vor Stelleneinsparungen in anderen Bereichen durch »billigere« Mitarbeiter auf. Ärzte und Psychologen sahen Probleme durch die erwarteten Veränderungen in der traditionellen Rollenverteilung und fürchteten, dass ihnen Schuld zugewiesen werden könnte, wenn es bei Patienten zu Krisen oder einer psychischen Verschlechterung kommen sollte, die auf die Arbeit der Genesungsbegleiter zurückgeführt würden. Wir haben diese Befürchtungen, die in zahlreichen Teambesprechungen und -supervisionen thematisiert wurden, sehr ernst genommen und dazu auch zwei Workshops für alle interessierten Mitarbeiter durchgeführt. In diesem Rahmen konnten Befürchtungen offen angesprochen und diskutiert werden. Dabei haben wir auch versucht, uns den Emotionen zu stellen, die hinter den auf kognitiver Ebene vorgetragenen Bedenken stehen und meistens mit dem Loslassen von lieb gewonnenen Routinen und dem sich Einlassen auf etwas Neues verbunden sind. Neben den beiden Workshops, der Erarbeitung einer Arbeitsplatzbeschreibung und eines Einarbeitungskonzepts für die Genesungsbegleiter hat sicherlich auch die Tatsache, dass ärztliche und pflegerische Leitung der Abteilung eine gemeinsame »Vision« von den geplanten Veränderungen hatten (und haben) und dabei von der Geschäftsführung des Klinikums unterstützt wurden, dazu beigetragen, dass die geäußerten Befürchtungen in den Hintergrund getreten sind und

die ersten beiden eingestellten Genesungsbegleiter wohlwollend von den Stationsteams aufgenommen wurden.

Als Genesungsbegleiter wollten wir Betroffene einstellen, die als Folge ihrer akuten Krise und Erkrankung durch das System gefallen waren und als nicht mehr vermittelbar auf dem ersten Arbeitsmarkt galten. Eine Informationsveranstaltung im Frühjahr 2010 wurde von 28 Interessierten besucht, von denen sich anschließend 13 beworben haben. An den Vorstellungsgesprächen nahmen die Pflegedienstleitung, ein Betriebsratsmitglied, eine Mitarbeiterin der Personalabteilung, der Gleichstellungsbeauftragte und beratend ein Genesungsbegleiter der Expertenpartnerschaft Bremen (EXPA) teil. Die beiden ausgewählten Bewerber erhielten zunächst einen auf zwei Jahre befristeten Arbeitsvertrag mit einer wöchentlichen Arbeitszeit von zwanzig Stunden. Eine Genesungsbegleiterin hatte eine EX-IN-Ausbildung begonnen, die EX-IN-Ausbildung des anderen Genesungsbegleiters wurde später durch das Klinikum Bremerhaven Reinkenheide finanziert. Heute ist eine abgeschlossene EX-IN-Ausbildung allerdings Voraussetzung für die Einstellung als Genesungsbegleiter. Durch diese Ausbildung mit 200 Theorie- und 120 Praktikumsstunden haben Genesungsbegleiter eine bessere Basis und mehr Sicherheit im Hinblick auf Nähe und Distanz zu den Patienten (LACROIX, EIKMEIER 2015 a; UTSCHAKOWSKI 2015 b). Seit 2012 erfolgt die Bezahlung der Genesungsbegleiter aus dem Pflegebudget. Pflegedienstleitung und Stationsleitungen entscheiden jetzt gemeinsam bei jeder frei werdenden Stelle im Pflegebereich, ob diese durch eine Pflegekraft (evtl. mit reduzierter Stundenzahl) und/oder durch einen Genesungsbegleiter wiederbesetzt werden kann. Durch dieses Vorgehen ist es gelungen, jetzt sieben Genesungsbegleiter in der Abteilung zu beschäftigen. Sie gehören auf allen Stationen, in der Tagesklinik und in der Institutsambulanz zum multiprofessionellen Behandlungsteam. Zur sozialen Integration in die Teams trägt unseres Erachtens entscheidend bei, dass die Genesungsbegleiter fest eingestellt sind und eine Wochenarbeitszeit zwischen 20 und 33 Stunden (Stand August 2016) haben. Die so erreichte Integration wäre unserer Einschätzung nach durch eine Beschäftigung auf 450-Euro-Basis oder mit einer Aufwandsentschädigung für Ehrenamtliche (JAHNKE 2014) nicht realisierbar gewesen.

Die Genesungsbegleiter arbeiten nach einem festen, aber ihren Bedürfnissen angepassten Dienstplan im Tagesdienst und nehmen als neue Berufsgruppe gleichberechtigt an Behandlungskonferenzen, Übergaben,

Teamsitzungen und Supervisionen teil. Dabei tragen sie mit ihren spezifisch empathischen Positionen immer wieder zu einem anderen Verständnis schwer einfühlsamer Verhaltensweisen von Patienten bei und unterstützen so deren Integration in die therapeutische Gemeinschaft (EIKMEIER 2015). Sie selbst wollen dabei allerdings keinesfalls als »Besserwisser« in Erscheinung treten. Die Einbindung der Genesungsbegleiter in die Teams führt auch dazu, dass die Mitarbeiter der anderen Berufsgruppen sich häufiger selbstkritisch hinterfragen müssen, ob und wie ihr Handeln sich auf die Selbstbestimmung und das Selbstwertgefühl der Patienten auswirkt (LACROIX, EIKMEIER 2015 b). Von Betroffenen, die ihr Praktikum im Rahmen ihrer EX-IN-Ausbildung in unserer Abteilung absolvieren, bekommen wir Rückmeldungen, dass die Wünsche und Bedürfnisse der Patienten in unserer Abteilung einen hohen Stellenwert haben, dass die Patienten mehr Möglichkeiten haben, Behandlungsoptionen zu verhandeln und dass der Kommunikationsstil – auch in Abwesenheit der Patienten – wertschätzender ist (LACROIX u. a. 2015). Für die EX-IN-Praktikanten sind die offene Kommunikation und der Austausch »auf Augenhöhe« zwischen Genesungsbegleitern und Patienten mit der dazugehörenden spezifischen Empathie und authentischen Berührbarkeit (WILFER u. a. 2015) wichtige Erfahrungen.

Der Schwerpunkt der Arbeit der Genesungsbegleiter liegt auf der Ermutigung, der Vermittlung von Hoffnung, dem gemeinsamen Tun und oft dem »Einfach-nur-da-Sein«. Sie unterstützen die Patienten bei deren individueller Tagesstrukturierung, informieren bei sozialen Fragen und bei der Orientierung im Hilfesystem mit dem Ziel, Selbsthilfe, Eigenverantwortung und Eigenständigkeit zu bahnen. Oft trauen sie den Patienten dabei mehr zu als die Angehörigen der anderen Berufsgruppen. Ihre Arbeit dokumentieren sie im Verlaufsbogen der Berufsgruppe Pflege – allerdings mit einer anderen Farbe als die Mitarbeiter der Pflege, damit deutlich nachvollziehbar bleibt, dass es sich um einen besonders auf die pathischen Aspekte fokussierten Bericht handelt (LACROIX 2015).

Von den Genesungsbegleitern werden zwei Recoverygruppen angeboten, eine davon als offene, die andere als geschlossene Gruppe. Diese Gruppenangebote haben zum Ziel, dass die Patienten sich auf eigene Stärken und Ressourcen konzentrieren, dadurch lernen, wieder an sich selbst zu glauben, ihre eigenen Interessen zu vertreten, optimistischer in die Zukunft zu blicken und auch kleinere Schritte in Richtung Genesung positiv zu bewerten. Außerdem findet einmal wöchentlich eine von Genesungsbegleitern moderierte Männergruppe mit dem Fokus auf »Psychische Gesundheit und Partnerschaft« statt.

Der institutionelle Rahmen

Da wir uns bewusst waren, weitgehendes Neuland zu betreten, wenn wir versuchen, Genesungsbegleiter als neue Berufsgruppe mit eigenen Kompetenzen in die Stationsteams zu integrieren, haben wir versucht, die Entwicklung engmaschig zu beobachten, zu begleiten und zu steuern. Moderiert durch die Pflegedienstleitung findet jede Woche eine für die Genesungsbegleiter verbindliche gemeinsame Reflexion statt. In diesem Rahmen können Themen aus dem Arbeitsalltag, neue Ideen für die Gestaltung der therapeutischen Gemeinschaft auf den Stationen, aber auch persönliche Probleme im Umgang mit Kollegen oder Patienten thematisiert werden. Der Ansatz dabei ist systemisch-lösungsorientiert. In den ersten zwei Jahren des Projekts haben sich die Genesungsbegleiter außerdem regelmäßig einmal wöchentlich getroffen, um sich kollegial ohne die Anwesenheit eines Dienstvorgesetzten zu supervidieren. Diese Treffen finden jetzt nur noch in unregelmäßigen Abständen statt, es werden dann gezielt bestimmte Themen diskutiert. An die Stelle der kollegialen Supervision ist zunehmend die berufsgruppenübergreifende Supervision auf den Stationen getreten, was wir als Indiz dafür werten, dass die Genesungsbegleiter zu einem selbstverständlichen Teil der multiprofessionellen Behandlungsteams geworden sind. Gemeinsame Reflexion und kollegiale Supervision sind wichtige Instrumente, die einerseits zu einer Stärkung der Solidarität der Genesungsbegleiter als neue Berufsgruppe geführt haben, andererseits bisher verhindert haben, dass die Genesungsbegleiter sich zu sehr an traditionelle Krankenhausstrukturen adaptieren und der Versuchung erlegen sind, Rollen und Verantwortlichkeiten der traditionellen Berufsgruppen zu übernehmen.

Wie bei allen Mitarbeitern der Klinik finden auch mit den Genesungsbegleitern einmal jährlich Mitarbeiterentwicklungsgespräche statt, in denen ihre beruflichen Ziele besprochen werden. Diese Gespräche werden dokumentiert, im Folgejahr reflektiert und fortgeschrieben – insbesondere auch im Hinblick auf Ziele, die aus persönlichen Gründen nicht erreicht werden konnten und angepasst werden müssen. Genau wie bei anderen

Mitarbeitern der Klinik finden – wenn nötig oder gewünscht – zusätzliche lösungsorientierte Krisengespräche statt.

Die Verbesserung der für den Organisationsentwicklungsprozess wichtigen abteilungsinternen Kommunikation und Kooperation gestaltete sich schwierig. Zwar verfolgen ärztliche und pflegerische Leitung der Abteilung von Beginn an das gleiche konzeptionelle Ziel, die Kommunikation zwischen vertikaler und horizontaler Ebene gestaltete sich dagegen problematischer als erwartet (GROSSMANN u. a. 2015). Ziel war es, alle Mitarbeiter der Abteilung mit den angestrebten Zielen vertraut zu machen und sie in die Umsetzung der geplanten Veränderungen einzubeziehen. Seit 2010 haben wir mit verschiedenen Modellen bis hin zu regelmäßig stattfindenden Foren für alle interessierten Mitarbeiter experimentiert, ohne bisher eine uns wirklich überzeugende Lösung gefunden zu haben. Derzeit treffen sich einmal monatlich Chefarzt, Pflegedienstleitung, Oberärzte, pflegerische Stationsleitungen und jeweils zwei Vertreter der Psychologen, der Ergotherapeuten, der Sozialarbeiter und der Genesungsbegleiter, um konzeptionell-inhaltliche, organisatorische und wirtschaftliche Fragen zu besprechen. Die erarbeiteten Ergebnisse werden in einem »Schneeballsystem« dann den anderen Mitarbeitern der Abteilung weitervermittelt. Natürlich können in diesem Rahmen auch aktuelle Probleme thematisiert werden – der Hauptfokus liegt aber auf der konzeptionellen Weiterentwicklung.

Vergütung und Inklusion

Die heute an der Abteilung beschäftigten sieben Genesungsbegleiter arbeiten mit einer Wochenarbeitszeit zwischen 20 und 33 Stunden. Sechs haben einen unbefristeten Vertrag (siehe Tabelle 1, S. 157). Bisher wurden alle Genesungsbegleiter zunächst befristet für zwei Jahre mit einer Wochenarbeitszeit von zwanzig Stunden und einer Vergütung nach Entgeltgruppe 1 eingestellt. In dieser Zeit sind sie noch auf zusätzliches Arbeitslosengeld II angewiesen. Nach zwei Jahren besteht die Möglichkeit einer unbefristeten Einstellung mit einer wöchentlichen Arbeitszeit von dreißig Stunden. Die Vergütung erfolgt dann nach Entgeltgruppe 2. Derzeit entspricht dies einem Verdienst von monatlich 1600,36 Euro brutto. Dadurch ist ein »Aufstocken« über die Agentur für Arbeit nicht mehr nötig. Diese tarifliche Bezahlung für eine Arbeit mit normalem Arbeitnehmerstatus, in üblicher sozialer Umgebung und die Erfahrung, im Team gebraucht zu werden, führen bei den Genesungsbegleitern zu mehr Selbstachtung, einem verbesserten Selbstbild und mehr gesellschaftlicher Teilhabe. Damit sind wir auch unserem zweiten Ziel, einen kleinen lokalen Beitrag zur Inklusion zu leisten, etwas näher gekommen. Inklusion bedeutet für uns, dass wir in unserer täglichen Arbeit auf den Beitrag von Betroffenen durch Erfahrung wegen ihres Andersseins und ihres besonderen Erfahrungshintergrunds angewiesen sind. Die Bedeutung, die dieser Aspekt für uns hat, wird auch daran deutlich, dass das Einarbeitungskonzept für neue Mitarbeiter im Pflegebereich jetzt vorsieht, dass diese Kollegen im ersten Monat gemeinsam mit einem Genesungsbegleiter arbeiten. So können sie die Ressourcen und Fähigkeiten der Patienten und die Aufgaben und Besonderheiten der psychiatrischen Pflege und der Genesungsbegleitung am besten kennenlernen (EIKMEIER, LACROIX 2016).

Eine Bezahlung nach den Niedriglohngruppen für einfachste Tätigkeiten EG 1 und EG 2 halten wir für eine anspruchsvolle Arbeit mit psychisch kranken Menschen allerdings noch nicht für angemessen. Diesen Aspekt müssen wir einerseits mit Geschäftsführung und Betriebsrat des Klinikums Bremerhaven diskutieren, andererseits sollte er auch Teil eines umfassenderen sozial- und gesundheitspolitischen Diskurses über die Beteiligung von Psychiatrieerfahrenen an der Gestaltung und Weiterentwicklung des Versorgungssystems sein.

Stolpersteine und Probleme

Zwei im Jahre 2011 eingestellte Genesungsbegleiterinnen fühlten sich nicht ausreichend stabil für diese Arbeit und haben sie nach sieben bzw. acht Wochen wieder beendet. Eine Genesungsbegleiterin hat ihr Arbeitsverhältnis nach viereinhalb Jahren aufgelöst. Diese Mitarbeiterin hatte in ihren eigenen Krisen erfahren, wie wichtig persönliche Zuwendung, Nähe und freundschaftliche Kontakte für den Genesungsprozess sind. Die Erwartung an Genesungsbegleiter ist, dass sie statt der in der psychiatrisch-psychotherapeutischen Behandlung psychisch schwer kranker Menschen immer noch überbetonten »professionellen Distanz« bewusst

TABELLE 1 Genesungsbegleiter am Klinikum Bremerhaven Reinkenheide (Stand: August 2016)

Geschlecht	Jahrgang	zuletzt ausgeübter Beruf	Jahre ohne Erwerbstätigkeit	Einstellungsdatum	wöchentliche Arbeitszeit	Beschäftigungsverhältnis
m	1965	Mitarbeit Medienwerkstatt	0,25	15.11.10	33	Unbefristet EG 2
w	1961	Touristik	3	15.11.10	30	Unbefristet EG 2
w	1985	Schülerin (Realschule)	5	01.04.11		beendet zum 31.05.11
w	1985	Bauzeichnerin	3	01.08.11		beendet zum 15.02.16
w	1962	Hausfrau und Mutter	unbekannt	01.08.11		beendet zum 20.09.11
w	1956	Floristin	11	15.01.12	29	Unbefristet EG 2
w	1976	Verkäuferin	0	01.09.12	30	Unbefristet EG 2
m	1977	Kaufmann	0,3	01.09.12	20	Unbefristet EG 2
m	1982	Student	10	15.08.14	30	Unbefristet EG 1
w	1969	Altenpflegehelferin	0	15.04.16	30	Befristet EG 1

eine »professionelle Nähe« eingehen wollen und können. »Professionelle Nähe« bedeutet, dass die Genesungsbegleiter von den Patienten unserer Abteilung als ein Gegenüber mit Emotionen, eigenen Schwächen und Stärken erlebt werden können (KNUF 2015). Wiederholt war es dieser Genesungsbegleiterin allerdings nicht mehr gelungen, diese Nähe-Situation zu kontrollieren. Es gelang ihr auch nicht, dies offen im Team zu thematisieren. Vielmehr stellte sie die eigene Verstrickung gegenüber Psychologen und Ärzten des Teams als das Problem eines Dritten dar, suchte so um Rat und Hilfe nach. Als ihr schließlich die Kontrolle und der Überblick über die bereits verfahrene Situation völlig zu entgleiten externen EX-IN-Trainer und einer Betroffenen durch Erfahrung wurden die Themen »Recovery verstehen«, »Sich selbst einbringen, um eine recoveryorientierte Praxis zu entwickeln«, »Selbststeuerung ermöglichen«, »Personenzentrierte Unterstützung anbieten« und »Verantwortung und Risikobereitschaft teilen« angeboten. In der zweiten Befragung wurde die Rolle der Genesungsbegleiter von allen Befragten positiv bewertet. Deutlich wurde aber, dass der Entwicklungsprozess von vielen Mitarbeitern als bereits abgeschlossen betrachtet wurde. Aufgrund dieser Befragung werden wir zusätzlich zur Fortführung der Inhouse-Fortbildungen und dem Versuch einer Optimierung der innerbetrieblichen Kommunikation und Kooperation versuchen, alle Stakeholdergruppen – auch die Betroffenen und wenn möglich deren Angehörige – noch stärker in den weiteren Umgestaltungsprozess einzubeziehen. Abbildung 1, S. 161, stellt unseren Organisationsentwicklungsprozess als PDCA-Zyklus der Qualitätssicherung dar (Plan-Do-Check-Act; ERTL-WAGNER u. a. 2012).

Ausblick und Fazit

In Bremerhaven fand 2014 und 2015 in Kooperation mit F.O.K.U.S. Bremen der erste EX-IN-Kurs Bremen/Bremerhaven statt. Einige der Teilnehmer haben ihr Praktikum bei anderen Anbietern psychosozialer Hilfen in Bremerhaven absolvieren können und werden dort eine erste Anstellung finden. Diese Bereitschaft, Genesungsbegleiter zu beschäftigen, ist auch auf unsere überwiegend positiven Erfahrungen zurückzuführen.

Die Genesungsbegleiter sind in unserer Abteilung schneller als erwartet zu allgemein respektierten Mitarbeitern geworden. Die gemeinsame Arbeit und der gleichberechtigte Austausch mit ihnen sind sowohl für die Mitarbeiter der anderen Berufsgruppen als auch für die Genesungsbegleiter bereichernd (UTSCHAKOWSKI 2015a). Ihre Einbindung in die Teams hat dazu geführt, dass wir sensibler gegenüber einer zu starken Fremdbestimmung und der Ausübung von Zwang geworden sind. Unser Umgang mit Patienten ist personenzentrierter geworden, wir räumen ihnen jetzt bei der Behandlung mehr Mitsprache- und Mitbestimmungsmöglichkeiten ein und ermutigen sie so, Entscheidungen wieder selbst zu treffen. Dieser eigenverantwortlichere Umgang mit Gesundheit und Krankheit fördert ihr Empowerment (STEINHART, WIENBERG 2015). Flankiert von

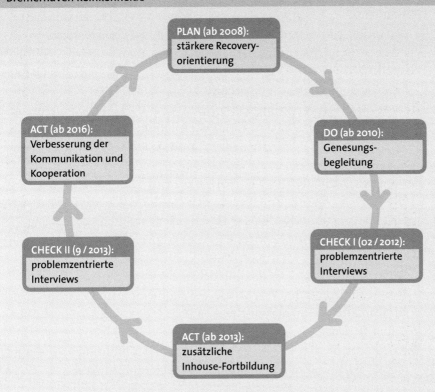

ABBILDUNG 1 PDCA-Zyklus der Organisationsentwicklung am Klinikum Bremerhaven Reinkenheide

anderen Maßnahmen haben die Genesungsbegleiter bereits jetzt einen wesentlichen Beitrag zur Veränderung der Kultur unserer Abteilung in Richtung einer stärkeren Recoveryorientierung geleistet. Dies wird daran deutlich, dass unsere Werte und Regeln sich verändert haben. Bisher noch nicht zufriedenstellend ist unsere abteilungsinterne Kommunikation. Dadurch ist es uns auch noch nicht gelungen, alle Mitarbeiter von unseren sozialpsychiatrischen Qualitätszielen nachhaltig zu überzeugen. Unser konzeptioneller Neustrukturierungsprozess geht weiter, deshalb ist dies ein (Zwischen-)Bericht über »work in progress«.

Literatur

Aderhold, V.; Gottwalz-Itten, E.; Hasslöwer, H. (2010): Die Behandlungskonferenz – Dialog, Reflexion und Transparenz. Psychiatrische Pflege Heute 16, S. 142–152.

Amering, M.; Schmolke, M. (2007): Recovery. Das Ende der Unheilbarkeit. Bonn: Psychiatrie Verlag.

Apitzsch, B. (2015): Erfahrung wagen. Die EX-IN-Ausbildung braucht persönlichen Mut. In: Utschakowski, J.; Sielaff, G.; Bock, T.; Winter, A. (Hg.): Experten aus Erfahrung. Köln: Psychiatrie Verlag, S. 246–251.

Chinmann, M.; Preethy, G.; Dougherty, R. H.; Daniels, A. S.; Ghose, S. S.; Swift, A.; Delphin-Rittmon, M. E. (2014): Peer support services for individuals with serious mental illness: assessing the evidence. Psychiatric Services 65, S. 429–441.

Degano Kieser, L.; Utschakowski, J.; Eikmeier, G.; Paap, M.; Lacroix, A. (2015): Evaluation der recovery-orientierten Umstrukturierung der Klinik für Psychiatrie, Psychotherapie und Psychosomatik am Klinikum Bremerhaven-Reinkenheide (2011–2014). Unveröffentlichter Bericht.

Grossmann, R.; Bauer, G.; Scala, K. (2015): Einführung in die systemische Organisationsentwicklung. Heidelberg: Carl-Auer.

Eikmeier, G. (2015): Genesungsbegleiter als Kollegen. In: Utschakowski, J.; Sielaff, G.; Bock, T.; Winter, A. (Hg.): Experten aus Erfahrung. Köln: Psychiatrie Verlag, S. 233–239.

Eikmeier, G.; Lacroix, A. (2015): Vom Vulnerabilitätskonzept zur Recoverybewegung. Sozialpsychiatrische Informationen, 45 (3), S. 21–23.

Eikmeier, G.; Lacroix, A. (2016): Recovery und Inklusion: ein Erfahrungsbericht über 5 Jahre Genesungsbegleitung in der Psychiatrie. Das Gesundheitswesen (im Druck).

Ertl-Wagner, B.; Steinbrucker, S.; Wagner, B. C. (2012): Qualitätsmanagement & Zertifizierung. Heidelberg: Springer.

Jahnke, B. (2014): EX-IN Kulturlandschaften. Neumünster: Paranus.

Knuf, A. (2015): Recovery, Empowerment und Peerarbeit. In: Utschakowski, J.; Sielaff, G.; Bock, T.; Winter, A. (Hg.): Experten aus Erfahrung. Köln: Psychiatrie Verlag, S. 35–49.

Lacroix, A. (2015): Genesungsbegleiter als neue Berufsgruppe in der vollstationären Versorgung. In: UTSCHAKOWSKI, J.; SIELAFF, G.; BOCK, T.; WINTER, A. (Hg.): Experten aus Erfahrung. Köln, Psychiatrie Verlag, S. 201–210.

LACROIX, A.; DEGANO KIESER, L.; UTSCHAKOWSKI, J.; GONTHER, U.; EIKMEIER, G. (2015): Besseres Milieu – Peer-Beratung auf allen Stationen. Nervenheilkunde 34, S. 245–248.

LACROIX, A.; EIKMEIER, G. (2015a): Das Bremerhavener Modell »Genesungsbegleiter in der Psychiatrie«. Kerbe, 33 (3), S. 33–35.

LACROIX, A.; EIKMEIER, G. (2015b): Wenn zu dem Befund das Befinden kommt. Psychosoziale Umschau, 30 (4), S. 16–17.

MAHLKE, C. I.; KRÄMER, U. M.; BECKER, T.; BOCK, T. (2014): Peer support in mental health services. Current Opinion in Psychiatry 27, S. 276–281.

SLADE, M.; AMERING, M.; FARKAS, M.; HAMILTON, B.; O'HAGAN, M.; PANTHER, G.; PERKINS, R.; SHEPHERD, G.; TSE, S.; WHITLEY, R. (2014): Uses and abuses of recovery: recovery-orientated practices in mental health systems. World Psychiatry 13, S. 12–20.

STEINHART, I.; WIENBERG, G. (2015): Mindeststandards für Behandlung und Teilhabe. Sozialpsychiatrische Informationen 45 (4), S. 9–15.

UTSCHAKOWSKI, J. (2015a): Mit Peers arbeiten. Leitfaden für die Beschäftigung von Experten aus Erfahrung. Köln: Psychiatrie Verlag.

UTSCHAKOWSKI, J. (2015b): Die Ausbildung von Experten durch Erfahrung – das Projekt EX-IN. In: UTSCHAKOWSKI, J.; SIELAFF, G.; BOCK, T.; WINTER, A. (Hg.): Experten aus Erfahrung. Köln: Psychiatrie Verlag, S. 82–92.

WILFER, A.; VON PETER, S.; SCHMID, C. (2015): Was ist das Besondere an Peer-Mitarbeit in stationär-psychiatrischen Arbeitsfeldern? Vortrag DGPPN Kongress 25.–28.11.2015.

WINDGASSEN, K. (1989): Schizophreniebehandlung aus der Sicht des Patienten. Berlin, Heidelberg: Springer.

Alternative stationäre Behandlungskonzepte – Soteria & Co.

Martin Voss

Wenngleich das in diesem Band vorgestellte Funktionale Basismodell der gemeindepsychiatrischen Versorgung im Wesentlichen die Ambulantisierung der psychiatrischen Behandlung postuliert (»Fast alles geht auch ambulant«, S. 22ff.), so finden neben »komplexer intensiver Behandlung bis zu 24 Stunden/Tag« auch »alternative Rückzugsorte mit intensiver Behandlung« einen Platz im Modell (siehe Abbildung, S. 35). Das sicherlich prominenteste Konzept einer Alternative zur klassischen Krankenhausbehandlung ist Soteria. Im Folgenden werden ein kurzer Überblick über die Entwicklung von Soteria und daran angelehnten Projekten als Alternative zum klassischen stationären Setting gegeben und mögliche Entwicklungen für die Zukunft dargestellt.

Was ist Soteria? Ein Überblick

Soteria (altgriechisch für Heilung, Rettung, Bewahrung, Wohl) ist ein Konzept zur alternativen stationären Behandlung von Menschen in psychotischen Krisen. Der Gründungsvater, der amerikanische Psychiater Lauren Mosher, eröffnete im Jahr 1971 das »*Soteria House*« in San Francisco und einige Jahre später ein ähnliche Einrichtung (»*Emanon*«, 1974). Die Soteria entstand im Rahmen eines größeren, aus staatlichen Mitteln geförderten Forschungsprojekts, dessen Ziel es war, eine alternative Behandlungsform zu evaluieren. Unter der Grundannahme, dass es sich beim autoritären, stark auf den Einsatz von (teilweise hochdosierten) Neuroleptika fokussierten Behandlungsansatz der klassischen psychiatrischen Großkliniken der damaligen Zeit letztlich um ein »heilungsverhinderndes Milieu« handelte, entwickelte Mosher die Soteria-Idee, bei der das behutsame, unaufdringliche Begleiten eines psychisch erkrankten

Menschen im Vordergrund stand und auf den Einsatz von Neuroleptika nahezu vollständig verzichtet wurde. Die Entwicklung des neuen Behandlungsansatzes war geleitet von unerfreulichen Erfahrungen mit der »totalen Institution« (GOFFMAN 1961) und der Frage: »Wenn die Klinik genannte Institution für gestörtes und störendes Verhalten nicht gut ist, welche soziale Umgebung ist es dann?« (MOSHER 2011, S. 15).

In einem viele Jahre nach Beendigung des ersten Soteria-Projektes erschienenen Artikel fasst er den Behandlungsansatz der Soteria so zusammen: »die Soteria-Methode kann im Grunde als eine 24-Stunden-Anwendung von interpersoneller Phänomenologie durch Nicht-Professionelle, in der Regel ohne Behandlung mit Neuroleptika, im Kontext einer kleinen, wohnlichen, ruhigen, unterstützenden, beschützenden und toleranten sozialen Umgebung gesehen werden« (MOSHER 1999, S. 143, eig. Übers.). Die »interpersonelle Phänomenologie«, das behutsame, unaufdringliche, mitfühlende Begleiten, stellt sicherlich bis heute den Kern der Soteria-Idee dar und wurde mit dem Begriff »*Dabeisein*« (being-with) auf eine griffige Formel gebracht.

Das Setting – ein ruhiges Wohnhaus mit Garten, das bis zu zehn Menschen (inklusive Betreuerinnen und Betreuern) Platz bot, war ein idealer äußerer Rahmen für die Schaffung eines heilsamen, klinikfernen therapeutischen Milieus, welches als »ruhig, stabil, absehbar, beständig, klar und akzeptierend« charakterisiert wurde (MOSHER 2011, S. 26). Unterschieden wurde zwischen »frühen Funktionen des Milieus« in der ersten Phase der Erkrankung bzw. nach Eintritt in die Soteria (unterstützende Beziehung, Kontrolle der Reize, Erholungs- und Zufluchtsmöglichkeit sowie Akzeptanz und Wertschätzung der individuellen Erfahrung) und »späten Funktionen des Milieus« in der Phase des Übergangs in den lebensweltlichen Alltag (Struktur, Einbeziehen, Sozialisieren, Zusammenarbeit, Verhandeln und Planen). Neben dem klinikfernen Standort unterschied sich die Soteria vom Krankenhaus dadurch, dass die Mitarbeitenden sämtlich »psychiatrische Laien« (unter professioneller Supervision des Leiters) waren, die zu je zwei Personen in 24- oder 48-Stunden-Schichten im Soteria Haus zusammen mit den Nutzern lebten und den Alltag gestalteten.

Von der Antipsychiatrie in die Sozialpsychiatrie

Im Jahr 1983 musste das Soteria-Projekt in Kalifornien wegen der Einstellung der staatlichen Fördergelder geschlossen werden. Nur ein Jahr darauf eröffnete der Schweizer Psychiater und Schizophrenieforscher Luc Ciompi die bis heute existierende *Soteria Bern*. Ciompi griff die Grundidee der Soteria in Kalifornien auf und entwickelte sie weiter. Das Element »Dabeisein« und die Milieutherapie blieben Kern der Behandlung; auch der sparsame Umgang mit neuroleptischer Medikation blieb bestehen, wenngleich der Einsatz von Neuroleptika nicht gänzlich abgelehnt wurde.

Jedoch wich Ciompi bei allen Übereinstimmungen auch in einigen Aspekten deutlich vom Ansatz Moshers ab, was durchaus praktische Konsequenzen hatte (vgl. Ciompi 2011). Während Mosher die »Theoriefreiheit« quasi als Voraussetzung seines being-with hervorhob, bettete Ciompi die Soteria-Idee ganz explizit in ein theoretisches Konzept ein. Er betonte als wesentlichen Aspekt, ja als das Ziel des therapeutischen Milieus den Faktor der »nachhaltigen emotionalen Entspannung« und stellte dies in den Kontext seiner Theorie der Affektlogik, in der Ciompi (1982) ein umfassendes, mehrdimensionales Krankheitsmodell der Schizophrenie entwickelt hatte. Auch der sparsame Umgang mit Neuroleptika war für ihn eher eine Folge des speziellen, nachhaltig entspannenden Settings: »Soteria wirkt Neuroleptika-artig, freilich ohne die entsprechenden Nebenwirkungen« (Ciompi 2011, S. 66) ist ein häufig zitierter Ausspruch, die diese Hypothese gut zusammenfasst.

Luc Ciompi war es ein wichtiges Anliegen, die Soteria in das damalige sozialpsychiatrische Versorgungssystem des Kantons Bern einzubetten, und es nicht, wie Mosher, explizit außerhalb jeglicher Strukturen zu betreiben.

Eine Besonderheit der Soteria Bern, die durch Ciompi entwickelt wurde, ist das sogenannte *weiche Zimmer*: ein heller, angenehmer, fast nur mit Kissen und Matratzen eingerichteter Raum, der gewissermaßen den Ort für das being-with, die intensive und behutsame Begleitung eines Menschen gerade in der ersten, akute Phase einer Psychose, darstellt.

Das Team der Soteria Bern bestand (und besteht bis heute) je zur Hälfte aus einer Mischung von Professionellen und Laien. Die kontinuierliche

Begleitung der Nutzerinnen und Nutzer ist auch in Bern bis heute durch 48-stündige Anwesenheit derselben Betreuer gewährleistet. Nach Ciompis Ausscheiden im Jahr 1998 wurde die Soteria unter der Leitung von Holger Hoffmann weitergeführt und das Konzept stetig fortentwickelt. An Innovationen kamen eine Fokussierung auf systemische Ansätze mit Einbezug von Angehörigen, die Etablierung fester Gruppen (z. B. »Cannabis & Co.«) sowie eine enge Vernetzung mit der ambulanten Versorgung inkl. Supported Employment (siehe S. 246 ff.) hinzu.

Trotz aller Unterschiede stellten Mosher und Ciompi eine Liste von insgesamt neun Soteria-Kriterien zusammen, die sie für essenziell hielten:

> **»Kriterien für Soteria-Einrichtungen**
> **(Definition von Loren Mosher und Luc Ciompi 2004)**
> 1. **Setting:** Klein, gemeindezentriert, offen, freiwillig, heimartig, mit nicht mehr als 10 Betten inkl. für zwei Staff-Mitglieder (ein Mann und eine Frau), die mit Vorteil in 24-48-Std-Schichten arbeiten, um die nötige langfristige intensive 1:1-Betreuung zu gewährleisten.
> 2. **Soziales Umfeld:** Respektvoll, zuverlässig, klar, voraussagbar, Obdach, Sicherheit und Schutz gewährend, haltend, mit individuell abgestimmter Stimuluskontrolle, Stützung und Sozialisation. Soll mit der Zeit als Ersatzfamilie erlebt werden können.
> 3. **Soziale Struktur:** Erhaltung von persönlicher Entscheidungsfreiheit und Autonomie zwecks Vermeidung der Entwicklung von unnötiger Abhängigkeit. Förderung von gegenseitigen Beziehungen. Minimale Rollendifferenzierung zwischen Staff und Klienten zwecks Förderung von Rollenflexibilität, Beziehung und Kontakt. Gemeinsame Erledigung von täglichen Hausaktivitäten wie Kochen, Putzen, Einkaufen, Musizieren, künstlerische Betätigung, Ausflüge etc. zwecks Aufrechterhaltung des Bezugs zum Alltagsleben.
> 4. **Betreuerteam:** Eventuell psychiatrisch geschulte Berufsleute, speziell geschulte und ausgewählte Laien, ehemalige Klienten, die in frühere Behandlungsprogramme einbezogen waren, oder eine Kombination dieser drei Kategorien. Berufsbegleitende Ausbildung durch Supervision der Arbeit mit Klienten und Familien sollte bei Bedarf für sämtliche Betreuer verfügbar sein.
> 5. **Zwischenmenschliche Beziehungen:** Beziehungen haben zentrale Bedeutung für das Gelingen des Programms. Werden erleichtert durch ideologisch nicht festgelegte Betreuer, die der Psychose mit offenem Geist gegenüberstehen, positive Verlaufserwartungen vermitteln, das subjektive psychotische

Erleben als real bewerten im Licht des Verständnisses, das sich durch »Mitsein« und »Mittun« mit den Klienten entwickelt. Keinerlei psychiatrischer Jargon soll im Umgang mit Klienten gebraucht werden.
6. **Therapie:** Sämtliche Aktivitäten werden als potentiell ›therapeutisch‹ eingestuft. Keine formellen Therapiesitzungen mit Ausnahme von Familieninterventionen. Hausinterne Probleme sollen in gemeinsamem Gespräch mit allen Beteiligten sofort angegangen werden.
7. **Medikamente:** Keine oder nur niedrig dosierte neuroleptische Medikation zwecks Vermeidung von akuten Dämpfungseffekten mit Unterdrückung der emotionalen Ausdrucksfähigkeit. Zugleich Vermeidung von langfristig toxischen Wirkungen. Benzodiazepine können kurzzeitig zur Harmonisierung des Schlaf-Wachrhythmus eingesetzt werden.
8. **Aufenthaltsdauer:** Soll genügend lang sein, sodass Beziehungen entwickelt, auslösende Ereignisse erkannt, versteckte schmerzhafte Gefühle erlebt und ausgedrückt und in die Kontinuität der persönlichen Lebensgeschichte eingeordnet werden können.
9. **Nachbetreuung:** Persönlichen Beziehungen mit Betreuern und Klienten nach der Entlassung sind zu ermutigen, um (wenn nötig) die Rückkehr ins normale Leben zu erleichtern und die Entwicklung von Netzwerken von Gleichgestellten mit Problemlösungspotenzialen in der Gemeinschaft zu fördern. Die Verfügbarkeit von Netzwerken, welche die Integration von Klienten und des Programms selber in die Gemeinschaft befördern, ist von kritischer Bedeutung für den langfristigen Ausgang.«
(Internationale Arbeitsgemeinschaft Soteria o. J.)

Soteria-Einrichtungen in Kliniken

1997 wurde ein erstes deutsches Soteria-Projekt in Frankfurt/Oder eröffnet. Die anfangs durch Fördermittel unterstützte Einrichtung musste jedoch nach zwei Jahren Betrieb wieder geschlossen werden, da sich die Finanzierung nicht langfristig sichern ließ. Im Jahr 1999 entstand in Zwiefalten am dortigen Zentrum für Psychiatrie eine weitere Einrichtung; es folgten Soterien in München (2003), Reichenau (2012), Gangelt und Berlin (beide 2013).

Sämtliche deutsche Soteria-Einrichtungen werden unter der Trägerschaft eines Krankenhauses betrieben, die Rahmenbedingungen und

Behandlungsansätze der einzelnen Einrichtungen unterscheiden sich in einigen Details. Allen gemeinsam ist der Fokus auf die Schaffung eines Soteria-Milieus nach den Prinzipien von Mosher und Ciompi in einer kleinen Behandlungseinheit (acht bis zwölf Plätze), die trotz Einbettung in Klinikstrukturen mit einer gewissen Eigenständigkeit arbeiten kann und sich klar vom Setting einer klassischen psychiatrischen Station abhebt (siehe Tabelle 1).

TABELLE 1 Gegenüberstellung Kliniksetting – Soteria

Klassisches Krankenhaus-Setting	Soteria-Milieu
• Unruhige, entfremdete, aufgeregte und teils von Gewalt geprägte Atmosphäre • Häufiger Wechsel von Personal und Mitpatienten • Unübersichtliche und unwohnliche Räumlichkeiten • Wenig Alltagsnähe • Viele Regeln, Tagesablauf von Therapieplänen bestimmt	• Kleines, normales, transparentes, entspannendes, reizgeschütztes Milieu • Behutsame und kontinuierliche mitmenschliche Stützung und Begleitung • Wenige Bezugspersonen • Klare, gleichartige Informationen für Patienten, Angehörige und Betreuer zur Erkrankung, Prognose und Behandlung • Alltagsnähe, lebensweltliche Bezüge schon während des stationären Aufenthaltes • Erarbeitung von gemeinsamen konkreten Zielen (Wohnen, Arbeit etc.) • Induktion von realistischen, vorsichtig positiven Zukunftserwartungen • Sparsame Verwendung von Neuroleptika • Fokussierung auf Vorbotensymptome, Belastungen und Bewältigungsstrategien

Neben den Einrichtungen, die ein Soteria-Setting nach dem Vorbild aus Kalifornien und Bern realisierten, gab und gibt es immer wieder Kliniken, an denen Soteria-Elemente in den stationären Betrieb integriert wurden. Vorreiter waren hier das Hermann-Simon-Haus 2 (HSH) der Westfälischen Klinik Gütersloh (JIKO 1996; URBAHN 1997) sowie die Station 9 des Psychiatrischen Krankenhauses Gießen. Weitere Projekte wurden z. B. im Alexianer Krankenhaus Aachen, dem Zentralkrankenhaus Bremen-Ost, an den Rheinischen Kliniken Langenfeld, in der Klinik für Psychiatrie und Psychotherapie Bethel in Bielefeld, im Johanniter

Krankenhaus Geesthacht (HEISSLER 1998), am Westfälischen Zentrum für Psychiatrie und Psychotherapie Paderborn, im Alexianer Krankenhaus Aachen, dem Landeskrankenhaus Klagenfurt und der Medizinischen Hochschule Hannover etabliert, um nur einige zu nennen. Viele der genannten Projekte sind – zumeist mangels Unterstützung seitens der Klinikbetreiber – inzwischen nicht mehr in Betrieb.

Dass die Implementierung von Soteria-Elementen in den stationären Krankenhausbetrieb (und nicht zuletzt die hiermit verbundene Verkleinerung der Behandlungseinheiten) ein mühsamer und nicht immer von nachhaltigem Erfolg gekrönter Ansatz ist, zeigte sich auch in jüngerer Vergangenheit: Eine 2014 feierlich als »erste Soteria-Station der Hansestadt« eröffnete Station mit Soteria-Elementen am Asklepios-Westklinikum Hamburg wurde aus wirtschaftlichen Gründen kurz nach Inbetriebnahme in eine Viele-Betten-Station klassischer Prägung (zurück-) verwandelt.

Die Soteria-Einrichtungen, Stationen mit Soteria-Elementen sowie andere Soteria-inspirierte Projekte (s. u.) haben sich 1997 in der »Internationalen Arbeitsgemeinschaft Soteria« (IAS) zusammengeschlossen und veranstalten jährliche Treffen, 2015 hat sich die IAS in einem Verein organisiert und ihre Anstrengungen, die Soteria-Idee weiterzuverbreiten, verstärkt. Mit der Entwicklung der »Soteria Fidelity Scale« unter der Leitung von Holger Hoffmann wurde der Versuch gestartet, die Soteria-Kriterien zu operationalisieren und letztlich als überprüfbare Strukturelemente zu etablieren. Die Skala mit 30 Items wird derzeit validiert; die aktuelle Version ist auf der Website der IAS abrufbar (www.soteria-netzwerk.de/Dokumente/Soteria_Fidelity_Scale.pdf).

Soteria Berlin

In Berlin ergab sich im Jahr 2013 an der psychiatrischen Universitätsklinik der Charité im St. Hedwig-Krankenhaus nach längerer Vorarbeit die konkrete Möglichkeit, durch Zuteilung neuer Betten für den zu versorgenden Sektor innerhalb der Stadt, eine neue stationäre Behandlungseinheit zu realisieren. Verschiedene Versuche, eine klinikunabhängige Soteria in Berlin zu etablieren, erschienen letztlich nicht finanzierbar, schließlich wurde die Soteria unter der Trägerschaft der Alexianer

Krankenhaus GmbH und in Kooperation mit der Charité Universitätsmedizin Berlin aufgebaut.

Wenn auch die zuvor genannten Soteria-Einrichtungen in Deutschland sämtlich in Kliniken angesiedelt sind, so sind doch alle zumindest in einem separaten Haus, zumeist mit eigenem Garten, untergebracht. Somit waren zumindest die räumlichen Voraussetzungen denen der Vorbilder in Kalifornien und Bern recht ähnlich. In Berlin musste nun etwas anderes versucht werden: einer ehemaligen internistischen Station mit langen, dunklen Gängen und klassischer Zimmeraufteilung den Charakter des Krankenhausbetriebes »auszutreiben« und stattdessen ein wohnliches, »unklinisches« und ästhetisch ansprechendes Ambiente zu schaffen. Dass dies mit großem Erfolg gelang, war im Wesentlichen der Tatsache geschuldet, dass ein externer, zuvor nie im Krankenhausbetrieb tätiger Architekt in enger Abstimmung mit Nutzern, Mitarbeitern und Klinikleitung etwas völlig Neues wagte und seine Architektur in erster Linie den Bedürfnissen der Nutzer und weniger denen der Institution anpasste.

Die Gestaltung erfolgte unter der Vorstellung, dass bereits in der Architektur die therapeutische Wirkung des Soteria-Milieus zur Geltung kommen kann (HOFFMANN 2007; DANZIGER, VOSS 2015). So konnte im Hinblick auf Krankenhausarchitektur mit der Soteria Berlin auch über die Soteria-Idee hinaus ein viel beachtetes Zeichen gesetzt werden – die Soteria Berlin wurde mit zwei bedeutenden Architekturpreisen ausgezeichnet: vom Bund Deutscher Architekten, Landesverband Berlin e. V. 2015 und vom Architekten für Krankenhausbau und Gesundheitswesen e. V. 2016.

Was die Umsetzung des Soteria-Konzeptes angeht, so muss auch die Soteria Berlin – ähnlich wie die anderen Soteria-Einrichtungen in Deutschland – einige Kompromisse eingehen: keine vollständige Unabhängigkeit vom Krankenhausträger, höhere Bettenzahl (in der Soteria Berlin sind es zwölf), keine 24- oder gar 48-Stunden-Schichten der Mitarbeiter. Dennoch ist es auch in Berlin gelungen, wesentliche Aspekte zu realisieren, die Soteria klar von einer klassischen Station unterscheiden: komplette Selbstversorgung, Fokus auf Milieutherapie, ruhiges, reizgeschütztes, wohnliches Milieu und (ggf. daraus resultierend) geringerer Einsatz von Neuroleptika. Die Soteria Berlin kommt, ähnlich wie die meisten der anderen deutschen Einrichtungen, mit einer Personalausstattung aus, die nur wenig über der in der Psychiatrie-Personalverordnung für die entsprechende Bettenzahl festgelegten liegt. Praktikanten und freiwillige

Helfer verstärken das Team, das von einem großen Engagement und persönlichem Einsatz getragen wird. Das zuvor im selben Haus entwickelte »Weddinger Modell« (MAHLER u. a. 2014), ein inzwischen in der gesamten Abteilung etabliertes Best Practice-Modell der patientenzentrierten, recoveryorientierten multiprofessionellen Behandlung, bot eine ideale Grundlage, um die Soteria Berlin in die Abteilung der Klinik zu integrieren und im Rahmen der Pflichtversorgung als zusätzlichen Baustein des Behandlungsangebotes umzusetzen.

Soteria-inspirierte Projekte in der Versorgungslandschaft

Neben den genannten Soteria-Einrichtungen haben sich im Laufe der Zeit zahlreiche von der Soteria-Idee inspirierte Projekte entwickelt (eine fortlaufend aktualisierte Übersicht findet sich auf www.soteria-netzwerk.de), die mehr oder weniger eng mit dem Netzwerk der Soteria-Einrichtungen verbunden sind, von denen hier nur einige exemplarisch genannt werden sollen. Die meisten dieser Einrichtungen sind der Soteria-Idee eher hinsichtlich der Haltung, insbesondere der von Mosher vorangetriebenen »Entinstitutionalisierung« der Psychiatrie und weniger hinsichtlich des speziellen Behandlungssettings der Soteria verbunden.

- In Solingen existieren unter dem Dach des bereits 1978 gegründeten »Psychosozialen Trägervereins Solingen e. V.« (www.ptv-solingen.de) mehrere von der Soteria-Idee inspirierte Wohneinrichtungen, die im Rahmen eines umfassenden Netzwerkes betrieben werden.
- Das 1996 gegründete Weglaufhaus (»Villa Stöckle«) in Berlin ist ein antipsychiatrisch orientiertes Projekt, bei dem bis zu 13 Menschen, »Psychiatriebetroffene« genannt, das klassische psychiatrische Versorgungssystem umgehen und in toleranter, reizarmer Umgebung »ihren Alltag wieder selber in die Hände nehmen können« (www.weglaufhaus.de). Die Finanzierung erfolgt hier über §§ 67 ff. SGB XII (Hilfe in besonderen sozialen Schwierigkeiten).
- Mit der aus der AG Soteria im Jahr 2005 hervorgegangenen Krisenpension findet sich ebenfalls in Berlin eine Alternative zur stationären Behandlung, die als Teil des Netzwerks integrierte Gesundheitsversorgung Pinel gGmbH betrieben wird (www.pinel-netzwerk.de).

Für wen ist Soteria geeignet?

Aufgrund der begleitend stattfindenden Forschung wurde die in der ersten Soteria in Kalifornien behandelte Personengruppe recht eng definiert (18 bis 30 Jahre alt, unverheiratet, sichere Diagnose Schizophrenie nach DSM-II-Kriterien, zuvor weniger als 30 Tage hospitalisiert). In den Begleitstudien zeigte sich, dass gerade die Gruppe der jungen, erstmalig von einer Psychose betroffenen Personen vom Setting der Soteria profitierten (MOSHER 1999). Eindeutig wurde von Anfang das Konzept der Soteria klar auf die Behandlung von Menschen mit Schizophrenie ausgerichtet; vor allem die Weiterentwicklung des Konzeptes durch Ciompi und die Einbettung in die entsprechende Theorie der Affektlogik hat dies weiter pointiert. Unter dem Aspekt der »tätigen Gemeinschaft« ist der Gedanke der »peer group«, also einer mehr oder weniger altershomogenen therapeutischen Gemeinschaft, sicherlich bedeutsam.

Die Soteria Reichenau nennt ihre Einrichtung explizit »Frühbehandlungsstation für Psychosekranke« und hat ein eigenes ambulantes Zentrum für Früherkennung etabliert; die Soteria Berlin ist eng mit dem eigenen Früherkennungs- und Therapiezentrum für beginnende Psychosen (FeTZ) vernetzt. Dieser engen Vernetzung mit Früherkennungszentren liegt die Vorstellung zugrunde, dass Langzeitverläufe durch eine gute, wenig stigmatisierende Erfahrung mit dem Versorgungssystem positiv beeinflusst werden können und eine Vernetzung mit dem ambulanten System besser gelingen kann.

Man kann den Begriff Soteria aber auch weiter fassen. Wenn man nicht die psychosespezifischen Elemente (weiches Zimmer, unbedingte Reizabschirmung in der akuten Phase etc.) sondern eher die Haltung, aus der die Soteria-Idee entsprungen ist, als verbindendes Element betrachtet, ist durchaus auch eine Behandlung anderer Personengruppen im soteriaähnlichen Setting denkbar. Am Beispiel des durch die Ursprungssoteria motivierten »*Crossing Place*« (eröffnet 1977 in Washington D. C., USA) konnte auch die Wirksamkeit eines modifizierten Soteria-Settings auf eine viel breitere Patientenpopulation (ernsthaft und dauerhaft psychisch Kranke, keine Altersbeschränkung) gezeigt werden (FENTON u. a. 1998).

Auch Gastfamilien werden als besonderes Milieu für die Akutbehandlung vorgeschlagen und werden in Geesthacht (siehe S. 92) und Zürich (LÖTSCHER, BRIDLER 2013) entsprechend genutzt. Heißler bezeichnet sie als »Soteria vor der Haustür«. Auch wenn Gastfamilien eine wünschenswerte Alternative darstellen und deren Wirksamkeit unbestritten ist, so ist es doch in einer Reihe von Fällen unausweichlich, eine umfassende Betreuung im klinischen Kontext anbieten zu können. Gerade dann, wenn sehr auffälliges, sozial unverträgliches Verhalten, oder gar Eigen- oder Fremdgefährdung im Vordergrund stehen, wenn eine Behandlung zu Hause nicht möglich ist (beispielsweise, weil kein Zuhause existiert) oder bei erstmaligem Auftreten einer Psychose eine umfassende diagnostische Abklärung wichtig scheint, bleibt stationäre Behandlung im Soteria-Setting eine wünschenswerte Alternative.

Zukunftsperspektiven und Ausblick

Die Wirksamkeit von Soteria wurde in Studien belegt (eine Übersicht der Begleitforschung findet sich bei CALTON u. a. 2008 und HOFFMANN 2011). Auch wenn die Qualität der Studien bezüglich Fallzahl, Bedingungen der Randomisierung, Vereinheitlichung von Outcome-Kriterien etc. keine allzu weitreichenden Schlüsse zulässt, lässt sich doch klar sagen, dass das veränderte Setting der Soteria bei besserer Akzeptanz seitens der Betroffenen keine Nachteile zu haben scheint. Auch der Neuroleptika sparende Effekt des Soteria-Settings ist gut belegt. Gerade Letzteres ist im Lichte neuer Erkenntnisse zu Langzeitfolgen von Neuroleptikatherapie und der daraus resultierenden neu aufgeflammten Debatte über Nutzen und Risiken von Neuroleptika (z. B. ADERHOLD u.a. 2015) ein wichtiges Argument, den Soteria-Ansatz ernsthaft weiterzuverfolgen. Auch scheint Soteria wesentlich geeigneter, einen günstigen Übergang zwischen ambulanten und stationären Versorgungsstrukturen herzustellen. Insbesondere die Verbindung von Soteria-Einrichtungen mit ambulanten Behandlungsteams, z. B. solchen, die nach den Prinzipien des *Need Adapted Treatment Models* (z. B. ALANEN 1997; ADERHOLD u.a. 2003) arbeiten, scheint hier vielversprechend.
Wesentliche Hinderungsgründe für den Ausbau des Soteria-Netzes in der Pflichtversorgung bleiben – neben den offenkundigen wirtschaftlichen Aspekten in Zeiten zunehmenden ökonomischen Drucks – die vielfältigen Vorurteile, denen Soteria immer dort begegnet, wo die Idee weiterhin als »antipsychiatrische Träumerei« (bestenfalls: »sozialpsychiatrische

Träumerei«) angesehen und auf die mangelnde Evidenz für die Wirksamkeit hingewiesen wird.
Neben Bemühungen, das Profil des Soteria-Ansatzes weiter zu schärfen und besser zu definieren (wie mit der Entwicklung der Soteria Fidelity Scale bereits begonnen), ist weitere Forschung zur Soteria dringend nötig. Zum einen müsste in randomisierten Langzeitstudien mit größeren Fallzahlen und eindeutigen Zielparametern die Wirksamkeit des Settings weiter evaluiert werden. Auch die inzwischen deutlich verfeinerte Methodik der Neurobiologie (z. B. funktionelle Kernspintomografie, Elektronenzephalografie und Magnetoenzephalografie) könnte dazu beitragen, den »neuroleptikaartigen«, heilsamen Effekt des Soteria-Settings bei akut psychotischen Zuständen zu demonstrieren. So könnte Soteria sogar (ganz im Sinne Ciompis!) einen wichtigen Beitrag zur Verbindung und Integration der sich teilweise auch heute noch mit strikter Ablehnung begegnenden Lager der »biologischen Psychiatrie« und der »Sozialpsychiatrie« leisten. Letztlich bleibt es eine wichtige Aufgabe, die Bedingungen stationärer Settings weiter zu optimieren und eine Vernetzung zu ambulanten Behandlungsformen im Sinne des funktionalen Basismodells sicherzustellen. Zur Optimierung stationärer Behandlung bietet die Soteria-Idee eine ideale Grundlage. Die zugrunde liegende Haltung, der »Geist von Soteria«, hat in ihrer über 45-jährigen Wirkungsgeschichte wichtige Impulse zur Verbesserung psychiatrischer Behandlung und Versorgung gegeben. Für die Zukunft könnte gelten: Wenn schon stationär – dann (wenigstens) Soteria!

Literatur

ADERHOLD, V.; ALANEN, Y.; HESS, G.; HOHN, P. (Hg.) (2003): Psychotherapie der Psychosen. Integrative Behandlungsansätze aus Skandinavien. Gießen: Psychosozial Verlag.
ADERHOLD, V.; WEINMANN, S.; HÄGELE, C.; HEINZ, A. (2015): Frontale Hirnvolumenminderung durch Antipsychotika? Der Nervenarzt, 86 (3), S. 302–323.
ALANEN, Y. O. (1997): Schizophrenia – Its origins and need adapted treatment. London: Karnac. Dt: ALANEN, Y. O. (2000): Schizophrenie. Stuttgart: Klett Cotta.

CALTON, T.; FERRITER, M.; HUBAND, N.; SPANDLER, H. (2008): A Systematic Review of the Soteria Paradigm for the Treatment of People Diagnosed With Schizophrenia. Schizophrenia Bulletin, 34 (1), S. 181–192.

CIOMPI, L. (1982): Affektlogik. Über die Struktur der Psyche und ihre Entwicklung. Ein Beitrag zur Schizophrenieforschung. Stuttgart: Klett-Cotta.

CIOMPI, L. (2011): Soteria Bern: Konzeptuelle und empirische Grundlagen, Wirkhypothesen. In: CIOMPI, L.; HOFFMANN, H.; BROCCARD, M. (Hg.): Wie wirkt Soteria? Eine atypische Psychosenbehandlung kritisch durchleuchtet. Heidelberg: Carl-Auer Systeme Verlag, S. 43–68.

DANZIGER, J.; VOSS, M. (2015): Atmosphäre als Therapeutikum – die Soteria Berlin. Management und Krankenhaus, M&K kompakt, 6, S. 22.

FENTON, W.; MOSHER, L.; HERRELL, J.; BLYLER, C. (1998): A randomized trial of general hospital versus residential alternative care for patients with severe and persistent mental illness. American Journal of Psychiatry, 155, S. 516–522.

GOFFMAN, E. (1961): Asylums. Garden City, N. Y.: Anchor.

HEISSLER, M. (1998): Konsequenzen der De-Institutionalisierung für Psychiatrische Abteilungen oder Kliniken. In: DÖRNER, K. (Hg.): Ende der Veranstaltung. Anfänge der Chronisch-Kranken-Psychiatrie. Gütersloh: Jakob van Hoddis, S. 169–197.

HOFFMANN H. (2007): Soteria – Atmosphäre als Therapeutikum in der Schizophreniebehandlung. In: DEBUS, S.; POSNER, R. (Hg.): Atmosphären im Alltag. Über ihre Erzeugung und Wirkung. Bonn: Psychiatrie Verlag, S. 15–41.

HOFFMANN, H. (2011): Empirische Untersuchungen zu Soteria in den USA und Europa – Eine kritische Würdigung. In: CIOMPI, L.; HOFFMANN, H.; BROCCARD, M. (Hg.): Wie wirkt Soteria? Eine atypische Psychosenbehandlung kritisch durchleuchtet. Heidelberg: Carl-Auer Systeme Verlag, S. 69–102.

Internationale Arbeitsgemeinschaft Soteria (o. J.): Kriterien für Soteria-Einrichtungen. Definition von Loren Mosher und Luc Ciompi 2004. Verfügbar unter: www.soteria-netzwerk.de/krit-einrich.htm (24.8.2016).

JIKO, I. (1996): Elemente der Soteria bewegen die Akutstation. In:

DÖRNER, K.; BÖKER, K. (Hg.): Das Krankenhaus lernt laufen. Wie vollenden wir die De-Institutionalisierung verantwortungsvoll? Gütersloh: Jakob van Hoddis, S. 170–175.

LÖTSCHER, K.; BRIDLER, R. (2013): Psychiatrische Akutbehandlung in Gastfamilien. In: RÖSSLER, W.; KAWOHL, W. (Hg.): Soziale Psychiatrie. Das Handbuch für die psychosoziale Praxis. Band 2: Anwendung. Stuttgart: Kohlhammer, S. 255–264.

MAHLER, L.; JARCHOV-JADI, I.; MONTAG, C.; GALLINAT, J. (2014): Das Weddinger Modell. Resilienz- und Ressourcenorientierung im klinischen Kontext. Köln: Psychiatrie Verlag.

MOSHER, L. (1999): Soteria and Other Alternatives to Acute Psychiatric Hospitalization. A Personal and Professional Review. The Journal of Nervous and Mental Disease, 187, S. 142–149.

MOSHER, L. (2011): Soteria California und ihre amerikanischen Nachfolgeprojekte – Die Therapeutischen Elemente. In: CIOMPI, L.; HOFFMANN, H.; BROCCARD, M. (Hg.): Wie wirkt Soteria? Eine atypische Psychosenbehandlung kritisch durchleuchtet. Heidelberg: Carl-Auer Systeme Verlag, S. 13–42.

URBAHN, T. (1997): Konzept der Abteilung Klinische Psychiatrie II der WKPPPN Gütersloh. Unveröffentlichter Reader.

Stationäre Behandlung und (Akut-)Psychotherapie als komplementäre Ressourcen mobiler multiprofessioneller Teams

Urban Hansen, Tilman Steinert

Krankenhauspsychiatrie im Spagat zwischen Werten und Wirklichkeit

Das neue Entgeltsystem in der Psychiatrie und Psychosomatik ist Bestandteil einer fortgesetzten Kostendämpfungsstrategie im Gesundheitswesen, welche erfahrungsgemäß ohne tief greifende Strukturreformen kaum Chancen haben dürfte, die angestrebten Ziele zu erreichen. Vor allen dokumentations- und abrechnungstechnischen Detailfragen geht es zunächst einmal darum, sich der unbequemen Frage zu stellen, wie sich das gegenwärtige Niveau der Versorgung durch einen effizienteren Ressourcenverbrauch mindestens halten, bestenfalls steigern lässt. Womit sich natürlich ein interessenspolitisches Minenfeld von Rationierungs-, Rationalisierungs- und Priorisierungsentscheidungen auftut, was gerne vermieden wird.

Die Umsetzungsvorschläge des InEK-Instituts zum Entgeltsystem haben jedenfalls gerade deshalb so viel Protest mobilisiert, weil hier der zweite Schritt vor dem ersten erfolgt ist. In der Wahrnehmung der Klinikbeschäftigten und von Patienten- und Angehörigenvertretern lief die »Reform« allein auf eine Erhöhung der Transparenz über das Leistungsgeschehen und eine künstlich geschaffene Wettbewerbssituation der Kliniken hinaus, ohne gleichzeitig an den systemimmanenten strukturellen Problemen der Patientenversorgung anzusetzen. Der immer bestehende Spagat zwischen dem ethisch und fachlich gebotenen Handeln (siehe UN-Behindertenrechtskonvention, siehe Leitlinienempfehlungen) und den Möglichkeiten, diesen Ansprüchen im Klinikalltag gerecht zu werden, drohte sich mit der Einführung des neuen Entgeltsystems noch weiter zu verschärfen. Bereits unmittelbar erlebt wurde in den Kliniken (auch den Nicht-Optionshäusern) eine deutliche Zunahme administrativer patientenferner Tätigkeiten und erwartet werden mussten ähnliche Hamsterradeffekte wie in den somatischen Kliniken nach Einführung des DRG-Systems 2003. Eine konsensbasierte Mindestvorstellung davon, welche organisatorisch-inhaltliche Entwicklung psychiatrische und psychosomatische Kliniken zukünftig nehmen sollten, wurde nicht vermittelt. Dabei bestand doch wenig Dissens darin, dass es bei der im europäischen Vergleich hohen Dichte psychiatrischer und psychosomatischer Krankenhausbetten in Deutschland möglich sein sollte, einen Teil der dafür erforderlichen Ressourcen zu verwenden, um stationsersetzende Behandlungsangebote zu entwickeln, ohne eine Unterversorgung psychisch Kranker befürchten zu müssen.

Das hier diskutierte Funktionale Basismodell gemeindepsychiatrischer Versorgung kann unserer Ansicht nach eine wichtige Hilfestellung sein, um die Diskussion über die notwendigen Strukturreformen in der Krankenhauspsychiatrie voranzubringen. Wohin die Reise gehen kann, lässt sich inzwischen anhand einer ganzen Reihe von IV-Modellen und Regionalbudgets nachvollziehen. In diesem Sinne stellt der folgende Beitrag das Modell des Zentrums für Psychiatrie (ZfP) Südwürttemberg zur Integrierten Versorgung (IV) von Menschen mit schweren psychischen Erkrankungen vor. Anschließend werden die stationäre Krankenhausbehandlung als ergänzende Maßnahme zur ambulanten Versorgung durch mobile multiprofessionelle Teams und die ambulante (Akut-)Psychotherapie als bisher unzureichend verankerter Versorgungsbaustein näher beleuchtet. Wir schließen ab mit einigen Anmerkungen zur sektorübergreifenden Qualitätsentwicklung psychiatrischer Klinken.

Das südwürttembergische IV-Modell

Das Zentrum für Psychiatrie Südwürttemberg ist schwerpunktmäßig für die psychiatrische und psychosomatische Versorgung in einem vorwiegend ländlich geprägten Gebiet zuständig, das sich von Reutlingen über die Schwäbische Alb bis nach Friedrichshafen am Bodensee erstreckt. Ambulante, teil- und vollstationäre Angebote der Klinik sowie gemeindepsychiatrische Versorgungsangebote stehen flächendeckend zur Verfügung. Der Austausch und die personelle Vernetzung mit den sogenannten komplementären Diensten ist vor allem innerhalb der Gemeindepsychiatrischen Verbünde in den Ballungsgebieten eng und die Offenheit für gemeinsame Projekte entsprechend hoch. Auf diesem Hintergrund fiel 2009 die Entscheidung für das »Projekt zur Integrierten Versorgung von Menschen mit psychischen Erkrankungen«. Hier bot die sich die Gelegenheit, stationsersetzende und -ergänzende Angebote wie Hometreatment, Krisenhotline und Krisenwohnungen aus der Klinik heraus zu entwickeln und später gegebenenfalls auch externe Anbieter mit einzubinden.

Vertragsparteien und -inhalte

Das dann Anfang 2010 angelaufene IV-Projekt auf der Grundlage der Paragrafen 140a ff. SGB V umfasst die gesamte Behandlung im SGB V-Bereich, d. h. sektorübergreifend von den Psychiatrischen Institutsambulanzen über Tageskliniken bis zum vollstationären Krankenhausbereich. Das ZfP garantiert die Einhaltung der aktuellen medizinischen Behandlungsstandards, kann aber Art, Dauer und Ort der Leistungserbringung gemeinsam mit den Patienten frei wählen, während die Finanzierung über eine Jahrespauschale erfolgt. Vertragspartner auf Kassenseite sind die DAK Gesundheit und die BARMER GEK.

Patienten, die aufgrund der Dauer und Schwere ihrer Erkrankung auf die Mittel des Krankenhauses angewiesen sind, können sich einschreiben, wenn eine behandlungsbedürftige psychische Erkrankung vorliegt (alle F-Diagnosen) und sie ihren Wohnsitz im Kernversorgungsgebiet des ZfP haben. Die Behandlung erfolgt in der Regel durch das ZfP oder die ebenfalls beteiligte Tochterklinik PP.rt in Reutlingen. Es können aber auch Kooperationspartner (z. B. andere Krankenhäuser, niedergelassene Kollegen oder komplementäre Dienste) mit der Durchführung von Leistungen beauftragt werden.

Vertragsgrundlage ist ein Kapitationsmodell mit jährlicher Anpassung der Jahrespauschalen entsprechend der Entwicklung der Fall- und Patientenzahlen sowie Pflegesätze. Die Ausgangsbasis für die Berechnung der Pauschalen waren initial die Erlöse des ZfP aus den Behandlungen der Versicherten aus dem Referenzjahr 2008. Mindererlöse werden nicht ausgeglichen, für Mehrerlöse kommen differenziertere vertragliche Regelungen zur Anwendung. Bonus-/Malus-Vereinbarungen existieren nicht.

Angebotsspektrum

Lotsensystem (Casemanagement) Patienten, die sich für die Teilnahme an der Integrierten Versorgung entscheiden, bekommen mit der Einschreibung einen festen Ansprechpartner des ZfPs zugewiesen. Diese sogenannten Lotsen haben die Aufgabe, Hilfebedarfe bei ihren Patienten zu identifizieren, entsprechend zu beraten und passende Behandlungsangebote zu vermitteln. Sie stellen die Beziehungskontinuität über die verschiedenen Behandlungssettings hinweg sicher und bleiben nach Möglichkeit auch bei Therapieunterbrechungen längerfristig zuständig. In der Regel sind die Lotsen Teil eines PIA-/IV-Teams und erbringen als Ärzte, Psychologen, Pflegekräfte, Sozialarbeiter oder Ergotherapeuten auch die direkten Behandlungsleistungen etwa in Form von regelmäßigen ambulanten Gesprächskontakten oder Hausbesuchen.

Ambulante Komplexbehandlung, bei Bedarf intensiv und aufsuchend PIA-Behandlung kann in der individuell notwendigen Frequenz durchgeführt werden, auch Hausbesuche werden multiprofessionell durchgeführt. Die Behandlungsteams haben nicht nur eine ideelle, sondern unter den Bedingungen der IV auch eine ökonomische Motivation, stationäre Behandlungen auch in Krisensituationen möglichst zu vermeiden. Mit dem Beginn des Projekts wurde zunächst am Standort Ravensburg-Weissenau ein mobiles multiprofessionell besetztes Krisenteam ähnlich den Vorbildern z. B. in Geesthacht oder Günzburg aufgebaut. Das Krisenteam war zunächst noch diagnoseübergreifend für die Versorgung aller IV-Patienten und für zwei Landkreise (Ravensburg, Bodenseekreis) zuständig. Seine Aufgabe bestand darin, psychiatrische Behandlungen ambulant und aufsuchend im persönlichen Lebensumfeld der Patienten durchzuführen und stationäre Aufnahmen zu vermeiden. Ergänzend wurden Möglichkeiten zur zeitnahen Krisenintervention in Gastfamilien (Akutfamilienpflege) geschaffen und Krisenzimmer auf dem Klinikgelände angemietet. Aus den Krisenzimmern sind in der Zwischenzeit Krisenwohnungen außerhalb, jedoch in der Nähe der Klinik geworden. Wie auch die 24-stündige Krisenhotline werden sie regelmäßig von Patienten in Anspruch genommen.

Mit zunehmendem Umfang und der sukzessiven Ausweitung der Integrierten Versorgung auf die anderen Versorgungsregionen des ZfP wurde im Verlauf eine stärkere Arbeitsteilung innerhalb der Klinik möglich und notwendig. Es wurden schrittweise mehr Fachabteilungen und hier insbesondere deren Institutsambulanzen in die IV-Arbeit eingeführt, sodass das ZfP heute nicht nur in der Regel-, sondern auch Integrierten Versorgung den störungsspezifischen Hilfebedarfen allgemeinpsychiatrischer, gerontopsychiatrischer, abhängigkeitserkrankter und kinder- und jugendpsychiatrischer Patienten gerecht werden kann.

Flexibilisierte teil- und vollstationäre Behandlung Sollte die ambulante Behandlung durch die PIA-/IV-Teams nicht ausreichen, werden teil- und vollstationäre Behandlungsoptionen geprüft. Diese können einer regulären tagesklinischen oder vollstationären Behandlung entsprechen. Patienten können aber auch nur an bestimmten Einzel- und Gruppenangeboten teilnehmen, ohne regulär aufgenommen und umfänglich in das gesamte Behandlungsprogramm eingebunden werden zu müssen. Organisatorisch vorteilhaft sind dabei räumlich und personell verknüpfte Tagesklinikambulanzeinheiten (z. B. Tagesklinik-Ambulanz-Zentrum Reutlingen), wie sie in den letzten Jahren an zunehmend mehr Klinikstandorten entstehen. Nachtklinische Behandlungen, die sich z. B. bei nächtlichen Angst- oder Unruhezuständen und gleichzeitig erhaltener Tagesstruktur (WfbM-Beschäftigung, ambulante Ergotherapie, etc.) anbieten, werden in Zusammenarbeit mit den Stationen durchgeführt.

Ambulante Kurzzeitpsychotherapie und Clearingstelle Besteht ein kurzfristiger psychotherapeutischer Behandlungsbedarf, wird primär versucht, diesen direkt über die PIA-/IV-Teams selbst abzudecken, was durch die bessere personelle Ausstattung im IV-Bereich der Ambulanzen im wesentlich leichter gelingt als unter den Bedingungen der PIA-Regelversorgung. Eine fest installierte Clearingstelle zur zeitnahen Abklärung und Deckung psychotherapeutischer Behandlungsbedarfe existiert am ZfP-Standort Aulendorf (Sinova-Klinik). Anfragende Patienten erhalten innerhalb von zwei Wochen einen Vorstellungstermin zum Clearinggespräch und gegebenenfalls eine anschließende Kurzzeitpsychotherapie im Umfang von bis zu acht Stunden aus IV-Mitteln oder extrabudgetär, wenn die PIA-Kriterien nicht erfüllt sind (Ergänzungsvereinbarung mit der DAK). Mehrere Jahre wurde die Clearingstelle gemeinsam mit einer Gruppe niedergelassener Psychotherapeuten betrieben und zur Qualitätssicherung ein fortlaufender Qualitätszirkel abgehalten. Aufgrund von Schwierigkeiten, das Angebot gezielt auf die von uns fokussierte Patientengruppe der schwer psychisch Erkrankten im Sinne der PIA-Kriterien zu begrenzen, wurde die Kooperation Ende 2015 eingestellt. Das Clearingverfahren und die ambulante Kurzzeitpsychotherapie werden aber weiter angeboten.

Umsetzung

Einschreibeentwicklung Versicherte der beiden beteiligten Kassen werden während der stationären oder ambulanten Behandlung im ZfP eingehend über die Integrierte Versorgung informiert. Durchschnittlich entscheidet sich dann etwa jeder dritte potenziell einschreibefähige Patient für die Teilnahme an dem Programm. Der im Rahmen einer Befragung am häufigsten genannte Grund für eine Ablehnung der IV-Behandlung war, dass sich die Patienten im Rahmen der regulären PIA-Behandlung ausreichend versorgt fühlten. Im März 2016 waren 721 Patienten eingeschrieben. 86 Prozent davon nahmen zu dem Zeitpunkt aktiv Leistungen in Anspruch, während bei den verbleibenden Patienten zumindest vorübergehend keine Behandlung erfolgte (»ruhende Teilnahme«).

Ressourcenverschiebung von vollstationär nach teilstationär und ambulant Das im Projektverlauf entwickelte transsektorale Berichtswesen zum Leistungsgeschehen im IV-Bereich zeigt, dass die beabsichtigte Ressourcenverschiebung von vollstationär zu teilstationär und ambulant an nahezu allen ZfP-Standorten, jedoch in unterschiedlichem Umfang, stattgefunden hat. Der Versorgungskontext spielt hier eine entscheidende Rolle, insbesondere die zeit- und wohnortnahe Verfügbarkeit bereits bestehender ambulanter Versorgungsstrukturen. Aber auch z. B. die regional unterschiedlichen Versichertenstrukturen sind relevant: Können insgesamt nur wenige, in einem fahrtechnisch vertretbaren Radius (ca. 30 Min.) lebende Patienten erreicht werden, sind Aufbau und Unterhalt mobiler multiprofessioneller Teams betriebswirtschaftlich nicht leistbar. Insbesondere in den Ballungsregionen zeigte sich aber deutlich, dass die Vermeidung und Verkürzung stationärer Behandlungen durch stationsersetzende Leistungen des Krankenhauses wie Hometreatment oder halbtagstagesklinische Behandlungen in vielen Fällen möglich ist. Diese Angebote sollten entsprechend als Regelleistung des Krankenhauses angeboten werden können (vgl. GRUPP, HANSEN 2013).

Begleitevaluation Die wissenschaftliche Begleitevaluation durch die Abteilung für Versorgungsforschung der Klinik für Psychiatrie und Psychotherapie der Universitätsklinik Ulm bestätigte unter Anwendung eines etwas anderen methodischen Ansatzes die beobachtete Ressourcenverschiebung: Die stationären Behandlungstage konnten laut der Studie von SCHMID u. a. (2015) reduziert und die Anzahl der erbrachten PIA-Leistungen im Gegenzug erheblich gesteigert werden. Patienten, die sich eingeschrieben hatten, unterschieden sich von solchen, die dies nicht taten, in erkrankungsbezogenen Variablen (z. B. CGI) nicht signifikant. Allerdings hatten IV-Patienten im Erhebungszeitraum vor ihrer Einschreibung mehr stationäre und ambulante Behandlungen gehabt als Patienten, die sich nicht einschreiben wollten. Keine signifikanten Auswirkungen hatte die Integrierte Versorgung gegenüber der Regelversorgung auf die Behandlungsqualität und -zufriedenheit der Patienten.

Zwischenbilanz und Ausblick

Die Einführung der Integrierten Versorgung im ZfP Südwürttemberg brachte sowohl für die unmittelbar in der Patientenversorgung Tätigen als auch die unterstützenden Abteilungen, insbesondere IT, (Medizin-) Controlling und PDV viele neue Aufgabenstellungen, eine gestiegene Komplexität und vorübergehend auch quantitativ erhöhte Arbeitsbelastung mit sich. Beispielsweise mussten die auf die Abbildung von ambulanten und stationären Fällen ausgelegten Datenverarbeitungssysteme (z. B. die elektronische Krankenakte) für die personenbezogene fall- und sektorübergreifende Arbeit weiterentwickelt oder auch Möglichkeiten zur Verrechnung von zu bepreisenden Einzelleistungen der PIA und Stationen geschaffen werden.

In den operativen Bereichen der Kliniken waren in erster Linie die Ambulanzen von den erforderlichen Teamentwicklungsprozessen betroffen. Die an einigen Standorten erstmals multiprofessionell besetzten Ambulanzen mussten sich nicht nur mit personellen Fragen beschäftigen (z. B. Anforderungsprofile für neue Mitarbeiter, Delegation ärztlicher Tätigkeiten, Arbeitsteilung im Team), sondern sich auch mit ihrer als ambulante IV-Teams zentraleren Rolle innerhalb der Klinik auseinandersetzen. Typische und wiederkehrende Fragestellungen waren:

- Wie lässt sich die Zusammenarbeit mit den Stationsteams intensivieren?

- Wo beginnen und enden unsere Zuständigkeiten und Kompetenzen – vor, an oder hinter der Stationstür?
- Wie können wir Patienten in Krisen frühzeitig auffangen und stationäre Aufnahmen präventiv vermeiden?
- Wie viel aktive Steuerung ist fachlich und ethisch angemessen und praktisch überhaupt möglich?
- Wie gehen wir mit suizidaler Kommunikation an der Krisenhotline um?
- Was machen wir mit »Langliegern« in den Krisenwohnungen?
- Welche Patienten und welche Familien kommen für die Akutfamilienpflege infrage?
- Worin unterscheidet sich unsere Arbeit von anderen ambulanten und aufsuchenden Diensten?

Diese Fragensammlung ist selbstredend nicht vollständig und soll auch nur exemplarisch verdeutlichen, welche häufig vorher auch nur begrenzt antizipierbaren Diskussions-, Reflexions- und Lernprozesse im Laufe der bald sieben Jahre Projektlaufzeit angestoßen wurden und weiter werden. In vielen Fällen geht es darum, gemeinsam abgestimmte Haltungen zu immer wieder auftretenden Fragestellungen in einem dynamisch-komplexen Versorgungsgeschehen zu entwickeln. Mit den bisher gut eintausend im südwürttembergischen IV-Modell behandelten Patienten konnten wir vielfältige Erfahrungen mit einem schwerpunktmäßig ambulanzgestützten und stationären Angebot flexibel nutzenden Versorgungsansatz machen. Nun wäre aus unserer Sicht die Überführung des hier bei einem kleinen Teil unserer Patienten erprobten Versorgungskonzepts in ein Modellvorhaben nach § 64 b SGB V sinnvoll – woran wir arbeiten.

Rochade stationärer und ambulanter Komplexbehandlung

Vieles spricht dafür, teambasierte psychiatrisch-psychotherapeutische Behandlungen grundsätzlich häufiger und frühzeitiger einsetzend im ambulanten Setting anzubieten, als das im System der Regelversorgung derzeit möglich ist. Zwar werden auch hier viele schwer psychisch kranke Patienten ausreichend gut versorgt und bei Krisen adäquat unterstützt. Wenn aber »Komplikationen« im Behandlungsverlauf mehr Regel als

Ausnahme sind, z. B. stationäre Behandlungen immer wieder völlig ungesteuert in Anspruch genommen und wieder abgebrochen werden, sich Drehtür- und Hospitalisierungseffekte einstellen; wenn der zwingend erforderliche Einbezug der Angehörigen oder der Transfer von Therapieerfolgen in den Alltag wiederholt nicht gelingt, da können mobile psychiatrische Teams doch in vielen Fällen erstaunlich positive Erfolge erzielen. Eine ihrer zentralen Aufgaben dabei ist, sich aktiv um die Schnittstellen entlang der Behandlungskette zu kümmern.

Unterschätzen sollte man den Aufwand für die fachliche und organisatorische Entwicklung einschließlich der kontinuierlich zu pflegenden Vernetzungsarbeit dieser Teams allerdings nicht; ganz abgesehen von der im Hintergrund vorzuhaltenden Infrastruktur durch Verwaltungs- und IT-Kräfte. Nolting u. a. dürften richtig liegen mit ihrer Einschätzung, dass von den infrage kommenden Leistungserbringern am ehesten psychiatrische Kliniken über die erforderlichen Ressourcen verfügen, um die in diesem Zusammenhang erforderlichen komplexen sektorübergreifenden Behandlungsprozesse zu gestalten (NOLTING u. a. 2016). Einrichtungen mit einem sogenannten Regionalbudget haben es vorgemacht, wie die notwendige strukturelle »Rochade« zwischen der stationären und der ambulant-aufsuchenden Versorgung durch die Entwicklung mobiler Klinikteams organisatorisch vollzogen werden kann. Die psychiatrische Station verliert dabei nicht an Bedeutung oder gar Existenzberechtigung. Sie rückt ausgestattet mit einem umschriebeneren Versorgungsauftrag etwas zur Seite, während das mobile multiprofessionelle Team stärker zentral positioniert in die Lage versetzt wird, sein Potenzial, nämlich die Versorgung im häuslichen Umfeld – als »am Ort des Geschehens« – zu entfalten.

Wo kann ein mobiles multiprofessionelles Team innerhalb der klinischen Versorgungskette effektiv ansetzen? Zum einen kann eine nachgeschaltete, nachsorgende Post-Krankenhausbehandlung Patienten in der oftmals kritischen Zeit nach der Entlassung begleiten und so dazu beitragen, Entlassbarrieren und das Rezidivrisiko zu senken. Der Kontakt zum mobilen multiprofessionellen Team (MMT) kann unserer Erfahrung nach aber auch der stationären Aufnahme und Behandlung sehr gut vorgeschaltet werden, z. B. im Rahmen einer Vorschaltambulanz, Akutsprechstunde oder psychiatrischen Notaufnahme. Hier können insbesondere unklare Aufnahmeindikationen geprüft und Behandlungsoptionen erörtert werden. Ob die Entscheidung dann für oder gegen eine stationäre Aufnahme getroffen wird, hängt schließlich nicht nur von Faktoren wie der Überwachungs- und Schutzbedürftigkeit des Patienten, den diagnostischen und therapeutischen Erfordernissen und von modulierenden psychosozialen Faktoren ab. Sie hängt auch wesentlich von dem Vorhandensein und der Leistungsfähigkeit z. B. eines Hometreatmentangebots ab (vgl. GOUZOULIS-MAYFRANK u. a. 2016). Es ist in der Regel günstiger, diese Option bereits vor einer stationären Aufnahme in Erwägung zu ziehen. Befindet sich der Patient erst einmal auf der Station, nimmt die Behandlung dort bereits in den ersten Tagen häufig eine Eigendynamik an, die einen Settingwechsel einschließlich der damit verbundenen Veränderung des Behandlungsfokus schwer macht.

Wer die stationär-psychiatrische Behandlung als komplementäre Funktion zur ambulanten Komplexbehandlung zu Ende denkt, wird in der Konsequenz um den Abbau stationärer Behandlungskapazitäten nicht umhinkommen. Das gefährdet dann nicht das Niveau der Versorgung der von ihm betroffenen psychisch Kranken, wenn er an den Aufbau alternativer Angebote wie (Akut-)Tageskliniken, PIA und MMT gekoppelt ist. Aber auch innerklinische Interessenkonflikte durch Verschiebungen von Ressourcen oder der Gefährdung des persönlichen Arbeitsplatzes können die Umsetzung einer Ambulantisierungsstrategie gefährden. Ängste vor der Infragestellung des bisherigen Vorgehens, der individuellen und gemeinsamen Leistungen, Sorgen um den Zusammenhalt von Teams und Sicherheit des Arbeitsplatzes tauchen schon früh auf. Auch Befürchtungen, durch neue Hometreatmentangebote blieben nur noch die schwerstkranken, hochsuizidalen und fremdaggressiven Patienten auf den Stationen »übrig«, sind möglich und sollten mit Blick auf die Erfahrungen der Kliniken, die ähnliche Umstrukturierungsprozesse bereits durchgemacht haben, entkräftet werden können.

(Akut-)Psychotherapie als integraler Bestandteil mobiler multiprofessioneller Behandlung

Auch Psychosekranke, um nur ein Beispiel für eine psychotherapeutisch unterversorgte Patientengruppe zu nennen, könnten von einer ambulanten psychotherapeutischen Behandlung profitieren, wenn sie nicht nur einen theoretischen, sondern auch realen Zugang zu ihr hätten. Schließlich hat insbesondere die kognitive Verhaltenstherapie (z. B. CBTp) in zahlreichen Studien erwiesen, dass sie u. a. zur Symptomreduktion, Rückfallvermeidung und Verringerung der Wiederaufnahmen sowie Verbesserung der Behandlungsadhärenz beitragen kann (vgl. NICE-Leitlinie – Psychose und Schizophrenie bei Erwachsenen; National Collaborating Centre for Mental Health 2014). Wo aber bereits Patienten mit Angst-, depressiven oder somatoformen Störungen viel Frustrationstoleranz und Geduld aufbringen müssen, bis sie einen Psychotherapieplatz bekommen, haben Patienten mit Psychosen, komorbiden Suchterkrankungen oder schweren Persönlichkeitsstörungen kaum eine Chance, angemessen psychotherapeutisch behandelt zu werden. Die Erwartung, dass biologische Verfahren, psychosoziale Interventionen und Psychotherapie annähernd gleichberechtigt nebeneinanderstehen und gegenseitig unterstützend ineinandergreifen, entspricht mehr dem Wunsch als der Wirklichkeit im Versorgungsalltag, denn Gesprächsleistungen sind hierfür einfach zu schlecht gegenfinanziert. Die medikamentöse Behandlung bildet daher häufig den dominierenden Schwerpunkt, der ergänzt wird durch komplementäre sozialpsychiatrische Hilfen.

Aber auch die begrenzte Indikationsbeschreibung in § 22 Absatz 2 der Psychotherapie-Richtlinie hatte den Zugang zu ambulanter Psychotherapie in der Vergangenheit erschwert. Ob die Ende Dezember 2014 in Kraft getretene Änderung der Psychotherapie-Richtlinie dazu führen wird, mehr Patienten mit Schizophrenie, schizotypen, wahnhaften oder bipolaren Störungen in Psychotherapie zu bringen, darf aufgrund der weiter fehlenden Anreize zur Durchführung von akutpsychotherapeutischer Krisenintervention oder psychotherapeutischer Versorgung von schwer psychisch Kranken bezweifelt werden. Aber selbst, wenn entsprechende Anreize geschaffen werden und der Zugang zu niedergelassenen ärztlichen und psychologischen Psychotherapeuten durch aktive Steuerung erleichtert wird, ist nicht garantiert, dass hier die angesprochene Patientengruppe erfolgreich in Psychotherapie vermittelt wird. Im Rahmen unseres IV-Modells wurden die entsprechenden Rahmenbedingungen geschaffen. Trotzdem erreichte die gemeinsam mit niedergelassenen Kollegen betriebene Clearingstelle die von uns anvisierte Patientengruppe nicht, sondern vor allem wieder Patienten mit F3- und F4-Diagnosen.

Die vermutlich systembedingte, künstlich geschaffene Konkurrenzsituation zwischen den verschiedenen Patientengruppen um psychotherapeutische

Behandlungsplätze lässt sich möglicherweise nur längerfristig überwinden. Es stellt sich aber auch die grundsätzliche Frage, ob ambulant gestützte psychiatrische Versorgung und psychotherapeutische Behandlung von Menschen mit schweren psychischen Erkrankungen nicht ohnehin untrennbar zusammengehören. Bezogen auf das Funktionale Basismodell hieße das, dass die (Akut-)Psychotherapie keine ausgelagerte delegierbare Funktion, sondern integraler Bestandteil der Komplexbehandlung wäre.

Sektorübergreifende Qualität als Systemziel und Zielsystem

Die psychiatrisch-psychotherapeutische Klinik kann sich aus dem zunehmenden Spagat zwischen dem Soll ethisch gebotener, leitlinienkonformer Versorgung und ihrem Ist-Zustand lösen, wenn die Weichen bei der Weiterentwicklung der Finanzierungsregelungen richtig gestellt werden. Anstatt stationäre Leistungen durch einen künstlichen Preiswettbewerb schrittweise verdeckt zu rationieren, sollten die zweifelsohne bestehenden Rationalisierungspotenziale ausgeschöpft und qualitative Aspekte bei Vergütung von Klinikleistungen stärker gewichtet werden. Zweifelsohne ließe sich ein relevanter Anteil der kostenintensiven stationären Aufenthalte durch stationsersetzende intensivambulante und aufsuchende Alternativangebote vermeiden. Mobile multiprofessionelle Teams können, in der Behandlungskette richtig platziert, viele Patienten in akuten Krisen bedarfsgerecht versorgen, aber auch sektorübergreifend über den Klinikaufenthalt hinaus begleiten und so die Nachhaltigkeit von Behandlungserfolgen unterstützen.

Dazu müssen zum einen die finanziellen und strukturellen Voraussetzungen geschaffen werden, zum anderen Versorgungsprozesse innerhalb der Kliniken angepasst werden. Die sektorübergreifende Qualität der klinischen Versorgung sollte im Fokus der Reformanstrengungen stehen. Zwar unterliegen sektorübergreifende Outcomekriterien wie gesellschaftliche Teilhabe und Lebensqualität stark subjektiven Bewertungen und sind zudem schwer zu messen; auch die Häufigkeit von Wiederaufnahmen ist durch die Kliniken beeinflussbar. Aber schon heute können Input-Variablen wie die personelle Ausstattung, die Übernahme der Versorgungsverpflichtung oder die Verfügbarkeit eines Hometreatmentangebots neben

Therapieansätze, Omega-3-Fettsäuren) die Erstmanifestation von Psychosen verzögern oder bestenfalls vermeiden können (MÜLLER u. a. 2012; VAN DER GAAG u. a. 2013). Die Früherkennung und Frühintervention gewinnt aber auch bei anderen psychischen Störungen, beispielsweise der Bipolaren Störung oder der Borderline-Persönlichkeitsstörung, zunehmend an Bedeutung (KAESS u. a. 2014; SCHULTZE-LUTTER u. a. 2015; ZESCHEL u. a. 2015).

Die Früherkennung schizophrener Psychosen basiert auf der Beobachtung, dass verschiedene Risikosymptome bereits bis zu fünf Jahre vor der Erstmanifestation einer Schizophrenie bestehen können (SCHULTZE-LUTTER u. a. 2010). Mittlerweile lassen sich hier zwei Konzepte unterscheiden, die in der Forschung und in der klinischen Praxis komplementär genutzt werden sollten. Das Basissymptomkonzept beruht auf der Beobachtung, dass Patienten mit einem schizophrenen Prodrom bestimmte kognitive und/oder kognitiv-perzeptive Auffälligkeiten zeigen (SCHULTZE-LUTTER u. a. 2007). Das Konzept der ultra high-risk (UHR)-Syndrome erfasst strukturiert eine Kombination aus Wahrnehmungsstörungen sowie inhaltlichen und formalen Denkstörungen (FUSAR-POLI u. a. 2013). Hier werden zum einen attenuierte psychotische Symptome (APS) und kurze intermittierende psychotische Symptome (BLIPS – Brief Limited Intermittend Psychotic Symptoms) unterschieden. Die Kombination beider Konzepte erhöht die Sensitivität und verbessert die Einschätzung des individuellen Risikos und sollte daher entsprechend angewendet werden (SCHULTZE-LUTTER u. a. 2014). Die Früherkennung schizophrener Prodrome ist bereits insoweit in der klinischen Anwendung etabliert, als dass es Richtlinien für die Diagnostik durch die European Psychiatric Association gibt (SCHULTZE-LUTTER u. a. 2015).

Auch die Früherkennung bipolarer Störungen gewinnt zunehmend an Bedeutung, seitdem gezeigt werden konnte, dass auch der bipolaren Störung eine Prodromalphase mit spezifischen Symptomkonstellationen vorausgeht (BAUER u. a. 2008; CORRELL u. a. 2007). Diese Symptomkonstellationen können unterschwellige manische Symptome (z. B. gehobene Stimmung, vermindertes Schlafbedürfnis) und unterschwellige depressive Symptome (z. B. leichte depressive Stimmung, Antriebslosigkeit) sein. Die Bipolar Prodrom Syndrom Scale (BPSS, CORRELL u. a. 2014) und das Early Inventory for Bipolar Disorders (EPIbipolar, LEOPOLD u. a. 2011) stellen bisher genutzte diagnostische Verfahren dar. Die BPSS berücksichtigt vornehmlich die Qualität der Stimmungsschwankungen, das EPIbipolar ergänzt dieses Instrument zusätzlich durch die Erfassung des psychosozialen Funktionsniveaus sowie Störungen des Schlafrhythmus.

Die Früherkennung und Frühbehandlung psychischer Störungen wird aber nicht nur störungsspezifisch, sondern auch störungsübergreifend für adoleszente und junge Erwachsene als besonders wichtig erachtet (HERPERTZ-DAHLMANN u. a. 2013). Ein Grund dafür ist, dass der Beginn einer psychischen Störung in der Adoleszenz, im Vergleich zu anderen Lebensphasen, häufig mit einem verzögerten Behandlungsbeginn assoziiert ist (WANG u. a. 2007). Es kommen überhaupt nur etwa 30 Prozent der 7–17-Jährigen mit psychischen Auffälligkeiten in professionelle Behandlung, was verdeutlicht, dass Jugendliche und junge Erwachsene das Hilfesystem nur unzureichend in Anspruch nehmen, auch wenn diese beispielsweise unter Suizidgedanken leiden (COTTER u. a. 2015; HINTZPETER u. a. 2015). Der Beginn einer psychischen Erkrankung liegt in der Regel vor dem dreißigsten Lebensjahr, eine adäquate Behandlung findet hingegen oftmals erst Jahre später statt (KAROW u. a. 2013; LAMBERT u. a. 2013; MAVROGIORGOU u. a. 2015; OYFFE u. a. 2015). Darüber hinaus zeigt ein früher Krankheitsbeginn häufig auch negative Auswirkungen auf den Verlauf und die Schwere einer psychischen Störung, was die Bedeutung einer adäquaten Diagnostik und Behandlung für diese Patientenklientel betont (POST u. a. 2010). Neuere Empfehlungen lauten daher, Adoleszenten und jungen Erwachsenen den Zugang zum Hilfesystem so einfach wie möglich zu gestalten, um einen verzögerten Behandlungsbeginn möglichst zu vermeiden oder zu verkürzen (COTTER u. a. 2015; KAROW u. a. 2013; LAMBERT u. a. 2013).

Die Früherkennungsambulanz für psychische Störungen des Universitätsklinikums Hamburg-Eppendorf bietet durch die interdisziplinäre Zusammenarbeit von Kinder-, Jugend- und Erwachsenenpsychiatrie Hilfesuchenden zwischen 12–29 Jahren und ihren Angehörigen sektorübergreifend eine umfassende alters-, diagnose- und fachübergreifende Beratung und Frühintervention für folgende psychische Erkrankungen bzw. Vorstadien psychischer Erkrankungen (nach ICD-10): Schizophrenie-Spektrumsstörungen, affektive Störungen, neurotische Störungen, Verhaltensstörungen und Persönlichkeitsstörungen sowie komorbide Suchterkrankungen (F1-, F2-, F3-, F4, F5- und F6-Störungen) (KAROW u. a. 2015).

Konsequenzen für Klinik und Praxis

Die Früherkennungsambulanz kann Hilfesuchenden unter Berücksichtigung der altersspezifischen, individuellen und familiären Umstände niederschwellig (falls nötig auch mobil) und zeitnah eine hochqualitative und standardisierte Früherkennung, Erstdiagnostik und Krisenintervention sowie Hilfestellung bei der Orientierung im Gesundheitssystem hinsichtlich der angezeigten Behandlungsoptionen bieten. Hierbei kommt der Früherkennungsambulanz eine Art Lotsenfunktion (Gatekeeper) im Hamburger Hilfesystem zu. Das bedeutet, dass sie die Aufgabe hat, darüber zu entscheiden, ob und welche Art therapeutischer Hilfe (z. B. psychosoziale Hilfe, Psychotherapie, Pharmakotherapie) ein Hilfesuchender benötigt und wie intensiv diese sein sollte (z. B. ambulante Therapie, [teil-]stationäre Therapie). Um dieser Lotsenfunktion gerecht zu werden, ist eine enge Zusammenarbeit mit Einrichtungen der Jugendhilfe, psychosozialen Trägern, Schulberatungslehrern sowie schul- und hochschulpsychologischen Diensten wichtig, die zukünftig noch weiter intensiviert werden sollte. Unsere Erfahrung zeigt, dass das Angebot der Früherkennungsambulanz, auch über die Sektorgrenze hinaus, in Hamburg bekannt ist. Dies ist unter anderem vorausgegangenen Werbemaßnahmen zu verdanken, bei denen Ambulanzflyer an Netzwerkpartner im erweiterten UKE-Sektor versendet wurden. Zudem ist die Früherkennungsambulanz in dem Internetauftritt der Klinik für Psychiatrie und Psychotherapie des UKE einfach und niederschwellig zu finden.

Kennzeichnend für die Arbeit in einer Früherkennungsambulanz ist, dass diese für viele Betroffene eine erste Anlaufstelle im psychiatrischen Versorgungssystem darstellt, was vor allem im Erstkontakt eine besondere Situation generiert, in der sowohl die Ängste der Hilfesuchenden als auch der, unter Umständen mit Scham verbundene, Entschluss, sich nun Hilfe zu holen, aktualisiert wird. Auch zeigen die Hilfesuchenden oder deren Angehörige im Erstgespräch oftmals einen hohen Leidensdruck gepaart mit dem Bedürfnis nach rascher Hilfestellung, welche den damit konfrontierten Diagnostiker nicht zu einer übereilten Pathologisierung bzw. einem voreiligen Aktionismus hinsichtlich der Behandlungsanbahnung verleiten sollte. Vielmehr gilt es, insbesondere aufgrund der besonderen emotionalen Situation des Hilfesuchenden, eine umfassende und standardisierte Diagnostik durchzuführen, die neben dem psychischen Befinden auch Vorbefunde und -behandlungen sowie aktuelle Konfliktsituationen erhebt und einbezieht. So werden auf der Basis eines ausführlichen Erstgesprächs zur Erfassung des subjektiven Beschwerdebilds sowohl standardisierte klinische Interviews als auch Selbst- bzw. Fremdauskunftsfragebögen verwendet, um letztlich zu einer umfassenden diagnostischen Einschätzung zu gelangen, welche für das weitere Vorgehen richtungsweisend ist. Neben der ausführlichen diagnostischen Abklärung und Einordnung der selbst- bzw. fremdbeobachteten Symptomatik stellt die angemessene und entängstigende Aufklärung des Patienten sowie die, aus der diagnostischen Untersuchung resultierende, Behandlungsempfehlung einen weiteren wichtigen Punkt dar. Abbildung 1, S. 196 soll dieses Ablaufschema veranschaulichen und einen Überblick zu den verwendeten Instrumenten geben.

Weisen Betroffene nach Abschluss der diagnostischen Untersuchung ein erhöhtes Risiko für die Entwicklung einer schweren psychischen Störung auf, gilt es, entsprechende Interventionen einzuleiten, um das Vollbild der Erkrankung zu vermeiden oder so weit hinauszuzögern, dass resultierende negative Konsequenzen hinsichtlich psychosozialer und gesellschaftlicher Umstände weitestgehend abgeschwächt werden. Liegt bereits die Erstmanifestation einer (schweren) psychischen Erkrankung vor, gilt es, zeitnah eine störungsspezifische Behandlung einzuleiten, um somit einer Chronifizierung vorzubeugen (KAROW u. a. 2015).

Eine Betrachtung der Hilfesuchenden (n = 262), welche seit Anfang 2013 in einem Zeitraum von zweieinhalb Jahren das Angebot der Früherkennungsambulanz an der Universitätsklinik Hamburg-Eppendorf in Anspruch genommen haben, veranschaulicht zunächst einmal die Diversität der Zugangswege. So erschien die Mehrheit der Patienten (40 Prozent), nachdem sie sich zuvor in einer psychiatrischen Klinik bzw. Ambulanz vorgestellt hatte, 31 Prozent stellten sich eigeninitiativ bzw. auf die Initiative Angehöriger vor. Hausärzte, niedergelassene Psychiater und Psychologen regten bei 23 Prozent eine Kontaktaufnahme zur Früherkennungsambulanz an; lediglich 6 Prozent der Patienten hatten sich zuvor an eine Beratungsstelle gewandt.

Das Durchschnittsalter der Kontaktsuchenden betrug 21,6 Jahre, zudem stellten sich bisher mit 56 Prozent geringfügig mehr männliche Kontaktsuchende vor. Die meisten Patienten berichteten von bereits länger bestehenden psychischen Problemen, welche nicht selten im Rahmen unterschiedlicher psychosozialer Konfliktsituationen gediehen waren. 24 Prozent der Betroffenen befanden sich aufgrund ihrer Probleme zum

Praxismodelle

ABBILDUNG 1 Früherkennungsambulanz Algorithmus

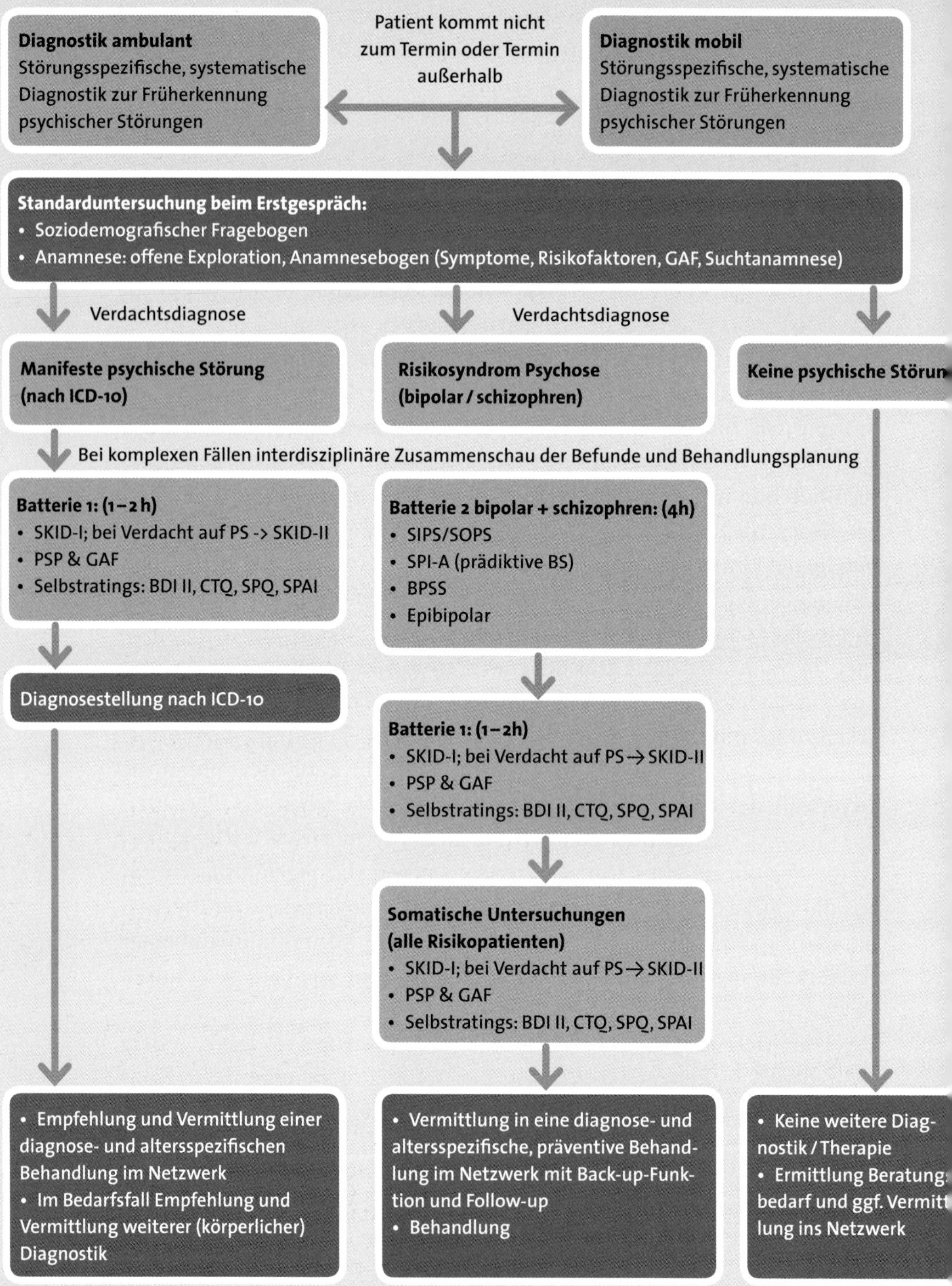

Diagnostik ambulant
Störungsspezifische, systematische Diagnostik zur Früherkennung psychischer Störungen

Patient kommt nicht zum Termin oder Termin außerhalb

Diagnostik mobil
Störungsspezifische, systematische Diagnostik zur Früherkennung psychischer Störungen

Standarduntersuchung beim Erstgespräch:
- Soziodemografischer Fragebogen
- Anamnese: offene Exploration, Anamnesebogen (Symptome, Risikofaktoren, GAF, Suchtanamnese)

Verdachtsdiagnose → **Manifeste psychische Störung (nach ICD-10)**

Verdachtsdiagnose → **Risikosyndrom Psychose (bipolar / schizophren)**

→ **Keine psychische Störung**

Bei komplexen Fällen interdisziplinäre Zusammenschau der Befunde und Behandlungsplanung

Batterie 1: (1–2 h)
- SKID-I; bei Verdacht auf PS -> SKID-II
- PSP & GAF
- Selbstratings: BDI II, CTQ, SPQ, SPAI

Diagnosestellung nach ICD-10

Batterie 2 bipolar + schizophren: (4h)
- SIPS/SOPS
- SPI-A (prädiktive BS)
- BPSS
- Epibipolar

Batterie 1: (1–2h)
- SKID-I; bei Verdacht auf PS → SKID-II
- PSP & GAF
- Selbstratings: BDI II, CTQ, SPQ, SPAI

Somatische Untersuchungen (alle Risikopatienten)
- SKID-I; bei Verdacht auf PS → SKID-II
- PSP & GAF
- Selbstratings: BDI II, CTQ, SPQ, SPAI

- Empfehlung und Vermittlung einer diagnose- und altersspezifischen Behandlung im Netzwerk
- Im Bedarfsfall Empfehlung und Vermittlung weiterer (körperlicher) Diagnostik

- Vermittlung in eine diagnose- und altersspezifische, präventive Behandlung im Netzwerk mit Back-up-Funktion und Follow-up
- Behandlung

- Keine weitere Diagnostik / Therapie
- Ermittlung Beratungsbedarf und ggf. Vermittlung ins Netzwerk

Zeitpunkt des Erstgesprächs bereits in ambulanter psychotherapeutischer Behandlung, weitere 15 Prozent hatten überdies schon eine stationäre psychiatrische bzw. psychotherapeutische Behandlung erhalten und 17 Prozent der Kontaktsuchenden erhielten zum Zeitpunkt der Kontaktaufnahme bereits eine psychopharmazeutische Medikation.
Es zeigte sich, dass zum Zeitpunkt der Vorstellung bereits 74 Prozent der Hilfesuchenden die Kriterien einer psychischen Störung erfüllten. Am häufigsten konnten affektive Störungen (27 Prozent) diagnostiziert werden. Hierbei dominierte die mittelgradige depressive Störung mit 10 Prozent. 24 Prozent der Hilfesuchenden erfüllten die Kriterien einer Störung aus dem schizophrenen Spektrum. Die Kriterien für ein Risikosyndrom für die Entwicklung einer Psychose wurden mittels der Schizophrenia Proneness Scale erhoben (SPI-A, Schizophrenia Proneness Instrument Adult Version, SCHULTZE-LUTTER u. a. 2007) sowie mit dem strukturierten klinischen Interview für prodromale Syndrome (SIPS, Structured Interview for Prodromal Syndromes, MCGLASHAN u. a. 2001) durchgeführt und mit der Skala für prodromale Symptome (SOPS, Scale of Prodromal Symptoms, MILLER u. a. 1999) ausgewertet. Insgesamt erfüllten 26 Prozent der Patienten die Kriterien eines Risikosyndroms für die Entwicklung einer Psychose sowie 2 Prozent die Kriterien eines Prodroms einer bipolaren Störung. Diese relativ hohe Anzahl lässt sich vermutlich damit begründen, dass die Früherkennungsambulanz Anfang 2013 aus Hamburgs einziger Psychosenersterkennungs- und Behandlungsambulanz (PEB) hervorging und damals, wie auch gegenwärtig, oftmals für die diagnostische Beurteilung fraglich prodromaler Syndrome hinzugezogen wird.
Lediglich 5 Prozent der Hilfesuchenden erhielten nach Abschluss der Untersuchung keine Diagnose. Hier galt es, in der aktuellen Krisensituation zu stabilisieren, unnötige Diagnostik und psychiatrische Interventionen zu vermeiden sowie an entsprechende Beratungsstellen weiterzuverweisen (KAROW u. a. 2015).

Diskussion

Eine wiederkehrende Erfahrung im Alltagsgeschehen der Früherkennungsambulanz zeigt, dass psychosenahe Symptome bei Jugendlichen und jungen Erwachsenen selten isoliert auftreten. Stellte sich, infolge der diagnostischen Untersuchung, ein erhöhtes Risiko für die Entwicklung einer Psychose heraus, so handelte es sich nur in wenigen Fällen um ein »reines« Hochrisikosyndrom. Auch stellte die psychosenahe Symptomatik oftmals nicht die primär vom Betroffenen beklagte Symptomatik dar. So dominierten vordergründig zumeist andere psychopathologische Phänomene, beispielsweise eine ausgeprägte emotionale Instabilität, Depressivität oder Angstsymptomatik. Dies erforderte zunächst eine leitliniengerechte Behandlung der offenkundigen Störung. Die begleitende, weniger offensichtliche psychosenahe Symptomatik erforderte parallel dazu eine individuelle Planung weiterer Interventionen, beispielsweise ein regelmäßiges Monitoring mit dem Zweck, mögliche Symptomverstärkung zeitnah zu erfassen und einen Übergang durch geeignete psychotherapeutische und gegebenenfalls medikamentöse Maßnahmen frühzeitig abzufangen.

Lassen sich psychosenahe Symptome eruieren, werden jedoch nicht die Zeit- und Ausprägungskriterien der verwendeten Früherkennungsinstrumente erfüllt, kann dies zudem auf eine andere Genese hindeuten. Generell erweist sich die Abgrenzung psychotischer bzw. psychosenaher Symptome zu den dissoziativen, bzw. im Rahmen einer Traumafolgesymptomatik und/oder emotional instabilen Persönlichkeitsstörung auftretenden Symptomen oftmals als schwierig und erfordert, vor der abschließenden Diagnosestellung, eine spezifische psychopathologische Diagnostik und kritische Würdigung aller erhobenen Befunde.

Insbesondere im Hinblick auf die hohe Prävalenz psychosenaher Symptome in der Allgemeinbevölkerung zeigt sich, dass eine von Früherkennungsexperten durchgeführte Diagnostik eine deutlich differenziertere Einschätzung des tatsächlichen Risikos, an einer Psychose zu erkranken, ermitteln kann, die psychosenahe von eindeutig psychotischen Symptomen besser zu unterscheiden vermag und mit größerer Zurückhaltung die Diagnose einer schizophrenen Störung stellt (KELLEHER u. a. 2010).

Unsere Erfahrungen bestätigen, dass ein hoher Bedarf am niederschwelligen, interdisziplinären und altersentsprechenden Angebot der Früherkennungsambulanz besteht, welches vor allem durch Jugendliche und junge Erwachsene in Anspruch genommen wird, von denen viele bereits manifeste psychische Beeinträchtigungen zeigen. Der Beziehungsgestaltung mit dieser Patientengruppe kommt eine besondere Bedeutung zu: Für ein Drittel der Patienten stellt der Besuch in unserer Ambulanz den ersten Kontakt zum psychiatrischen Hilfesystem dar, was für viele eine zusätzliche Verunsicherung bedeutet. Dies unterstreicht die Notwendigkeit, eine empathische und validierende Haltung zu wahren und den Hilfesuchenden so viel Normalität wie möglich entgegenzubringen. Ebenso wichtig wie die Beziehungsgestaltung zum Hilfesuchenden ist, je nach Möglichkeit, auch die Einbeziehung von Eltern, Geschwistern, Partnern oder Betreuern. Eine gute und enge Zusammenarbeit mit Hausärzten, psychosozialen Trägern (z. B. Jugendwohngruppen) und Bildungseinrichtungen (z. B. schulpsychologischen Diensten) ist zusätzlich förderlich, um Ängste vor der Psychiatrie abzubauen, die Inanspruchnahme früher Hilfsmöglichkeiten zu erhöhen und Hilfesuchenden eine diagnostische Abklärung zu ermöglichen.

Abschließend betrachtet bestätigen die vorliegenden Erfahrungen, dass die Früherkennung und Frühintervention an Bedeutung gewinnt und eine notwendige Basisfunktion einer bedarfsgerechten psychiatrischen und psychotherapeutischen Versorgung darstellt. Aufgrund der hohen Inanspruchnahme unseres Angebots in Hamburg und im Hamburger Umland kann zudem davon ausgegangen werden, dass auch in anderen Städten und Ballungsgebieten der Bedarf an dem Angebot einer Früherkennungsambulanz besteht, was nahelegt, vergleichbare Angebote auch anderenorts zu etablieren. Gleichzeitig sollte mit der Implementierung dieses Versorgungsmodells auch eine intensivierte und langfristige wissenschaftliche Begleitung einhergehen, die zum Ziel hat, Algorithmen und Kriterien für eine therapeutische Behandlung im Sinne eines Stepped-Care-Models zu entwickeln, mit dem Ziel, die Versorgung psychisch Erkrankter möglichst zu individualisieren, diesen eine ihrem Erkrankungsstadium angemessene Behandlungsintensität zukommen zu lassen und so Unter- oder Übertherapie zu vermeiden (HÄRTER u. a. 2015).

Literatur

BAUER, M.; JUCKEL, G.; CORRELL, C.; LEOPOLD, K.; PFENNIG, A. (2008): Diagnosis and treatment in the early illness phase of bipolar disorders. European Archives of Psychiatry and Clinical Neuroscience 258, S. 50–54.

COTTER, P.; KAESS, M.; CORCORAN, P. u. a. (2015): Help-seeking behaviour following school-based screening for current suicidality among European adolescents. Social Psychiatry and Psychiatric Epidemiology 50 (6), S. 973–982.

Correll, C.; Penzner, J.; Frederickson, A.; Richter, J.; Auther, A.; Smith, C.; Kane, J.; Cornblatt, B. (2007): Differentiation in the preonset phases of schizophrenia and mood disorders: evidence in support of a bipolar mania prodrome. Schizophrenia Bulletin 33, S. 703–714.

Correll, C.; Olvet, D.; Auther, A. u.a. (2014): The Bipolar Prodrome Symptom Interview and Scale-Prospective (BPSS-P): description and validation in a psychiatric sample and healthy controls. Bipolar Disorders 16, S. 505–522.

Fusar-Poli, P.; Borgwardt, S.; Bechdolf, A.; Addington, J.; Riecher-Rössler, A.; Schultze-Lutter, F. u.a. (2013): The psychosis high-risk state: a comprehensive state-of-the-art review. JAMA Psychiatry 70 (1), S. 107–120.

Härter, M.; Heddaeus, D.; Steinmann, M.; Schreiber, R.; Brettschneider, C.; König, H.H.; Watzke, B. (2015): Collaborative und Stepped Care bei depressiven Erkrankungen. Bundesgesundheitsblatt-Gesundheitsforschung-Gesundheitsschutz 58, S. 420–429.

Herpertz-Dahlmann, B.; Bühren, K.; Remschmidt, H. (2013): Growing Up Is Hard: Mental Disorders in Adolescence. Deutsches Ärzteblatt International 110, S. 432–440.

Hintzpeter, B.; Klasen, F.; Schon, G. u.a. (2015): Mental health care use among children and adolescents in Germany: results of the longitudinal BELLA study. European Child & Adolescent Psychiatry 24 (6), S. 705–713.

Kaess, M.; Brunner, R.; Chanen, A. (2014): Borderline Personality Disorder in Adolescence. Pediatrics 134, S. 782–793.

Karow, A.; Bock, T.; Naber, D. u.a. (2013): Mental health of children, adolescents and young adults – part 2: burden of illness, deficits of the german health care system and efficacy and effectiveness of early intervention services. Fortschritte der Neurologie Psychiatrie 81, S. 628–638.

Karow, A.; Lüdecke, D.; Sengutta, M.; Wittmann, L.; Lambert, M. (2015): Früherkennung von Psychosen. Die Früherkennungambulanz für psychische Störungen für Jugendliche und junge Erwachsene. Psychotherapie im Dialog 16 (03), S. 38–42.

KELLEHER, I.; JENNER, J. A.; CANNON, M. (2010): Psychotic symptoms in the general population – an evolutionary perspective. The British Journal of Psychiatry 197 (3), S. 167–169.
LAMBERT, M.; BOCK, T.; NABER, D. u. a. (2013): Mental Health of Children, Adolescents and Young Adults – Part 1: Prevalence, Illness Persistence, Adversities, Service use, Treatment Delay and Consequences. Fortschritte der Neuologie Psychiatrie 81, S. 614–627.
LEOPOLD, K.; NIKOLAIDES, A.; BAUER, M.; BECHDOLF, A.; CORRELL, C. U. u. a. (2015): Angebote zur Früherkennung von Psychosen und bipolaren Störungen in Deutschland: Bestandsaufnahme. Der Nervenarzt 86 (3), S. 352–358.
LEOPOLD, K.; RITTER, P.; CORRELL, C.; MARX, C.; ÖZGÜRDAL, S.; JUCKEL, G.; BAUER, M.; PFENNIG, A. (2011): Risk constellations prior to the development of bipolar disorders: rationale of a new risk assessment tool. Journal of Affective Disorders 136 (3), S. 1000–1010.
MARSHALL, M.; LEWIS, S.; LOCKWOOD, A.; DRAKE, R.; JONES, P.; CROUDACE, T. (2005): Association between duration of untreated psychosis and outcome in cohorts of first-episode patients: a systematic review. Archives of General Psychiatry 62, S. 975–983.
MAVROGIORGOU, P.; SIEBERS, F.; KIENAST, T. u. a. (2015): Hilfesuchverhalten und Behandlungswege von Patienten mit Zwangsstörungen. Der Nervenarzt 86 (9), S. 1–9.
MCGLASHAN, T. H.; MILLER, T. J.; WOODS, S. W.; ROSEN, J. L.; HOFFMAN, R. E.; DAVIDSON, L. (2001): Structured interview for prodromal syndromes (SIPS). Yale University: New Haven.
MILLER, T. J.; MCGLASHAN, T. H.; WOODS, S. W.; STEIN, K.; DRIESEN, N.; CORCORAN, C. M. u. a. (1999): Symptom assessment in schizophrenic prodromal states. Psychiatric Quarterly 70, S. 273–287.
MÜLLER, H.; WIESSMANN, T.; BECHDOLF, A. (2012): Interventionen bei Personen mit erhöhtem Psychoserisiko: Eine aktuelle Übersicht über randomisierte kontrollierte Studien. Fortschritte der Neurologie Psychiatrie 80 (10), S. 570–579.
OYFFE, I.; SHWIZER, R.; STOLOVY, T. (2015): The Association Between Diagnosis, Treatment Delay and Outcome Among Patients with Bipolar Disorders. Psychiatric Quarterly 86, S. 95–105.
PERKINS, D. O.; GU, H.; BOTEVA, K.; LIEBERMAN, J. A. (2005): Relationship between duration of untreated psychosis and outcome in

first-episode schizophrenia: a critical review and metaanalysis. American Journal of Psychiatry 162, S. 1785–1804.

Post, R.; Leverich, G.; Kupka, R. u. a. (2010): Early-onset bipolar disorder and treatment delay are risk factors for poor outcome in adulthood. The Journal of Clinical Psychiatry 71, S. 864–872.

Schultze-Lutter, F.; Addington, J.; Ruhrmann, S.; Klosterkötter, J. (2007): Schizophrenia proneness instrument adult version (SPI-A), Rom: Giovanni Fioriti Editore s.r.l.

Schultze-Lutter, F.; Ruhrmann, S.; Berning, J.; Maier, W.; Klosterkötter, J. (2010): Basic symptoms and ultrahigh risk criteria: symptom development in the initial prodromal state. Schizophrenia Bulletin 36 (1), S. 182–191.

Schultze-Lutter, F.; Klosterkötter, J.; Ruhrmann, S. (2014): Improving the clinical prediction of psychosis by combining ultra-high risk criteria and cognitive basic symptoms. Schizophrenia Research 154, S. 100–106.

Schultze-Lutter, F.; Michel, C.; Schmidt, S. u. a. (2015): EPA guidance on the early detection of clinical high risk states of psychoses. European psychiatry: the journal of the Association of European Psychiatrists 30, S. 405–416.

van der Gaag, M.; Smit, F.; Bechdolf, A.; French, P.; Linszen, D. H.; Yung, A. R.; McGorry, P.; Cuijpers, P. (2013): Preventing a first episode of psychosis: meta-analysis of randomized controlled prevention trials of 12 month and longer-term follow ups. Schizophrenia Research 149, S. 56–62.

Wang, P.; Angermeyer, M.; Borges, G. u. a. (2007): Delay and failure in treatment seeking after first onset of mental disorders in the World Health Organization's World Mental Health Survey Initiative. World psychiatry: official journal of the World Psychiatric Association (WPA) 6, S. 177–185.

Zeschel, E.; Bingmann, T.; Bechdolf, A. u. a. (2015): Temperament and prodromal symptoms prior to first manic/hypomanic episodes: results from a pilot study. Journal of Affective Disorders 173, S. 39–44.

Prävention als Auftrag, Menschen psychische Erkrankung zu ersparen und zu ermöglichen

Thomas Bock, Gwen Schulz und Gyöngyvér Sielaff

Wenn wir den Titel dieses Buches »Rundum ambulant« ernst nehmen, stellt sich die Frage: Wer kann was mit wem ambulant? Und warum plötzlich heute und nicht schon vor zehn Jahren? Was braucht es, um einen solchen Satz, einen solchen Anspruch zu verwirklichen?
Wenn Menschen mit psychischen Verstörungen (auch in Krisenzeiten) unter uns leben, reicht es nicht, dass sich das sozialpsychiatrische Angebot noch weiter differenziert, sondern es braucht einen anderen Blick, eine andere Solidarität unter uns allen. Es braucht eine veränderte Haltung dem Fremden gegenüber, dem Auffälligen, dem die tägliche Routine Verstörenden. Folgen wir diesem Gedanken weiter, brauchen wir nicht nur Präventionsideen zur Vermeidung psychischer Erkrankungen, sondern auch eine größere Offenheit und Großzügigkeit gegenüber der Vielfalt höchst verschiedener Lebensentwürfe. Wenn beides zusammen gelingt, werden wir alle vielleicht auch weniger ängstlich dem Fremden, Unerwarteten, nicht sofort Verstehbaren in uns selbst gegenüber – und damit vielleicht sogar neugierig und offener dem Unbekannten um uns herum. Es ist ein Phänomen, dass einerseits ein befriedigendes Leben für alle nur schwerer errungen werden kann und andererseits ein über allem schwebendes Motto von »take it easy« und »keep cool« schwebt. Insgesamt entsteht der Eindruck, dass der Anspruch an eine glatte, leistungsstarke und faltenlose Gesellschaft immer mehr Menschen ausgrenzt, denen das nicht gelingt.

Dilemma der Prävention

Prävention verdeutlicht das Dilemma, vor dem wir im Umgang mit psychischer Erkrankung stehen:
- Psychisch zu erkranken, gehört zum Spielraum menschlicher Handlungsmöglichkeiten. Symptome können unter schwierigen Umständen notwendige Bewältigungsstrategien sein oder der Ausdruck von Lebenskrisen besonders dünnhäutiger Menschen.
- Betrachten wir die Faktoren, die im transkulturellen Vergleich die unterschiedliche Häufigkeit psychischer Erkrankungen erklären, dann stoßen wir vor allem auf gesellschaftliche und soziale Aspekte: auf Krieg, Folter, Migration, Missbrauch sowie die ungleiche Verteilung von Ressourcen (PRIEBE u. a. 2013; PRIEBE 2015).

Prävention ist also zugleich bitter notwendig und unmöglich. Sie fordert uns auf, unsere Lebensbedingungen human zu gestalten. Aber würden wir sie bis ins Letzte perfektionieren, bestünde die Gefahr, dass wir mit der psychischen Erkrankung auch das Menschsein abschafften. Wir kommen nicht umhin, Menschen auch in tiefer Verunsicherung und Verstörung zu akzeptieren. Anders ausgedrückt: Prävention erfordert eine *Doppelstrategie*. Wir stehen vor der Aufgabe, psychische Erkrankung gleichzeitig unnötig *und* selbstverständlich zu machen. Beides bedeutet eine große politische Herausforderung, die die Psychiatrie einbezieht, aber weit über sie hinausweist.

Wir betrachten in unserem Beitrag Prävention also als politische Aufgabe und als Auftrag, Diskriminierung zu bekämpfen. Wir wollen ein Verständnis von psychischer Erkrankung skizzieren, das die besondere Erfahrung integrieren hilft – individuell und kulturell – und am Beispiel »Irre menschlich Hamburg« verdeutlichen, wie daraus wiederum ein (kommunal-)politischer Auftrag erwächst.

Leben in unsicherer Zeit

Das Leben birgt immer Unsicherheiten. Zu allen Zeiten standen Menschen vor neuen Herausforderungen und häufig wurden diese mit dem Risiko, psychisch zu erkranken, in Verbindung gebracht. Das galt für die Erfindung der Eisenbahn und des Telefons ebenso für wie die des

Internets. Wahr daran ist, dass psychische Krisen menschenmöglich sind und in ihrer Art und Ausprägung die jeweiligen gesellschaftlichen Umstände spiegeln und reflektieren.

Wir schreiben diesen Text im Frühjahr 2016. Wir machen uns in einer Zeit darüber Gedanken, wie Menschen mit schweren psychischen Verstörungen in einer Welt ambulant leben können, in der zwar die sozialpsychiatrischen Angebote enorm differenziert geworden sind, die Welt aber insgesamt sehr viel unsicherer, schwerer durchschaubar und für den Einzelnen nur mit großer Mühe handhabbar ist. Damit meinen wir die Völkerwanderung mit allen ihren Folgen; die vielen Kriege, die sich zuspitzende und empörende Ungerechtigkeit zwischen Arm und Reich, Macht und ohne Macht; die überall existierende Bedrohung durch Attentate, die gelenkte Berichterstattung darüber, die Furcht allerorten und die deshalb scheinbar notwendige Überwachung etc. Auch wenn wir in Deutschland noch vergleichsweise privilegiert und gesichert leben, kann sich niemand mehr der Flut von beunruhigenden Nachrichten entziehen. Die Welt war immer in Entwicklung, aber in der akuten Situation, ohne Distanz zu den Geschehnissen, ohne zu wissen, wohin das führt, wie sich das später einordnet, hat das einen großen Einfluss auf das individuelle und gesellschaftliche Menschsein. Daneben ist ein hohes Tempo der Digitalisierung entstanden, die so tut, als ob menschliche Begegnung in Chatrooms stattfinden könnte. Das scheinbare Kennenlernen geht rasend schnell, persönlichste Informationen werden massenhaft und ohne konkrete Ansprechpartner in die Welt herausgeschickt. Alles erscheint möglich. Wir verteilen unsere momentanen Gedanken, Ideen und Planungen bei Facebook oder anderen sozialen Netzwerken. So vieles wird erzählbar und scheinbar mit-teil-bar. Aber das wirkliche Teilen geht verloren, und das Face/Gesicht, das sich erschrickt, das Zeit braucht, das fühlt, liebt und sich schämt, geht verloren. Wirkliches Mit-Mensch-Sein übt sich so nicht; wir halten immer weniger gemeinsam aus, sondern ziehen uns in unsere Privaträume zurück.

Ganz offiziell darf gesagt werden, dass 62 Menschen so viel besitzen wie die gesamte ärmere Weltbevölkerung zusammen (Oxfam 2016). Es folgt kein Aufschrei, es folgt kein massenhaftes Aufstehen mehr gegen so viel Ungerechtigkeit. Es entsteht keine Solidarität, kein Zusammenstehen, wodurch sich politische Kraft entwickeln könnte. Im Gegenteil, die Bereitschaft, andere Menschen auszugrenzen, zu entwerten, um das eigene »heile Haus« zu schützen, nimmt zu.

Prävention und Politik

Das Gerangel um ein Präventionsgesetz mag notwendig sein und vielleicht auch neue Perspektiven eröffnen. Es ist jedoch in seinen Dimensionen beschränkt: Zumindest im transkulturellen Vergleich wird ein großer Teil der unterschiedlichen Prävalenz psychischer Störungen mit sozialen und gesellschaftlichen Faktoren erklärt (PRIEBE u. a. 2013; PRIEBE 2015):

- Krieg und Folter hinterlassen seelische Spuren über mehrere Generationen.
- Die unmittelbaren und mittelbaren Folgen von Migration, vor allem aber die gettohafte Lebenssituation vieler Migranten, erklären einen großen Teil der unterschiedlichen Prävalenz bei Psychosen und schweren Depressionen (BOGIC u. a. 2015).
- Auch sonst stehen viele psychische Störungen im Zusammenhang mit Missbrauchs- und Gewalterfahrung.
- Je größer die Spannweite von Arm und Reich ist, desto stärker steigt die Rate der psychischen Erkrankung auf beiden Seiten – ein Zusammenhang, der möglicherweise nicht nur im transkulturellen Vergleich bedeutsam ist, sondern auch eine zusätzliche Erklärung für die besondere Häufigkeit psychischer Störungen in Städten wie Hamburg und München liefert.
- Ähnliches gilt für die ungleiche Verteilung von Arbeit: Die einen klagen nachvollziehbar über zu viel Arbeit und zu wenig Trennung zwischen Privat- und Berufsleben; die anderen werden oder bleiben krank, weil ihnen jeder Zugang zum Arbeitsleben und zu sinnerfüllter Tätigkeit genommen ist.

Allein diese Zusammenhänge ergeben ein umfassendes politisches Handlungsprogramm zur Prävention psychischer Erkrankung für Generationen von globalen bis kommunalen Politikern.

Prävention und Diskriminierung

Von einem selbstverständlichen Umgang mit psychischen Störungen sind wir immer noch weit entfernt. Viele Patienten und Angehörige haben weniger Angst vor den Symptomen der Erkrankung als vor den sozialen Folgen. Und nicht selten wird die Fremdstigmatisierung in der

Selbststigmatisierung vorweggenommen. Daran hat die Psychiatrie einen nicht unerheblichen Anteil – in der historischen wie in der aktuellen Dimension:
- Die meisten Vorurteile (unheilbar, unberechenbar, progredient) von heute spiegeln nach wie vor die Fehleinschätzungen der Psychiatrie von gestern.
- Die von Pathologie geprägte Diagnostik trägt wenig zum Selbstverstehen und zur Aneignung der Erfahrung, stattdessen viel zu deren Abspaltung und zur Entfremdung bei (BOCK 2012; BOCK, HEINZ 2016).
- Die soziologische Definition von Stigmatisierung als »Zuordnung negativ bewerteter Merkmale« verlegt den Ort des Geschehens nicht zuletzt in die Psychiatrie; doch das hat bisher wenig zu einer Reflexion der psychiatrischen Interaktion und Sprache beigetragen.

Die Häufigkeit von psychischen Erkrankungen wird bei globalen Befragungen in der Bevölkerung inzwischen weit überschätzt (VON DEM KNESEBECK u. a. 2013; MNICH u. a. 2015). Dennoch wird die konkrete, primär psychische Erkrankung des Einzelnen in der Regel immer noch anders bewertet als die primär somatische Erkrankung. Und alle Versuche, über einen somatischen Reduktionismus alles in einen Topf zu werfen, also z. B. Schizophrenie und Diabetes als »Stoffwechselstörungen« gleichzusetzen, haben das Gegenteil bewirkt: Die soziale Distanz nimmt zu, vermutlich, weil Unberechenbarkeit assoziiert wird (SCHOMERUS u. a. 2012).

Prävention schließt also den Auftrag mit ein, psychische Erkrankung zu entstigmatisieren – zuerst in der Psychiatrie selbst, und dann auch darüber hinaus. Es macht einen Unterschied, ob wir eine psychische Störung auf einen entgleisten Transmitter oder ein ver-rücktes Gen reduzieren oder ob wir mit dem Betroffenen und seiner nahen Umgebung nach einem Verständnis für die seelische Ausnahmesituation und nach möglichen Auswegen suchen.

Das Hamburger SuSi-Projekt (zum Subjektiven Sinn) hat empirisch bestätigt, was wir aus Büchern (BUCK 2005), unzähligen Psychoseseminaren und Psychotherapien wissen: Es gibt ein Sinn-Bedürfnis auch bei Psychosen, Manien und Depressionen, d. h. den Wunsch, das Erlebte wieder mit der eigenen Person, der eigenen Lebenserfahrung und -situation zu verbinden, anstatt eine diagnostische Ziffer (»ich habe F20«) auf sich anzuwenden, sich eine Standardbehandlung abzuholen und sich ansonsten fremd zu bleiben (KLAPHECK u. a. 2011; BOCK u. a. 2014).

Der Auftrag zur Prävention beinhaltet also auch einen anderen Umgang mit psychischer Erkrankung in der Psychiatrie wie auch in der Gesellschaft, eine andere Beziehungskultur in der Psychiatrie und gemeinsame trialogische Anstrengungen gegen die soziale und gesellschaftliche Diskriminierung und für die Umsetzung der UN-Behindertenrechtskonvention.

Das muss auch Konsequenzen haben für die Früherkennung: Solange das Unverständnis gegenüber psychischen Störungen so ist, wie es ist, steht Früherkennung immer vor der Frage, ob sie eher nutzt oder eher schadet. Und vor dem Dilemma, dass sie unter Umständen nicht Ressourcen zuteilt, sondern Stigmatisierung. Ein erster Schritt könnte sein, dass wir nicht in erster Linie Symptome früherkennen, sondern Lebensrisiken und dass wir unsere Behandlungsstrategien nicht nur auf Defizite, sondern auch auf Ressourcen, nicht nur auf den Einzelnen, sondern auch auf seine Umgebung ausrichten.

Prävention aus anthropologischer Sicht

Prävention bedeutet also nicht nur, psychische Erkrankung zu vermeiden, sie zum Verschwinden zu bringen, sondern auch, sie sichtbar zu machen als Ausdruck des Menschseins. Beim Verständnis aller psychischen Störungen muss der Blick auf die Besonderheit und die statistische Abweichung (Patho-Logie) erweitert werden, um die gleichzeitige Besinnung auf das allen Menschen Gemeinsame, das uns alle Verbindende (Anthropo-Logie). Die Frage nach den Ursachen muss durch die gemeinsame Suche nach Sinn und Bedeutung ergänzt werden (BOCK 2012, 2014; BOCK, HEINZ 2016):

- Depressionen sind eben nicht nur Ausdruck einer biologischen Konstellation, sondern zunächst Schutzmechanismen gegenüber überfordernden Gefühlen und Ereignissen, sozusagen eine Art Totstellreflex der Seele.
- Menschen mit Borderlinestörung strapazieren sich und andere nicht, weil sie völlig anders sind, sondern weil sie die Balance von Nähe und Distanz, Bindung und Autonomie, Anpassung und Widerstand, die wir (vermutlich) alle aus der Pubertät kennen, radikal und zeitlich ungebunden fortsetzen und weil sie uns mit unerträglichem Schmerz konfrontieren.

- Menschen in Manien sind in erster Linie nicht unverschämt, sondern suchen einen verzweifelten Ausweg aus der Überanpassung, die es ihnen erschwert hat, eigene Maßstäbe zu entwickeln und rechtzeitig Nein zu sagen. Die Krankheit zwingt sie nun, das nachzuholen und nachzulernen. Doch das setzt voraus, dass wir von Profiseite nicht Anpassung und Unterwerfung perfektionieren, sondern dass wir fördern, das Ungewöhnliche im Alltag unterzubringen, statt es für die nächste Manie aufzubewahren.
- Menschen in Psychosen fliehen in eine eigene Welt, weil die andere unbewohnbar geworden ist oder sie sich zu durchsichtig wähnen, um es in der mit allen geteilten Gemeinschaft auszuhalten. Alles auf sich zu beziehen, ist eben nicht nur Ausdruck unsinniger Paranoia, sondern zugleich der Versuch, die überfordernde Vielfalt und Widersprüchlichkeit der Welt bzw. der Sinneseindrücke zu bündeln und zu ordnen. Als Kinder haben wir alle nichts anderes getan, als die Welt aus uns heraus zu erklären, weil sie anders nicht zu begreifen war.

Die Beispiele wären lange fortzusetzen. Die Verbindung von pathologischer und anthropologischer Sicht und dahinter die Verbindung von medizinischen und philosophischen Erklärungsversuchen ist notwendig, um eine gute therapeutische Beziehung zu etablieren, um Verantwortung zu teilen, also Selbstwirksamkeit wieder zu fördern; um schwierige Erfahrungen anzueignen und um individuell passende Lebenskonzepte zu entwickeln bzw. zu fördern. Dieser Blick auf die Kontinuität zwischen gesund und krank spielt aber auch in der Antistigmaarbeit eine entscheidende Rolle (ausführlich s. Bock 2012; Bock u. a. 2016).

» Menschen müssen im Unterschied zu anderen Lebewesen um ihr Selbstverständnis/-gefühl ringen. Es gehört zu unseren Möglichkeiten, an uns zu zweifeln und dabei auch zu verzweifeln, über uns hinaus zu denken und uns dabei auch zu verlieren ... Wer darüber psychotisch wird, ist also kein Wesen vom anderen Stern, sondern zutiefst menschlich. «

(AG Psychoseseminare 2009, S. 3)

Verrückung als Antwort auf eine verrückte Welt

Psychisch zu verstören, sich unverbunden zu fühlen oder auch verfolgt, ist eine normale Reaktion auf die sich zuspitzende Welt. Eigentlich müsste z. B. die Diagnose »Verfolgungswahn« abgeschafft werden. Wir wissen, dass bei Smartphones der Aufenthaltsort geortet werden kann, wir wissen, dass dort ein Mikrofon eingebaut ist, wir wissen, dass legal an sehr vielen Stellen überwacht und beobachtet wird. Das alles ist normal und kann offensichtlich in ein »Gesundes-in-der-Welt-Sein« eingebaut werden. Jemand, der sich fragt, ob durch die inzwischen zwangsweise eingebauten Rauchmelder in jede Wohnung mindestens ein Abhörgerät oder vielleicht sogar eine Kamera flächendeckend mit eingebaut wurde, gilt immer noch als wahnhaft. Wir finden es normal, die Tagesschau anzusehen, dabei Abendbrot zu essen und optisch Schrecken und Zerstörung ungeahnten Ausmaßes live beizuwohnen – in Panik flüchtende Menschen, Flugzeuge, die in Hochhäuser fliegen, verwundete oder auch getötete Menschen zu sehen, am Ende noch ein bisschen Sport und der Wetterbericht zur Beruhigung. Alles ist weit weg und scheinbar virtuell, außer vielleicht, wenn Deutsche bei einem Attentat mit ums Leben kamen. Dann überlegen wir, ob wir da noch hinfliegen. Oder doch lieber in die Schweiz oder nach Mallorca?

Alles das geht uns nichts an. Das nennt man gesund oder vielleicht sogar resilient. Was ist mit denen, die diese Eindrücke nicht wegstecken, die daran erkranken, ver-zweifeln? Braucht diese Welt nicht diejenigen, die dadurch, dass sie erkranken, auf eine Entwicklung aufmerksam machen, die mit dem, was uns mal zum Menschen gemacht hat, nichts mehr zu tun hat? Und brauchen die Menschen, die daran verzweifeln, auch die Stabileren, die das nur in dieser Abwehr aushalten – oder dadurch, dass sie die anderen behandeln?

Insgesamt ist es für uns alle schwerer geworden, unsere Welt so zu verkleinern, so zu sortieren, dass wir uns selbst in einem Sinnzusammenhang erkennen können. Faktoren wie Arbeit, Wohnen, Kultur, soziale Kontakte, menschliches Eingebundensein sind existenziell notwendig, um sich handelnd und als gestaltendes Individuum mit dem eigenen Da-Sein auseinanderzusetzen.

Prävention und Antistigma – mehr Toleranz zu anderen, Sensibilität mit sich

Irgendwann reichte es in den Psychoseseminaren nicht mehr, die wechselseitigen Vorurteile auszuräumen. Es entstand das Bedürfnis, gemeinsam gegen die öffentlichen Zerrbilder vorzugehen. Die emanzipatorische Kraft der Narration wuchs aus dem geschützten Rahmen des Trialogforums hinein in den gesellschaftlichen Kontext. Schüler hören gebannt die Erfahrungen der Psychiatrieerfahrenen, manchmal auch die des Angehörigen, gegebenenfalls ergänzt durch den professionellen Blick auf die Kontinuitäten zwischen gesund und krank (s. o.). Die Erzählung macht den Menschen sichtbar. Sie wandelt zugleich dessen Rolle vom Patienten zum Lebens-Lehrer (BOCK u. a. 2013, 2016).
Die ersten Begegnungsprojekte in Schulen geschahen im Unterricht von Lehrern, die zugleich Angehörige sind. Inzwischen beleben sie den Unterricht in verschiedenen Fächern: Biologie, Religion/Ethik, Deutsch, Geschichte, Psychologie/Philosophie u. a. Der trialogische Verein »Irre menschlich Hamburg« führt inzwischen jährlich über hundert solche Projekte durch – in allen Schultypen und in unterschiedlichen Altersstufen. Einmal jährlich lädt er gemeinsam mit der Uniklinik zum Gegenbesuch und einem Tag der offenen Tür in die Klinik. »Psychiatrie macht Schule« heißt das Motto, dem inzwischen jedes Mal ca. eintausend Schüler folgen, um auch hier in mindestens fünfzig Projekten trialogische Begegnung zu erleben (DORNER u. a. 2014). Lehrer berichten, dass diese Projekte nicht nur Wissen mehren und individuelle Angst mindern, sondern auch das Klassenklima verändern und z. B. Mobbingrisiken reduzieren – schon das eine präventive Wirkung.
Im Rahmen des Psychenet-Forschungsprogramms konnte die Arbeit mit einer »Schwerpunktschule« modellhaft entwickelt werden: Regelhaft und systematisch finden Schulprojekte in allen Altersgruppen statt, wird Lehrern und Eltern eine spezifische Fortbildung angeboten und stehen in akuten Krisen professionelle und Peerkapazitäten zur Verfügung. Vor allem aber sind die Schulprojekte zeitlich länger (acht Stunden) und thematisch eher präventiv ausgerichtet:
»Es geht weniger darum, seelische Krisen zu verhindern, sondern den Umgang mit dem Leben und dessen Brüchigkeit zu reflektieren. Eher den Lebensmut zu stärken und dabei behilflich sein, mit all dem Irritierenden

und Kränkendem im Leben einen Umgang zu finden. Kein Lebensalter bietet so viel Lebendigkeit, Neugier und Begeisterungsfähigkeit wie die Jugend. Gleichzeitig ist kein Lebensalter so anfällig für große Probleme, die die eigenen Lösungsmöglichkeiten übersteigen.« (SIELAFF 2016) Entsprechend lautet das Motto z. B.: »Wenn die Seele überläuft – oder die ganz normale Pein und die Fallstricke des Erwachsenwerdens«. Folgende Themen werden behandelt:
- Seelische Gesundheit und Wohlbefinden
- Einstieg in das Thema Glück/Zufriedenheit
- Glück und Krisen: Zwei Seiten einer Medaille?
- Der persönliche Nothilfekoffer
- Stigma, Ängste und Vorurteile: Was ist »normal« und »vertraut«, »verrückt« und »fremd«?
- Schweigen oder darüber sprechen: Wo findet man Hilfe?
- Die Situation der Angehörigen von Menschen in psychischen Krisen
- Schule und die Klasse als wichtiger Lebensraum

Trialogische Fortbildung – ein kommunalpolitisches Präventionsprojekt

Neben den Begegnungsprojekten hat sich mit den trialogischen Fortbildungen ein weiteres Format etabliert. Auch hier sind Betroffene/Erfahrene und Angehörige als Ko-Referenten die Hauptpersonen; doch neben die erzählte Geschichte tritt die Reflexion der eigenen beruflichen Perspektive, das erweiterte Ringen um Verständnis und das Verhandeln von Kooperation. Am Anfang standen die Fortbildungen für Lehrer zum Thema »Psychische Erkrankung bzw. seelische Gesundheit als Unterrichtsfach«. Inzwischen werden weit mehr Zielgruppen (z. T. regelhaft und in voller Breite) erreicht; ihre Liste liest sich wie ein kommunalpolitisches Präventionsprogramm: Gesundheitsberufe, Jugendhilfe, Polizei, Pastoren, Wohnungsunternehmen, Arbeitslosenprojekte, Jobcenter, Bewährungshilfe, Strafvollzugsschule ... Vor allem Berufsgruppen, die nicht offiziell, aber doch real mit psychisch Erkrankten zu tun haben, profitieren von der trialogischen Fortbildung.

Prävention als Auftrag 213

ABBILDUNG 1 Netzwerk für Prävention und Antistigmaarbeit – UKE und »Irre menschlich Hamburg e. V.«

- Landesverband der Erfahrenen
- Psychoseseminar Hamburg
- Landesverband der Angehörigen
- Hamb. Institut für Lehrerfortbildung u. Schulentwicklung
- Arbeitsintegrationsnetzwerk – ARINET Arbeitslosenprojekte
- Hilfe u. Orientierung für psychisch erkrankte Studierende (HOpeS)
- UKE Irre menschlich Hamburg e. V.
- Arbeitsagentur, Jobcenter
- FHH – Akademie für sozialpädagogische Fachkräfte
- Landespolizeischule Bewährungshilfe
- Wohnungsunternehmen
- Stadtteil-, Berufs-, Gesamtschulen, Gymnasien
- Kirchenkreis Nord Telefonseelsorge, u. a.
- EU-Projekt EX-IN/ EXperienced-INvolvement
- Mitglied im DPWV
- Förderung durch Start Social
- Spendenparlament
- Deutsche Behindertenhilfe
- Psychenet
- EmPeeRie – Partizipative Forschung

Kreis der ideelle Unterstützer (»Paten«): Persönlichkeiten aus Kultur, Medien, Politik und Wissenschaft

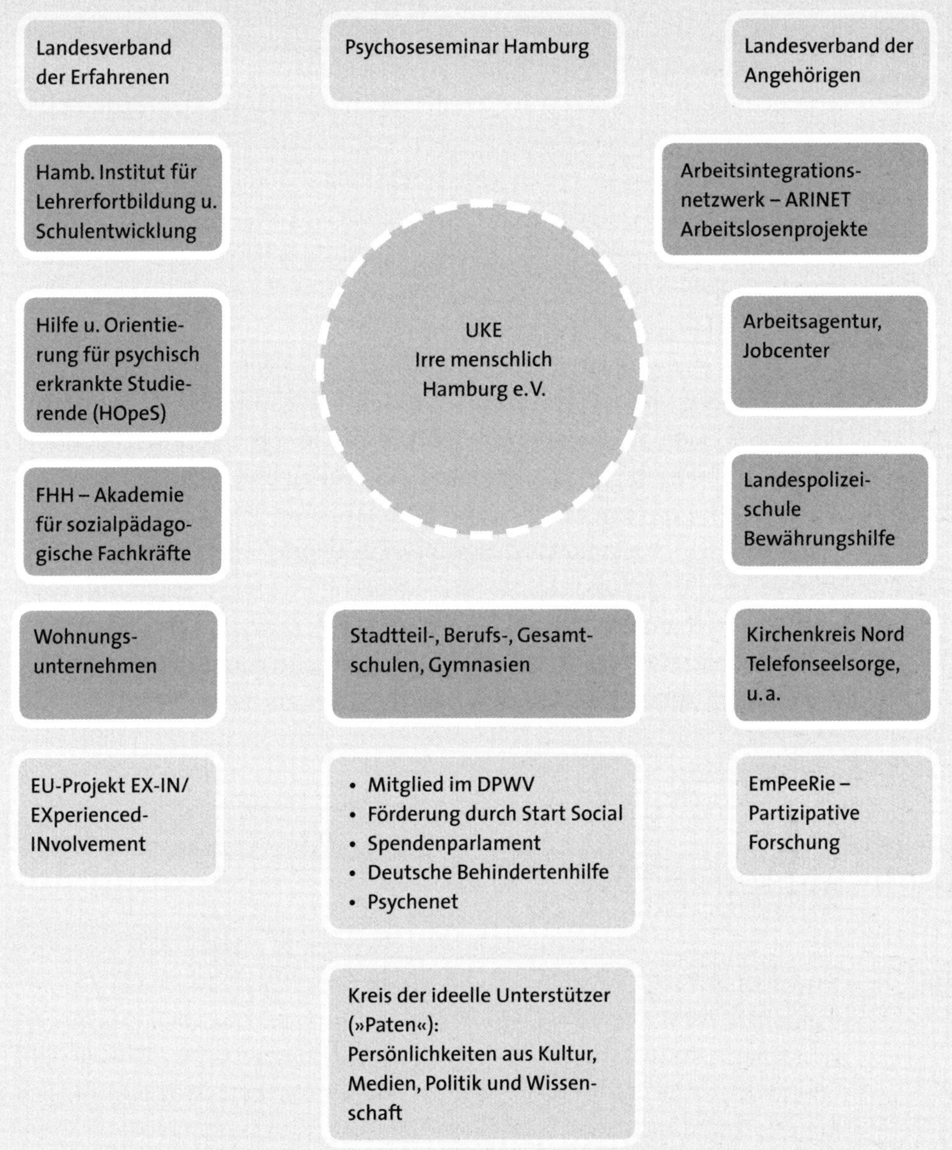

Das Beispiel der Polizei mag das verdeutlichen: Polizisten erleben psychisch Erkrankte nahezu ausschließlich in Ausnahmesituationen, gefährlich für sich oder andere. Fast unweigerlich wird der Blick generalisiert, entsteht so eine Voreinstellung, die prägt – mit dem Risiko der sich selbst erfüllenden Prophezeiung und der Eskalation. In der Fortbildung berichten Betroffene von ihrer Erfahrung mit Psychose, Depression oder Manie, mit der Psychiatrie und eben auch mit der Polizei. Der ganze Mensch wird sichtbar, einschließlich Sensibilität und Reflexion des Erlebten. Nachweislich werden durch die trialogische Fortbildung die soziale Distanz und negative Gefühle verringert, wird das Krankheitsverständnis erweitert und die Behandlungshoffnung genährt (BOCK u. a. 2015). Die allererste trialogische Fortbildung mit Führungskräften der Polizei hatte einen traurigen Anlass: 2009 gab es innerhalb relativ kurzer Zeit drei Polizeieinsätze bei psychisch Erkrankten mit tödlichem Ausgang für die Betroffenen. Seitdem nie wieder. Die Polizeispitze ist überzeugt: Die andere Wahrnehmung erlaubt mehr Gelassenheit und mehr Selbstschutz, der dadurch gewonnene Spielraum schützt beide Seiten.

Die Wirkungen bei anderen Zielgruppen trialogischer Fortbildung haben ebenfalls fachliche und politische Bedeutung: Weniger Stigmatisierung und Ausgrenzung, mehr Inklusion und Toleranz, offene Begegnung und gemeinsame Verantwortung mit psychisch erkrankten Menschen. Gleichzeitig führt dieser Blick vielleicht auch zu mehr Nachsicht und Akzeptanz mit der eigenen Besonderheit, den eigenen Zweifeln und Unsicherheiten.

Ringen um Integrität

Zu arbeiten bzw. das Gefühl zu haben, in dieser Welt gebraucht zu werden, etwas zum allgemeinen Gelingen auf unserer Erde beizutragen, ist existenziell notwendig. Arbeit schützt nicht nur, weil sie Struktur gibt und in der Regel ein Broterwerb ist, sondern sie ist eine Möglichkeit, sich handelnd und nicht nur betrachtend mit der Welt auseinanderzusetzen. Außerdem ist die Tatsache, irgendeinen Sinn über sich selbst hinaus zu machen, eine Voraussetzung dafür, sich als handelnder Mensch und damit als Mitglied der Gesellschaft und in gewisser Weise zugehörig zu fühlen. Wie kann Prävention von psychischer Störung individuell, aber auch in den gesamtgesellschaftlichen Werten gelingen? Was ist notwendig, um Menschen dazu zu befähigen, einerseits ihr Eigensein auszubilden, gleichzeitig aber auch zu einem Individuum zu werden, was sich mitverantwortlich fühlt für ein Wohlbefinden über sich selbst hinaus? Wie können Werte wie Autonomie, aber auch Mitmenschlichkeit und Mitverantwortung ausgebildet werden (SCHULZ 2011)? Neben der Familie, in die ein Kind hineinwächst, übernehmen Kindergarten, Schule, Ausbildungsstätte, Studium, Arbeitsplatz und kulturelle Einrichtungen eine wichtige Funktion in der Vermittlung von Wissen, aber auch davon, wie ein Mensch sich zum gesellschaftlich anerkannten Mitglied entwickelt.

Stimmt es wirklich, dass psychische Erkrankungen zunehmen, oder gibt es in einer Gesellschaft, in der es ein hohes Gut ist, reibungslos zu funktionieren, einfach keinen Platz mehr für Krisen? Gehören Krisen nicht zum Leben als eine Zeit, in der Fragen auftauchen, zu deren Antworten der Mensch sich in seinem eigenen Tempo hin entwickeln muss? Sind Krisen nicht ein zu begrüßender Reifungsprozess? Im aktuellen Prozess können sie zwar psychisch stören, aber sie sind erstmal keine zu behandelnde Störung. Es geht nicht darum, Krisen vorzubeugen. Damit ginge ein wichtiger Lernprozess verloren. Wichtig ist, Zeiten der Verunsicherung auszuhalten und sie zu integrieren – wenn es sein muss mit Unterstützung und möglichst unabhängig vom Stigma der Erkrankung. Immer besseres Funktionieren der einen und das Scheitern der anderen daran gehören womöglich zusammen. Wir haben den Eindruck, dass die Menschen alle sehr herausgefordert sind durch die Eindrücke, die sie umgeben und das gleichzeitig geforderte reibungslose Funktionieren. Es verstärkt die Konzentration auf das eigene »Glück« und grenzt sich deshalb notwendigerweise oft gegen Menschen ab, denen das weniger gelingt. Diese stören zwar ein Allgemeingut von scheinbar gelungenem Leben, sie sind deshalb aber nicht unbedingt selbst gestört. Die schnelle Zuschreibung von Diagnosen, von Krankheit, erscheint als ein Bedürfnis, sich abzugrenzen, das eigene Leben abzusichern. Als sei da kein Platz mehr, auch andere Lebensentwürfe zu akzeptieren.

Es geht nicht darum, psychische Not und Erkrankung zu bagatellisieren. Es ist eher ein Plädoyer dafür, mehr Eigensein zuzulassen und Menschen, die anders sind, mit im gemeinsamen Boot zu lassen. Prävention im Sinne von Vorbeugen kann unserer Meinung nach vor allem im Stärken eigener Lebensentwürfe, im Erlernen von Mitmenschlichkeit, Mitverantwortung und Solidarität entstehen.

Schlussfolgerung

Nach unserem Verständnis sollte Prävention bedeuten und darauf hinarbeiten, Menschen psychische Erkrankung zu ersparen *und* zu ermöglichen, also sie zu vermeiden, aber auch sie verstehbar zu machen als Ausdruck des Menschseins und sie lebbar zu machen, z. B. als Lebenskrise eines besonders dünnhäutigen Menschen. Eine so verstandene und erweiterte Prävention wird also die Psychiatrie nicht überflüssig machen, sondern human. Sie wird aber vor allem die politische Dimension betonen, das Ringen um humane Lebensbedingungen – im Kleinen wie im Großen. Das betrifft die große und die kleine Politik, schließt aber den Auftrag mit ein, vonseiten der Psychiatrie (der dort Tätigen, der Erfahrenen und der Angehörigen) im Trialog deutlich zu artikulieren, was wir von der Politik erwarten und fordern.

Literatur

AG der Psychoseseminare (2009): Es ist normal, verschieden zu sein – Psychosen verstehen und behandeln (erstellt im Trialog – zum Selbstkostenpreis von 1 Euro zu bestellen bei den Verbänden der Erfahrenen, Angehörigen, Profis [DGSP], über den Autor oder www.irremenschlich.de).

Bock, T. (2012): Krankheitsverständnis – zwischen Stigmatisierung und Empowerment. Schweizer Archiv für Neurologie und Psychiatrie 163 (4), S. 138–144

Bock, T.; Urban, A.; Schulz, G.; Sielaff, G. (2013): Antistigma-Arbeit und Prävention. In: Schimmelmann, B. v.; Resch, F. (Hg.): Psychosen in der Adoleszenz – Entwicklungspsychopathologie, Früherkennung und Behandlung. Stuttgart: Kohlhammer, S. 241–265.

Bock, T. (2014): Wird die Menschheit kränker oder die Krankheit menschlicher? Editorial. Psychiatrische Praxis, 41 (03), S. 121–123.

Bock, T.; Heinz, A. (2016): Psychose – Ringen um Selbstverständlichkeit. Köln: Psychiatrie Verlag.

Bock, T.; Klapheck, K.; Ruppelt, F. (2014): Sinnsuche und Genesung – Erfahrung und Forschung zum subjektiven Sinn von Psychosen. Köln: Psychiatrie Verlag.

Bock, T.; Niemann, S.; Dorner, D.; Makowski, A.; Fabeck, H.; Mahlke, C.; Meyer H. J.; Finzen, A. (2015): Wenn Stigma tödlich wird, kann Fortbildung lebensrettend sein – Zur konstruktiven Wirkung trialogischer Fortbildung bei der Hamburger Polizei. Psychiatrische Praxis 42 (5), S. 278–280.

Bock, T.; Urban, A.; Schulz, G.; Sielaff, G.; Kuby, A.; Mahlke, C. (2016): Overcoming stigma – new approaches: Bottom up vs. Top down. In: Gaebel, W.; Rössler, W.; Sartorius, N.: The Stigma of Mental Illness – End of the Story? Berlin: Springer (im Druck).

Bogic, M.; Nioku, A.; Priebe, S. (2015): Long-term mental health of war-refugees: a systematic literature review. BMC International Health and Human Rights, 15: 29, DOI: 10.1186/s12914-015-0064-9.

Buck, D. (2005): Auf der Spur des Morgensterns – Psychose als Selbstfindung. Neumünster: Paranus Verlag.

Dorner, R.; Sander, A.; Bock, T. (2014): Psychiatrie macht Schule – ein Beitrag zur Prävention. psychosozial – Zeitschrift für professionelle Pflege, 18, S. 46–49.

Klapheck, K.; Nordmeier, S.; Cronjäger, H.; Naber, D.; Bock, T. (2011): Subjective experience and meaning of psychses: The German Subjective Sense in Psychosis (SUSE) Questionaiere. Psychological Medicine 7, S. 1–11.

Knesebeck, O. von dem; Mnich, E.; Kofahl, C.; Makowski, A.; Lambert, M.; Karow, A.; Bock, T.; Härter, M.; Angermeyer, M. C. (2013): Estimated prevalence of mental disorders and the desire for social distance – Results from population surveys in two large German cities. Psychiatry Research 209, S. 670–674

Mnich, E. E.; Makowski, A. C.; Kofahl, C.; Lambert, M.; Bock, T.; Angermeyer, M. C.; von dem Knesebeck, O. (2015): Was weiß und denkt die Bevölkerung über psychische Erkrankungen? Ergebnisevaluation der psychenet-Aufklärungskampagne. Psychiatrische Praxis 42 (1), S. 20–24.

Oxfam (2016): Studie »An economy for the 1 %«, veröffentlicht beim Weltwirtschaftsforum in Davos 2016, s. Spiegel.de

Priebe, S. (2015): The political mission of psychiatry. World Psychiatry: official Journal of the World Psychiatric Association (WPA), 14 (1), S. 1–2.

Priebe, S.; Burns, T.; Craig, T. (2013): Future of academic psychiatry may be social. The British Journal of Psychiatry, 202 (5), S. 319–320.

Schomerus, G. u.a. (2012): Evolution of public attitudes about mental illness: a systematic review and meta-analysis. Acta Psychiatrica Scandinavica, 125 (6), S. 440–452.

Schulz, G. (2011): Spurensuche, Zutrauen, Geduld, Übersetzen, Hoffen – mein Wunsch an Psychotherapie. In: Haebler, D. von; Mentzos, S.; Lempa, G. (Hg.): Psychosenpsychotherapie im Dialog, Forum der Psychoanalytischen Psychosentherapie, Bd. 26. Göttingen: Vandenhoeck & Ruprecht.

Sielaff, G. (2016): Wenn die Seele überläuft – oder die ganz normale Pein und die Fallstricke des Erwachsenwerdens. Unveröffentlichtes Manuskript.

Der Sozialraum trägt mit – Behandlung und Pflege psychisch kranker alter Menschen in der Gemeinde

Bernd Meißnest

Versorgung psychisch kranker (alter) Menschen – eine Herausforderung für die Gemeindepsychiatrie

Für die Gemeindepsychiatrie ist und wird es zukünftig eine große Herausforderung sein, ältere Menschen mit psychischen Erkrankungen dabei zu unterstützen, ein selbstbestimmtes Leben mit ambulanter Unterstützung in ihrem selbst gewählten Lebensumfeld zu ermöglichen. Dies am besten unabhängig von ihrem Alter und ihren körperlichen oder psychischen Einschränkungen.

Der Wunsch der Bürger ist es, selbstständig, unabhängig und selbstbestimmt auch im hohen Alter zu sein. Das Altwerden soll am besten im vertrauten Umfeld, zu Hause mit Familie, Freunden und Nachbarn stattfinden. Über 95 Prozent der Bundesbürger möchten im Alter nicht in eine Institution, ein Alten- oder Pflegeheim umziehen. Sie wollen bis ins hohe Alter gebraucht werden und aktiv sein.

Ältere Menschen haben unabhängig von ihren körperlichen und psychischen Einschränkungen ähnliche Bedürfnisse wie jüngere. Sie wünschen sich Sicherheit und Geborgenheit, Zuneigung und die Zugehörigkeit zu einer Gruppe. Sie möchten die Möglichkeit und die Fähigkeit zur Interaktion mit anderen Menschen oder Dingen haben. Sie benötigen das Gefühl des Selbstwertes und der Selbstverwirklichung, reagieren auf positive Emotionen und meiden negative. Sie möchten ihre physiologischen Bedürfnisse befriedigen sowie ihr ästhetisches Empfinden.

Tatsächlich nimmt allerdings heute im Alter die Singularisierung zu, es gibt in vielen Fällen keine Integration in die Familie mehr und über

50 Prozent der über 85-Jährigen leben mittlerweile in einer Institution (Alten- oder Pflegeheim) (Hasenfuss 2016).
Die demografische Entwicklung zeigt, dass die Zahl der älteren pflege- und behandlungsbedürftigen Menschen in den nächsten Jahrzehnten deutlich ansteigen wird. Im Jahr 2025 werden über 50 Prozent der Bürger über 65 Jahre alt sein (Bertelsmannstiftung 2016). Aufgrund des medizinischen Fortschritts und einer geringen Sterblichkeit im Kindesalter nimmt die Lebenserwartung nach Angaben des Statistischen Bundesamts und des Bundesinstituts für Bevölkerungsforschung weiter zu. Damit steigt auch die Zahl der u. a. an Demenz erkrankten Menschen in Deutschland, vor allem in der Gruppe der über 80-Jährigen (Ziegler, Doblhammer 2009). Auch die Zahl der psychischen Erkrankungen im Alter nimmt zu. So leiden ca. 25 Prozent der über 65-Jährigen bereits heute an einer krankheitswertigen psychischen Störung, jeder Dritte erkrankt bei der aktuellen Lebenserwartung an einer Demenz (Deutsche Alzheimer Gesellschaft 2014).
Bis weit in das Mittelalter hinein wurden alte psychisch kranke Menschen, unabhängig von ihren Einschränkungen, in ihren Familien, in ihren Gemeinden und Quartieren gepflegt. Durch die Industrialisierung löste sich die bisherige Sozialraumstruktur auf bzw. zerbrach, sodass auch für ältere Menschen eine Unterversorgung entstand. Die sich gründenden bürgerschaftlich und kirchlich orientierten Vereine und Verbände (Caritas, Diakonie, Ärztevereine …), boten ihre professionellen Hilfen an. Mit dieser Entwicklung verloren Familienmitglieder und ganze Gemeinden ihren Auftrag, für andere nötig zu sein. Dies führte zu einem Zuwachs an Selbstbestimmung, an eigenständigem Leben, unabhängig von der Familie.
Schon im 19. Jahrhundert wurden die ersten psychisch Kranken aus den Institutionen in Familien entlassen, um ihnen eine tragfähige Brücke in das Leben der Gemeinschaft zu bauen. Vorbild waren u. a. zwei belgische Dörfer, in denen psychisch Kranke in Familien lebten. Auch unter Fachleuten wurden Alternativen für die entstandenen »Irrenkolonien« und Anstalten entwickelt. Einzelne Psychiater appellierten, sich mit den häuslichen Verhältnissen der psychisch Kranken auseinanderzusetzen und diese so zu ändern, dass es den Betroffenen ermöglicht wird, langfristig dort zu leben. Einer der bekanntesten Vertreter war Wilhelm Griesinger, der als Alternative zu den Großanstalten u. a. gemeindenahe Stadtasyle vorschlug. Forderungen nach Versorgung in

der Gemeinde und Ausbau von Hilfsvereinen wurden lauter und so entstand die »offene Irrenfürsorge« mit einem System der Außenfürsorge zur Nachbetreuung. Beispielhaft hierfür war das Erlanger Modell. Die Machtergreifung der Nationalsozialisten beendete diese offene Fürsorge und bis in die 1970er-Jahre hinein dominierte die kustodiale Psychiatrie in perspektivlos verwahrenden Großeinrichtungen. Die Entwicklung von Sozialräumen für die Behandlung und Pflege psychisch erkrankter Menschen kam zum Erliegen.

Erst die menschenunwürdigen Verhältnisse in den Institutionen waren Anlass für Reformen. Unter dem Einfluss der psychiatrischen Entwicklung in anderen Industrieländern und Büchern wie die von FISCHER (1969) und GOFFMAN (1973) wurde 1971 ein Bericht zur Lage der Psychiatrie in Deutschland vom Bundestag in Auftrag gegeben. Mit dem Schlussbericht durch die Enquetekommission (Bundestagsdrucksache 7/4200) wurden vier Hauptanliegen formuliert: gemeindenahe Organisation von Hilfen für psychisch Kranke, Koordination der Angebote, Gleichstellung psychisch Kranker mit körperlich Erkrankten und bedarfsgerechte Versorgung.

Die weitere Entwicklung und praktische Umsetzung der Forderungen aus der Psychiatrie-Enquete verliefen bundesweit völlig unterschiedlich und sind z. T. stecken geblieben. Dies zeigte sich vor allem in der Angebotsstruktur für schwer psychisch Erkrankte und für ältere psychisch kranke Menschen. Trotz Reformen bestehen Probleme in der Personenzentrierung, in der Fragmentierung der Angebote und in der Finanzierung einzelner Leistungen. Dies gilt insbesondere für Menschen mit schweren psychischen Erkrankungen. Gerade für diese sind mobile und multiprofessionelle Unterstützungsangebote im Sozialraum erforderlich, die miteinander vernetzt werden und unterschiedliche Leistungen personenorientiert integrieren (STEINHART, WIENBERG 2015). In diesem Beitrag steht im Vordergrund die Entwicklung tragender sozialräumlicher Strukturen für alte Menschen mit schweren psychischen Erkrankungen, dabei wird auch auf andere Funktionen des Basismodells wie multiprofessionelle mobile Dienste und unterstütztes Wohnen eingegangen.

Von der Anstalt in den Sozialraum

Für eine kommunale Sozialraumentwicklung bedarf es einer kleinteiligen und kleinräumigen Betrachtungsweise der vorhandenen Strukturen. Dies betrifft u. a. die Wohn- und Versorgungsangebote sowie die räumliche Planung, wo und wie ältere Menschen mit all ihren Bedürfnissen und Einschränkungen leben sollen.

Die Grundlage für die Sozialraumentwicklung sind die Grundbedürfnisse der älteren Menschen, so lange wie möglich in ihrem vertrauten Lebens- und Wohnumfeld zu verbleiben und bedarfsgerechte Wohn- und Versorgungsangebote vor Ort in ihren Quartieren vorzufinden. Dies benötigt kleinräumige Organisationsstrukturen, die den sozialen Zusammenhalt sichern und Voraussetzungen für die Entwicklung von Eigeninitiative und generationsübergreifende gegenseitige Hilfen sind.

Der Weg in den kommunalen Sozialraum ist abhängig von der Konzeption und Definition des Sozialraums sowie von der Perspektive darauf. So kann ich als Mitglied und Bürger oder als Beobachter auf den zu entwickelnden Sozialraum blicken. Auch die finanzielle Perspektive oder die Perspektive der Stadtplanung, der Immobilienwirtschaft oder von Investoren ist eine Möglichkeit. Eine andere ist der Blick auf den Sozialraum aus meiner ganz persönlichen Netzwerkstruktur und meinem persönlichen sozialen Umfeld heraus. Oder es sind demografische, interkulturelle oder intergenerationale Gegebenheiten, die die Perspektive vorgeben. Der Sozialraum kann darüber hinaus aus einer Versorgungslogik heraus konzeptioniert oder definiert werden (welche Dienste und Einrichtungen sind erforderlich?) oder – und das ist eine deutlich erweiterte Perspektive – aus der Alltagslogik heraus (was benötigt ein älterer Mensch im Alltäglichen?). Weiter kann der Sozialraum durch die eigene Rolle bestimmt sein: Welche Aufgaben hatte ich bisher in meinem Umfeld, welche möchte ich zukünftig übernehmen?

Und schließlich gibt es die gemeindepsychiatrische Perspektive: Was benötigt ein Sozialraum, um eine gute, an den Bedarfen und Bedürfnissen orientierte Unterstützungsstruktur für alle in ihm lebende Bürger vorzuhalten? Exemplarisch für diesen Zugang steht hier die Integration chronisch psychisch erkrankter, ehemaliger Langzeitpatienten in die Gemeinde.

Wer ist der ältere psychisch kranke Mensch, den der Sozialraum, den die Gemeindepsychiatrie zukünftig zu tragen hat? Es ist vor allem der im Alter neu an einer psychischen Störung erkrankte Mensch, z. B. an Demenz und Depression. Es außerdem der alt gewordene chronisch psychisch kranke Mensch mit zunehmenden körperlichen Erkrankungen. Es ist der ältere suchterkrankte Mensch, der chronisch körperlich erkrankte Mensch mit all den psychischen Folgen, der polypharmazierte ältere Mensch und nicht zuletzt der »fittere« ältere Mensch. Zunehmend hat sich das Spektrum der Erkrankungen bei älteren Menschen von akuten hin zu chronischen Erkrankungen mit akuten Verläufen verschoben. So ist auch die Gruppe der »deliranten« Patienten im somatischen Krankenhaus, z. B. nach akuter körperlicher Erkrankung oder nach einer Operation, eine zunehmende Herausforderung für die Gemeindepsychiatrie. Behandlung und Pflege im Sozialraum bedeutet heute die Auseinandersetzung mit der Chronisch-Kranken-Medizin – und chronisch heißt: meist keine Heilung, immer wiederkehrende Symptome, stete Veränderung von Befindlichkeiten, Zunahme von Behinderungen und von Unterstützungsbedarf.

Deinstitutionalisierung als Weg in den Sozialraum: Beispiel Kreis Gütersloh

Im Rahmen der Psychiatriereform wurden ab 1980 insgesamt 435 Langzeitpatienten aus dem damaligen Fachkrankenhaus für Psychiatrie, der Westfälischen Klinik Gütersloh, in die sich entwickelnden sozialraumnahen Strukturen der Gemeindepsychiatrie entlassen. Durch die Vorgabe »ambulant vor stationär« (Verbot, in Heime zu entlassen!), gründeten sich unterschiedliche psychosoziale Träger innerhalb des Versorgungsgebiets der psychiatrischen Klinik, um die ambulante Versorgung der ehemaligen Anstaltspatienten zu übernehmen. Grundvoraussetzung für den Deinstitutionalisierungsprozess war die Entlassung der Langzeitpatienten in gemeinde- und heimatnahe Strukturen der jeweiligen Kommunen. Eine wichtige Aufgabe fiel der Aktivierung und der Teilhabe an Arbeit und Beschäftigung zu. So entstand eine Vielzahl von Arbeitsplätzen für psychisch kranke Menschen. Speziell zur gemeindepsychiatrischen Versorgung der älteren psychisch Kranken gründete sich 1989 »Daheim e. V.« auf Initiative von Angehörigen und von Krankenpflegern aus der psychiatrischen Klinik. Leitgedanke von Daheim e. V. ist bis heute, dass jeder Mensch notwendig sein will und Bedeutung hat. Grundsätzlich gilt bei der Angebotsentwicklung: ambulant vor stationär; und: mit den Schwächsten beginnen, also mit denen, die am meisten Fürsorge benötigen und wo es sich am wenigsten lohnt. Der Verein gründetet 1991 die erste Tagespflege im Kreis Gütersloh, 1993 das ambulante Betreute Wohnen und den ambulanten Dienst für ältere Menschen und 1999 die erste Hausgemeinschaft als Alternative zur klassischen Alten- und Pflegeheimstruktur. Heute beschäftigt der Verein in den unterschiedlichen ambulanten Angeboten im Kreis Gütersloh über sechshundert Mitarbeiter. Auf regelmäßig stattfindenden Fortbildungsreisen im In- und Ausland besuchten Führungskräfte des Vereins sowie an der Versorgung von älteren psychisch kranken Menschen beteiligte Personen des Kreises Gütersloh innovative Projekte. Von diesem Erkenntnisgewinn profitiert bis heute die Weiterentwicklung der örtlichen ambulanten Versorgungsstrukturen.

So konnten im Rahmen der Deinstitutionalisierung über 90 Prozent der chronisch psychisch kranken Menschen in ambulante Wohn- und Betreuungsformen entlassen werden. Als Steuerungsorgan entstand eine gemeindepsychiatrische Arbeitsgruppe (GAG), bestehend aus den unterschiedlichsten psychosozialen Trägervereinen, die sich bis heute monatlich trifft. Sie hat eine Geschäftsordnung und entspricht der Struktur eines Gemeindepsychiatrischen Verbundes. Die katamnestische Nachuntersuchung des Deinstitutionalisierungsprozesses zeigte zuletzt 2013, dass es trotz des Älterwerdens der ehemaligen Langzeitpatienten gelang, diese bei weiterwachsendem Betreuungs- und Pflegebedarf in den bestehenden ambulanten Strukturen zu halten. Notwendige Hilfsangebote wurden individuell angepasst, ohne dass die betroffene Person ihr Wohnumfeld verlassen musste.

Eine der größten Hürden in der Behandlung und Pflege psychisch kranker älterer Menschen in der Gemeinde ist die zunehmende Betreuungsbedürftigkeit, die zuletzt eine Rund-um-die-Uhr-Versorgung (7 Tage/24 Stunden) erforderlich macht. An der Nahtstelle von Eingliederungshilfe und Altenhilfe gelang es auch im Kreis Gütersloh für diesen Personenkreis zunächst nicht, entsprechende Angebote in der Altenhilfe oder in der Eingliederungshilfe vorzuhalten. Die Altenhilfe war auf die psychisch kranken älteren Menschen und ihre Bedürfnisse nicht eingestellt und so wurden diese aus den Angebotsstrukturen der Altenhilfe oftmals ausgeschlossen, obgleich der Pflegebedarf vorhanden vor. Dies war der

Anlass für Daheim e. V. und den Kreis Gütersloh, eine Alternative zur klassischen stationären Alten- und Pflegestruktur zu entwickeln. Auf den Fortbildungsreisen in skandinavischen Ländern lernten die Verantwortlichen das Modell der stadtteilintegrierten Hausgemeinschaft kennen. So gründete der Verein 1999 seine erste Hausgemeinschaft als ambulantes Angebot für Menschen mit erhöhtem Betreuungs- und Pflegebedarf. Die ambulante Rund-um-die-Uhr-Betreuung ermöglicht eine intensive pflegerische und gemeindepsychiatrische Betreuung älterer psychisch kranker Menschen, wenn alle bisherigen ambulanten Unterstützungsangebote ausgereizt sind. Bis heute wachsen das ambulante Betreuungsnetz und die tagespflegerischen Angebote kontinuierlich. Der Kreis Gütersloh (ca. 360.000 Einwohner) hält heute für seine Bürger über dreißig Tagespflegen mit Öffnungszeiten von bis zu sieben Tagen in der Woche vor sowie mehr als siebenhundert Plätze in sechzig ambulant versorgenden Hausgemeinschaften. Dagegen stehen aktuell rund 2550 Plätze in der vollstationären Pflege, die jedoch nicht alle ausgelastet sind.

Die Hausgemeinschaften verteilen sich flächendeckend in der ländlichen Struktur des Kreises und sind eingebettet in die Stadtteile und Quartiere der einzelnen Kommunen. Zwischen 16 und maximal 18 Personen leben in einer Hausgemeinschaft. Jeder ist Mieter, hat ein eigenes Appartement inklusive Bad und teilt sich mit den anderen Mietern die vorhandenen Gemeinschaftsflächen (Küche, Wohnzimmer, Garten, etc.). Betreut werden sie durch Mitarbeiter eines ambulanten Pflegedienstes und durch Hauswirtschaftskräfte. Diese nehmen die Aufgabe des Alltagsbegleiters wahr und unterstützen die Mieter in ihrem Alltag. Es wird gemeinsam eingekauft, gekocht, gegessen und gelebt und dies bis zum Lebensende. Keine Diagnose, keine körperliche oder psychische Einschränkung ist ein Ausschlusskriterium für den Einzug in eine Hausgemeinschaft. So leben in diesen Hausgemeinschaften auch junge Menschen mit schwersten körperlichen und psychischen Einschränkungen, z. B. Menschen, die beatmungspflichtig sind.

Die unterschiedlichen Hausgemeinschaften im Kreis Gütersloh entstanden aus verschiedensten lokalen Motivationslagen heraus und liegen in unterschiedlicher Trägerschaft. Zwölf dieser Hausgemeinschaften sowie acht der Tagespflegen betreibt der Verein Daheim e. V.

Betrachtet man die Entstehungsgeschichten der einzelnen Hausgemeinschaften, so sind diese völlig unterschiedlich und hängen von den einzelnen Kommunen und den politisch Verantwortlichen, von einzelnen

Trägern und Investoren sowie den speziellen örtlichen Gegebenheiten ab. Sie wirken mit ihren Angeboten in den Sozialraum hinein.

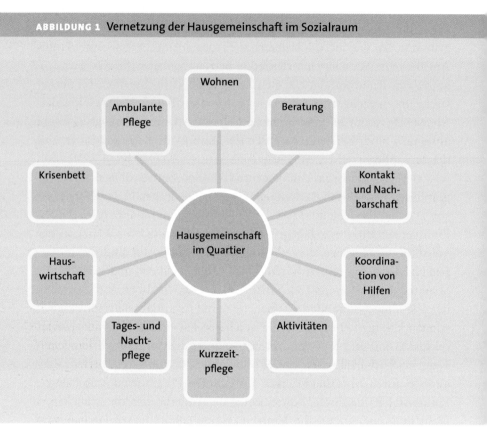

ABBILDUNG 1 Vernetzung der Hausgemeinschaft im Sozialraum

Nachfolgend werden exemplarisch drei Wege der Entwicklung von Hausgemeinschaften und ihre Integration in den jeweiligen Sozialraum vorgestellt.

Lebenswerk – Mastholter für Mastholte gGmbH

Im Jahr 2010 entstand in der Kommune Mastholte (6 500 Einwohner) bei engagierten Bürgern der Entschluss, sich für ihre älteren Mitbürger starkzumachen. In einer Bürgerversammlung wurde beschlossen, zunächst in Form einer Genossenschaft eine Struktur zu gründen, in der Menschen vor Ort gemeinsam ein lebenswertes Zuhause für ihre Senioren schaffen. Ziel war es, dass zukünftig der Mastholter in Mastholte alt werden kann und nicht einem Angebot außerhalb des Ortes nachreisen muss. 2012 gründete das »Lebenswerk«, eine gemeinnützige GmbH mit Daheim e. V. aus Gütersloh als Partner, eine Hausgemeinschaft mit einer direkt angegliederten Tagespflege und einem Stützpunkt für ambulante Pflege. Zusätzlich wurden seniorengerechte Wohnungen geplant. Jeder Bürger der Kommune konnte sich an diesem Projekt finanziell und ideell beteiligen. Von Anfang an waren örtlichen Vereine, Schulen und kommunal Verantwortliche mit beteiligt. Heute ist das »Lebenswerk« mit seinen Angeboten ein fester Bestandteil der Gemeinde. Viele beteiligen sich und unterstützen das Projekt. Der Pfarrer isst täglich dort zu Mittag, der Kindergarten in der Nachbarschaft ist in den Wochenablauf der Mieter integriert. Vereine gestalten Nachmittage, Schüler übernehmen Betreuungsaufgaben. Bürger engagieren sich für ihre älteren Mitbürger.

Hausgemeinschaft »Ahornweg« in Halle/Westfalen

Diese Hausgemeinschaft wurde vor über zwölf Jahren gegründet und ist integriert in den Stadtteil. In einem neu geschaffenen Wohngebiet ist sie mit allen anderen in der Nachbarschaft gelegenen Häusern gleichzeitig entstanden, liegt mittendrin und gehört mit ihren Mietern von Anfang an zum Quartier. Die Nachbarschaft hat die Mieter in ihren Sozialraum integriert und beteiligt sich an den Aktivitäten der Hausgemeinschaft. Der ältere psychisch kranke Mensch in der Hausgemeinschaft ist in diesem Sozialraum Normalität. Mieter beteiligen sich an nachbarschaftlichen Aktivitäten und umgekehrt. Zunehmend profitieren auch Nachbarn von den Angeboten der Hausgemeinschaft. So stehen ambulante Pflegeleistungen in der Nachbarschaft zur Verfügung.

Hausgemeinschaft »Gepflegt Leben« in Gütersloh

Der im Jahr 2007 gegründet Pflegedienst »Gepflegt Leben in Gütersloh« gGmbH hat bis heute den ambulanten Schwerpunkt außerklinische Intensivpflege und Heimbeatmung. Im Jahr 2009 eröffnete GLG in der Stadt Verl eine Hausgemeinschaft für ältere pflege- und betreuungsbedürftige Menschen und integrierten auch beatmungs- und intensivmedizinisch zu versorgende Klienten. Um diesem besonderen Personenkreis ein Leben außerhalb einer großen Institution zu ermöglichen, wurde im Jahr 2015 eine Hausgemeinschaft im Stadtzentrum von Gütersloh eröffnet. Sie ermöglicht gerade jüngeren, schwerst pflege- und betreuungsbedürftigen psychisch kranken Menschen ein Leben in der Gemeinde. Die Mieter nutzen trotz körperlicher Einschränkungen die Nähe der Innenstadt.

»Komplementäre« Rolle der Klinik

In den letzten zwanzig Jahren hat sich im Kreis Gütersloh die Behandlung und Pflege psychisch kranker alter Menschen immer weiter ambulantisiert. Sie ist mehr und mehr in den Sozialraum der Bürger integriert. Eine wichtige komplementäre Funktion zu dieser ambulanten Versorgungslandschaft hat dabei die regionale psychiatrische Klinik übernommen, das heutige LWL-Klinikum Gütersloh mit seiner Klinik für Gerontopsychiatrie und Psychotherapie. Die Gerontopsychiatrische Ambulanz hat sich mit ihrer Komm- und Gehstruktur so entwickelt, dass heute die Mitarbeiter der Ambulanz in allen Strukturen der Altenfürsorge im Kreis Gütersloh präsent und tätig sind. Über 90 Prozent der ambulanten Patienten (ca. 1400/Quartal) werden an ihrem Wohn- und aktuellen Aufenthaltsort durch Kollegen des aus 15 Personen bestehenden multiprofessionellen Teams (Ärzte, Pflegekräfte, Sozialarbeiter, Psychologen) aufgesucht. Zudem beteiligen sich die Klinikmitarbeiter an den unterschiedlichsten lokalen Gremien (Pflegekonferenz, Sozialstationen-Treffen, Treffen der Hausgemeinschaften etc.) und übernehmen engagiert beratende Funktion bei der Weiterentwicklung der ambulanten Versorgungsangebote im Kreis.

In der wöchentlichen Ambulanzbesprechung werden zwischen den stationären, tagesklinischen und ambulanten Behandlungsbereichen der Klinik und den ambulant tätigen Trägern Behandlungsverläufe erörtert und Koordinations- bzw. Kooperationsfragen geklärt und so Behandlungskontinuität gewährleistet.

Darüber hinaus hat die Klinik nach einer dreijährigen Pilotphase 2008 ein Zentrum für Altersmedizin als interdisziplinäres Behandlungsangebot für ältere psychisch kranke Menschen gegründet. In diesem wird der körperlich und psychisch erkrankte ältere Mensch in engster Zusammenarbeit der Fachdisziplinen Gerontopsychiatrie, Neurologie und Innere Medizin gemeinsam behandelt. Diese interdisziplinäre Arbeit wird seit vielen Jahren auch über einen gerontopsychiatrischen Konsiliardienst

in die Allgemeinkrankenhäuser des Kreises Gütersloh übertragen. So wird kein gerontopsychiatrisch zu behandelnder Patient ohne erfolgtes fachärztliches Konsil in die Klinik für Gerontopsychiatrie übernommen. Interdisziplinäre Behandlungsaufträge werden von den Disziplinen gemeinsam erstellt und durchgeführt. Seit 2014 arbeitet ein Mitarbeiter der Gerontopsychiatrischen Ambulanz als Demenzkoordinator ausschließlich im Klinikum Gütersloh. Seine Aufgabe vor Ort ist es, die Behandlung akut somatisch erkrankter älterer psychisch kranker Menschen zu verbessern, die Stationsmitarbeiter in gerontopsychiatrischen Fragestellungen zu schulen und vor Ort Strukturen zu entwickeln, die die Versorgung der älteren psychisch Kranken im Allgemeinkrankenhaus verbessern.
Unabhängig vom Ausmaß der psychischen Auffälligkeiten gelingt es in der Klinik für Gerontopsychiatrie und Psychotherapie des LWL-Klinikums Gütersloh seit acht Jahren, ältere psychisch kranke Menschen ausschließlich auf offenen Stationen zu behandeln. Über die Ambulanz und ihr multiprofessionelles Team werden immer mehr ältere psychisch kranke Menschen trotz Krise intensiviert in ihrer Häuslichkeit behandelt. Hierdurch hat sich die Zahl der stationären Behandlungsplätze in der gerontopsychiatrischen Klinik in den letzten Jahren stetig reduziert. Parallel hierzu konnte die Zahl der tagesklinischen Behandlungsplätze erhöht werden – bei insgesamt wachsendem Behandlungsbedarf älterer Menschen.
Die Entwicklung innerhalb der Klinik und ihrer wachsenden ambulanten Angebote gelang nur durch die enge Verzahnung mit dem beschriebenen ambulanten, sozialräumlich ausgerichteten Versorgungsnetz im Kreis Gütersloh. Um ein selbstbestimmtes Altwerden mit gemeindepsychiatrischen Unterstützungsstrukturen im eigenen Sozialraum zu ermöglichen, ist die Integration von somatischen und psychiatrischen Hilfen auf allen Strukturebenen (ambulant, teil- und vollstationär) unerlässlich. Im Alter reduziert sich der Aktions- und Bewegungsradius deutlich und somit auch die Erreichbarkeit von Angeboten, falls sie nicht unmittelbar im Quartier, in der Gemeinde vorgehalten werden. So ist zunehmend eine interdisziplinäre und gut koordinierte medizinische und pflegerische Angebotsstruktur in Bürgernähe notwendig. Nur durch die Ambulantisierung von bisher stationären Angeboten gelingt dies bis dahin, dass Krisen unmittelbar vor Ort in der Lebenswelt der Betroffenen bewältigt werden können. Eine Möglichkeit stellt zum Beispiel das Krisenbett der in der Nähe liegenden Hausgemeinschaft dar. Notwendige intensivierte

medizinische und pflegerische Angebote können als »stationsungebundene Leistung« dort verortet werden.

Verantwortung der Kommune

Bei der Entwicklung tragender Sozialräume für die Behandlung und Pflege psychisch kranker alter Menschen kommt der kommunalen Altenhilfeplanung eine besondere Rolle zu. Über viele Jahre hinweg wurde diese Planung dem »freien Markt« überlassen. Für politische Gremien ist die Altenhilfe ein eher unattraktives und sehr komplexes Thema. Einheitliche Planung, transparente Bedarfsermittlung und verbindliche Strukturen bestanden nicht. Kommunale Bedarfsplanung war über lange Zeit nicht mehr verbindlich. Und so gibt es in der Regel in attraktiven Kommunen ein Überangebot an Hilfe- und Unterstützungsleistungen und in unattraktiven Regionen eine Unterversorgung.

Der Kreis Gütersloh befasst sich seit über 15 Jahren mit der kommunalen Altenhilfeplanung und unterstützt die 13 Kommunen im Kreis beim Aufbau lokaler Arbeitskreise für eine verbesserte Versorgung älterer Menschen. An diesen Planungskonferenzen nehmen Stadtplaner, Vertreter aus der Wohnwirtschaft, Pflegeanbieter, Bürger und Vertreter der psychosozialen Dienste teil und treffen verbindliche Absprachen zur Angebotsentwicklung. Die kommunale Altenhilfeplanung im Kreis Gütersloh wird mit gesteuert durch die Kreispflegekonferenz. Bedarfe werden formuliert, Angebote unmittelbar am Wohnort der Bürger geplant. Bei wachsendem Bedarf werden die notwendigen Hilfen »behutsam« ausgebaut.

Vor sechs Jahren erfolgte erstmalig in einer Kommune eine Bürgerbefragung (Projekt: »Älterwerden in ...«) zur bedarfsgerechten Angebotsstruktur für ältere hilfe- und pflegebedürftige Menschen. Bis heute wurde diese Befragung in fünf weiteren Kommunen durchgeführt. Mit einem persönlichen Anschreiben des Bürgermeisters werden alle Bürger anonym mit 35 Fragen zu den Themenbereichen Wohnen, Infrastruktur, Mobilität, Freizeit und Ehrenamt sowie Information und Pflege befragt. Es geht um die aktuelle Ist-Situation, um die Zufriedenheit mit den bestehenden Angeboten für ältere Bürger, um den Bekanntheitsgrad von Einrichtungen und Dienste und um Wünsche für die Zukunft. Die ersten Befragungsergebnisse zeigten z. B. in der Kommune Steinhagen, dass der überwiegende Teil der Bürger zufrieden ist mit den bestehenden Angeboten, aber auch konkrete Vorstellungen und Wünsche äußert, wie zum Beispiel noch mehr Ruhebänke im öffentlichen Raum, mehr Durchmischung der Generationen in Wohngebieten, verbesserte öffentliche Verkehrsangebote etc. Durch diese Befragungen entstand in den Kommunen eine höhere Sensibilität für die Bedürfnisse älterer Menschen und damit verbunden ein noch höheres Engagement der Jüngeren für ihre Alten.

Ziel der verantwortlichen Akteure im Kreis Gütersloh für die Behandlung und Pflege psychisch kranker alter Menschen ist es, bedarfsgerechte Angebotsstrukturen an jedem Ort, in jedem Stadtteil und jedem Quartier vorzuhalten, sodass kein Bürger seine Lebenswelt verlassen muss, wenn er unterstützungsbedürftig wird. Nicht nur die Behandlungs- und Pflegestruktur muss entsprechend angepasst werden, sondern auch das »Drumherum«, d. h. der gesamte Sozialraum mit seinen Beschäftigungs- und Freizeitangeboten und seiner Infrastruktur. Je nach Region und Kommune werden sich die Quartiere, die Stadtteile unterscheiden, sich allerdings auch in vielem ähneln und eine Grundstruktur vorweisen. In jedem Stadtteil und Quartier sollte es ausreichend Wohnraum für ältere Bürger geben, Angebote des Einzelhandels, Dienstleistungen wie Ärzte, Apotheken und ein Bringedienst, eine Anbindung an den öffentlichen Personennahverkehr. Erforderlich sind Begegnungsorte und -räume, wie z. B. Cafés, ein Pfarrzentrum und Vereine. Es bedarf einer ausreichenden Zahl an »Kümmerern«, die aufmerksam für ältere Menschen sind, es braucht Nachbarschaftshilfe und ehrenamtliches Engagement. Im Sinne der Daseinsvorsorge ist diese Struktur Aufgabe der Kommune. Sie ist allerdings auch sehr vom Engagement einzelner Bürger und Gruppen abhängig. Die Kommune übernimmt hier eine Mentorenfunktion und ist Koordinations- und Beratungsstelle.

So haben sich auch im Kreis Gütersloh an unterschiedlichsten Stellen auf Initiative einzelner Bürger Strukturen stadtteil- und quartiersbezogen entwickelt, wie z. B. der Stadtteiltreff »Oase« in Harsewinkel, der im Wohnquartier Angebote für seine älteren Bürger (u. a. Computerkurse) vorhält. In der Stadt Verl werden durch eine Bürgerinitiative niederschwellige Betreuungsleistungen angeboten und Ehrenamtliche für die Betreuung von Demenzerkrankten geschult.

Um den Sozialraum für die Bedürfnisse der älteren Menschen

weiterzuentwickeln, benötigt es eine stetige und enge Vernetzung Ehrenamtlicher und Hauptamtlicher, die dies konkret als ihre gemeinsame Aufgabe betrachten und in die Hand nehmen.

Im Kreis Gütersloh übernehmen die Kommunen die Verantwortung für ihre Bürger und gestalten gemeinsam die Angebotsstruktur im Sozialraum. Eine große gemeindepsychiatrische Herausforderung wird es sein, die Barrieren zwischen ambulanter und stationärer Versorgung, zwischen den unterschiedlichen Kostenträgern sowie zwischen gemeindenahen und gemeindefernen Leistungsangeboten weiter abzubauen.

In einer umfassenden Studie der Bertelsmann Stiftung und der Universität Potsdam (Bertelsmann Stiftung 2015) wurden bundesweit die unterschiedlichen lokalen Pflegestrukturen und Akteursnetzwerke von Kommunen analysiert. Bei den insgesamt 200 geführten Interviews in 16 unterschiedlichen Kommunen war auch der Kreis Gütersloh beteiligt. Ziel der Studie war, Erklärungsfaktoren für kommunale Unterschiede bei pflegerischen Versorgungsstrukturen aufzuzeigen und Ansätze zur Stärkung ambulanter Pflege auf kommunaler Ebene zu finden. Deutlich wurde, dass der Kreis Gütersloh auf der bundesweiten Karte mit seinen ambulanten Angeboten (Hausgemeinschaften, Tagespflege, ambulante Pflegeleistungen) führend ist und erheblich mehr Menschen als andernorts trotz des erhöhten Pflege- und Betreuungsbedarfs ambulant in ihren Häuslichkeiten, in ihrem Sozialraum unterstützt werden. Vor allem durch die Integration von Hausgemeinschaften, Tagespflegen, ambulanten Angeboten und der gerontopsychiatrischen Versorgung entstand ein dichtes Netz an Unterstützungsdiensten im Sozialraum, sodass die Zahl der klassischen stationären Altenhilfepflegeplätze zwischen 2009 und 2013 um mehr als 100 sank und bei dieser Größenordnung bleiben soll – trotz steigender allgemeiner Pflegebedürftigkeit der älteren Bürger (Kreis Gütersloh 2015). Zukünftige gemeindepsychiatrische Behandlung und Pflege psychisch kranker alter Menschen orientiert sich an deren Bedürfnissen – an unser aller zukünftigen Bedürfnissen –, um damit für alle Bürger eine Basis für ein selbstbestimmtes Altwerden im eigenen Sozialraum zu ermöglichen.

Literatur

Bertelsmann Stiftung (Hg.) (2015): Demographie konkret – Pflege kommunal gestalten. Gütersloh: Verlag Bertelsmann Stiftung.

Bertelsmann Stiftung (2016): Wegweiser Kommune. Online unter: www.wegweiser-kommune.de

Bundestagsdrucksache 7/4200/4201 (1975): Bericht über die Lage der Psychiatrie in der Bundesrepublik. Band 1 und 2. Bonn.

Deutsche Alzheimer Gesellschaft (2014): Das Wichtigste 1: Die Häufigkeit von Demenzerkrankungen. Online unter: www.deutsche alzheimer.de

Fischer, F. (1969): Irrenhäuser: Kranke klagen an. München: Verlag Kurt Desch.

Goffman, E. (1973): Asyle. Berlin: Suhrkamp Verlag.

Hasenfuss, G. (2016): Demographischer Wandel. Deutsches Ärzteblatt 113, (14 B), S. 555–556.

Kreis Gütersloh (2015): Pflegeplan für den Kreis Gütersloh. Online unter: www.pflege-gt.de

Steinhart, I.; Wienberg, G. (2015): Mindeststandards für Behandlung und Teilhabe. Sozialpsychiatrische Informationen 45 (4), S. 9–15.

Ziegler, U.; Doblhammer, G. (2009): Prävalenz und Inzidenz von Demenz in Deutschland – Eine Studie auf Basis von Daten der gesetzlichen Krankenversicherungen. Das Gesundheitswesen 71, S. 281–290.

Das Ende der Reha-Kette? – Zukunft der beruflichen Teilhabe

Katarina Stengler, Thomas Becker

Arbeit hat für alle Menschen eine wichtige Funktion, da sie Strukturgebung, Identifikation, Erleben von Effizienz, Anerkennung, Wertschätzung und den Austausch mit anderen ermöglicht. Sie ist notwendig, um ein sinnvoll erlebtes Leben zu gestalten (BRIEGER, HOFFMANN 2012). Der Zugang zu Arbeit ist demnach ein existenzielles Bedürfnis und ein Recht aller, auch psychisch kranker Menschen (WHO 2008). Vor dem Hintergrund der gesundheitsförderlichen Wirkung von Arbeit wird ihr im psychiatrisch-psychotherapeutischen Kontext vor allem im Rahmen der sogenannten beruflichen Rehabilitation ein großer Stellenwert zugeschrieben [BAR 2011; RIEDEL-HELLER u. a. 2012; SALIZE 2012). Im Kontext der primären Inanspruchnahme ambulanter, teil- oder vollstationärer psychiatrisch-psychotherapeutischer Behandlung wird das Thema Arbeit und Beschäftigung als Teil des therapeutischen Auftrags jedoch nicht angemessen berücksichtigt. Ergotherapie im klassischen Sinne ist in diesem sektorisierten Versorgungskontext traditionell an Beschäftigung, selten an inklusiven Bemühungen zur Teilhabe am ersten Arbeitsmarkt orientiert.

Eugen Bleuler betonte bereits 1911, dass durch die Arbeitstherapie die normalen Funktionen der Psyche geübt würden. Arbeit gebe psychisch Kranken demnach unaufhörlich Gelegenheit zu aktivem und passivem Kontakt mit der Wirklichkeit, ermögliche Patienten den Gedanken ans normale Leben und an ihre Ressourcen (BLEULER 1911). Die negativen Folgen von Arbeitslosigkeit dagegen wurden von Marie JAHODA, Paul Felix LAZARSFELD und Hans ZEISEL in ihrem Klassiker »Die Arbeitslosen von Marienthal« (1933) herausgearbeitet und später in zahlreichen Studien bestätigt. Unumstritten ist berufliche Tätigkeit ein zentraler Bestandteil unserer Lebenswelt und eine Voraussetzung für psychische Stabilität.

Rehabilitation, Teilhabe und deutsches Sozialrecht

In Deutschland besteht nach § 10 Sozialgesetzbuch (SGB) I unabhängig von der Ursache der Behinderung ein Rechtsanspruch auf Rehabilitation. Die entsprechenden sozialrechtlichen Grundlagen für Rehabilitation und Teilhabe behinderter Menschen sind im SGB IX zusammengefasst. »Behinderung« wird in der Sozialgesetzgebung definiert als eine voraussichtlich länger als sechs Monate dauernde Abweichung von dem für das Lebensalter typischen Zustand mit der Folge, dass die Teilhabe am Leben der Gesellschaft beeinträchtigt ist. Zu den »Leistungen zur Teilhabe«, die die zuständigen Sozialleistungsträger im Falle einer so definierten Behinderung zu erbringen haben, gehören die Leistungen der medizinischen Rehabilitation und Leistungen zur Teilhabe am Arbeitsleben (berufliche Rehabilitation). Der Rehabilitationsbegriff wird bezogen auf das deutsche Leistungsrecht mit trägerspezifischen Aufgabenzuschreibungen verwendet und stellt so gesehen nur einen Ausschnitt eines nach fachlich-wissenschaftlichen Maßstäben konzeptionell übergreifenden Rehabilitationsansatzes dar (STENGLER u. a. 2014).

Gute Möglichkeiten der Verzahnung medizinischer, beruflicher und sozialer Rehabilitationsmaßnahmen bei begleitender psychosozialer Betreuung sind im aktuellen Versorgungskontext nicht regelhaft gegeben, wurden aber z. B. in sogenannten Rehabilitationseinrichtungen für (schwer chronisch) psychische Kranke (RPK) durch Vereinbarung der beteiligten Kosten- und Leistungsträger (Rentenversicherung, Krankenversicherung, Bundesagentur für Arbeit) partiell geschaffen (BAR 2011).

Regelfinanzierte Angebote zur *beruflichen Rehabilitation oder Teilhabe am Arbeitsleben* nach §§ 33 ff. im SGB IX sind im Wesentlichen Leistungen zur Erhaltung oder Erlangung eines Arbeitsplatzes, Berufsvorbereitung, berufliche Anpassung, Fort- und Ausbildung, Umschulung, Arbeits- und Berufsförderung auch im Eingangsverfahren und im Arbeitstrainingsbereich einer anerkannten Werkstatt für behinderte Menschen. In Deutschland stehen dafür viele Angebote zur Verfügung, die an dieser Stelle nur erwähnt werden, in einer weiterführenden Quelle aber ausführlich dargestellt sind (STENGLER u. a. 2014), z. B. Werkstätten für behinderte Menschen (WfbM), Berufliche Trainingszentren (BTZ), Berufsförderungswerke (BFW), Berufsbildungswerke (BBW),

Integrationsämter, Integrationsfachdienste und Integrationsprojekte oder Rehabilitationseinrichtungen für psychisch Kranke (RPK).

In Deutschland ist Rehabilitation (und damit Teilhabe) nicht nur über viele unterschiedliche Sozialgesetzbücher verteilt geregelt, sondern zudem ergibt die große Träger- und Einrichtungsvielfalt sowie die inhaltlich und regional bedingte Heterogenität von Maßnahmen einschließlich diagnose- und subgruppenspezifischer Zuweisungs- und Aufnahmeregelungen ein ausgesprochen unübersichtliches, nutzerunfreundliches Angebotssystem rehabilitativer Maßnahmen.

Das Thema Teilhabe ist aufgrund der sektoralen sozialrechtlichen Zuordnung zudem in den meisten Fällen und vor allem in der ärztlichen Community außerhalb des psychiatrisch-psychotherapeutischen Behandlungskontexts und damit außerhalb der primärärztlichen Zuständigkeit verortet. Dieser Umstand bedingt u. a., dass die Gruppe der Menschen mit schweren psychischen Erkrankungen meist sehr spät und kaum individuell und bedarfsorientiert unterstützende Maßnahmen zur beruflichen und sozialen Teilhabe erhält. Trotz eines breiten Netzes von Institutionen und rehabilitativer Maßnahmen einschließlich eines durchaus multiprofessionell aufgestellten Feldes interessierter rehabilitativ tätiger Akteure sind unbefriedigende Integrationsergebnisse mit frühzeitiger Erwerbsminderung, Wohnungslosigkeit und sozialer Isolation für diese Gruppe von Menschen in Deutschland oft die Folge.

Dynamisches Verständnis von Teilhabebemühungen

Die Teilhabe am beruflichen und sozialen Leben in der Gemeinschaft soll Menschen mit schweren psychischen Erkrankungen eine bestmögliche Anpassung an die gegebenen Bedingungen, die Erfüllung notwendiger sozialer Rollenerwartungen und das Erreichen optimaler subjektiver Lebensqualität garantieren. In dieser dynamischen Sichtweise auf Rehabilitation als eine *prozessorientierte Komplexleistung* (JÄCKEL u. a. 2010) soll grundsätzlich eine Verzahnung mit bestehenden medizinisch-sozialen Versorgungsangeboten angestrebt werden, etwa mit der Behandlung beim niedergelassenen Psychiater, der Behandlung in einem Akutkrankenhaus bzw. Hometreatmentsetting, der gesetzlichen

Betreuungsperson etc. Das Hilfesystem ist in Deutschland jedoch stark zergliedert, unübersichtlich und wird dem individuellen und vor allem zeitgleichen Bedarf nach beruflicher Wiedereingliederung und ganzheitlich psychiatrisch-psychotherapeutischer Behandlung nicht gerecht. Hilfe zur Teilhabe am Arbeitsleben für psychisch Kranke erfolgt aktuell überwiegend in den erwähnten, darauf spezialisierten Einrichtungen. Diese arbeiten vorwiegend unter festen, mit den Leistungsträgern vereinbarten konzeptionellen Vorgaben weitgehend angebotsorientiert. Nach Abschluss der jeweiligen ›Maßnahme‹ verlieren sie die Zuständigkeit für den Betroffenen. Institutions- und sektorübergreifende, individuell bedarfsorientierte Abstimmungen sind regulär nicht gefordert und können nicht eingeklagt werden, dies bleibt der persönlichen Initiative einzelner Beteiligter überlassen. Strukturell fehlen niedrigschwellige Zugangswege zum freien Arbeitsmarkt für Menschen mit schweren psychischen Erkrankungen. Vielmehr gibt es feste Vorgaben für Antragsverfahren, Wartezeiten, Assessments – alles im Wesentlichen an Vorgaben der Leistungs- und Kostenträger, an Institutionen gebunden. In diesem System dominieren traditionelle und oft konservative, ebenfalls einrichtungszentrierte Formen beruflicher Rehabilitation.

Wie im Abschnitt ab S. 246 dieses Buches ausführlich dargestellt, unterscheidet man grundsätzlich zwei Strategien beruflicher Rehabilitation: Während in Deutschland und in wesentlichen Teilen des deutschsprachigen Raums vor allem berufliche Wiedereingliederungsprogramme nach dem sogenannten »first train, then place«-Ansatz zum Einsatz kommen (auch Prevocational Training, PVT) (Brieger u. a. 2006), wird in dem zweiten Modell, dem »first place then train«-Ansatz (Unterstützte Beschäftigung oder Supported Employment, SE), (Becker, Drake 1994; Burns u. a. 2007) eine rasche Platzierung auf einem Arbeitsplatz des ersten Arbeitsmarktes angestrebt, optimal mit zeitlich unbegrenzter Verfügbarkeit eines Jobcoachmitarbeiters sowie eines gemeindepsychiatrischen Betreuungsteams.

Es kann auf eine umfangreiche Evidenz zum Thema Arbeitsrehabilitation verwiesen werden, deren Niederschlag in der DGPPN S3-Leitlinie »Psychosoziale Therapien bei schweren psychischen Erkrankungen« (DGPPN 2012) sich in den entsprechenden Empfehlungen der Leitlinie findet. So formuliert Empfehlung 12 der Leitlinie: »Zur beruflichen Rehabilitation von Menschen mit schweren psychischen Erkrankungen, die eine Tätigkeit auf dem ersten Arbeitsmarkt anstreben, sollten Programme mit einer raschen Platzierung direkt auf einen Arbeitsplatz des ersten Arbeitsmarktes und unterstützendem Training (Supported Employment) genutzt und ausgebaut werden. Empfehlungsgrad: B, Evidenzebene: Ia.«

Wichtig ist jedoch, dass die in Deutschland weitgehend praktizierten beruflichen Rehabilitationsmaßnahmen nach dem »first train, then place«-Modell bzw. Mischformen mit integrierten SE-Elementen (ohne zwingenden Fokus auf kompetitive Beschäftigung) durchaus für einen beträchtlichen Teil der Menschen mit schweren psychischen Erkrankungen eine wichtige und notwendige Alternative darstellen. Auch hier gibt die S3-Leitlinie »Psychosoziale Therapien bei schweren psychischen Erkrankungen« (DGPPN 2012) eine klare Empfehlung (Empfehlung 13 der Leitlinie): »Zur Förderung der Teilhabe schwer psychisch kranker Menschen am Arbeitsleben sollten auch Angebote vorgehalten werden, die nach dem Prinzip ›erst trainieren, dann platzieren‹ vorgehen. Diese sind insbesondere für die Teilgruppe schwer psychisch Kranker unverzichtbar, für die eine Platzierung auf dem ersten Arbeitsmarkt (noch) kein realistisches Ziel darstellt. Finanzielle Anreize erhöhen die Wirksamkeit entsprechender Angebote. Die Kombination der Angebote mit Interventionen, die auf Motivationssteigerung abzielen, oder ein rasches Überleiten der Programmteilnehmer in bezahlte übergangsweise Beschäftigung erhöht ebenfalls die Wirksamkeit. Empfehlungsgrad: B, Evidenzebene: Ib.«

So gesehen sind berufliche Integrationsmaßnahmen nach dem SE- oder dem PVT-Ansatz nicht sich gegenseitig ausschließende, sondern vielmehr gleichberechtigt nebeneinanderstehende Angebote. Durch beide Formen sollte ein am individuellen Bedarf orientierter Zugang zu Arbeit und Beschäftigung weitgehend unabhängig von Sektor- und Settinggrenzen mit möglichst niedrigen Barrieren für Menschen mit schweren psychischen Erkrankungen realisiert werden.

Berufliche Teilhabe im Kontext der UN-BRK

Arbeiten und Wohnen sind Kernbereiche rehabilitativer Psychiatrie. Chancengerechte berufliche und soziale Teilhabe ist für Menschen mit schweren psychischen Erkrankungen essenziell. Angesprochen sind in diesem Zusammenhang Forderungen der UN-BRK, zu deren Umsetzung

sich die Bundesrepublik Deutschland verpflichtet hat. In Deutschland definiert sich Rehabilitation für Menschen mit schweren psychischen Erkrankungen in direkter Anlehnung an die unterschiedlichen Sozialleistungsgebiete und an die stark zergliederte Versorgungskette aus Prävention, Akut- und kurativer Behandlung sowie Rehabilitation und Pflege (STENGLER u. a. 2010). Im internationalen Vergleich imponieren wissenschaftlich gut belegte integrierte Versorgungsmodelle, die alle in einem psychiatrisch-psychotherapeutischen Versorgungssystem ineinandergreifende Module von Prävention, Akut- und Krisenbehandlung sowie rehabilitative Ansätze im Rahmen einer gemeindepsychiatrischen Behandlung umfassen (THORNICROFT 2011).
Zu einem deutschen Pendant könnte das von Steinhart und Wienberg hier vorgelegte »Funktionale Basismodell« avancieren. Es stellt einen für Deutschland zukunftsweisenden Entwurf gemeindepsychiatrisch-teambasierter Versorgung dar, in dem explizit auf die inklusive Bedeutung von Teilhabefunktionen und -maßnahmen verwiesen wird (STEINHART, WIENBERG 2015).
Artikel 26 der UN-BRK verpflichtet die Vertragsstaaten dazu, umfassende Habilitations- und Rehabilitationsdienste und -programme zu verstärken und zwar so, dass Menschen mit Behinderungen in allen Aspekten in die Gemeinschaft einbezogen werden und dass in einem höchstmöglichen Maße Teilhabe so gemeindenah wie möglich realisiert wird (WHO 2008).
Artikel 3 e in Verbindung mit Artikel 9 Abs. 2 a behandelt den Zugang zu Angeboten und Diensten als wesentlichen Grundsatz. Dies ist für die Gruppe der Menschen mit seelischen Behinderungen von besonderer Bedeutung, da psychiatrisch-psychosoziale Unterstützungsleistungen zur Teilhabe niedrigschwellig und leicht zugänglich sein sollten. Als eine konkrete und unmittelbare Maßnahme der Bundesrepublik Deutschland zur Umsetzung der Forderungen der UN-BRK kann das für Januar 2017 geplante Bundesteilhabegesetz betrachtet werden. Ziele, die mit dem Bundesteilhabegesetz primär verbunden waren, fokussierten u. a. auf die Weiterentwicklung der Eingliederungshilfe und Überführung in ein modernes, im SGB IX zusammengeführtes Teilhaberecht. Zudem sollte eine bessere Koordinierung aller Rehabilitationsträger und der durch sie umgesetzten Maßnahmen angestrebt werden (BMAS 2015).
Die Artikel 26 (Zugang zur beruflichen Rehabilitation) und 27 (Zugang zu Beschäftigung) der UN-BRK sind richtungsweisend für die

zukünftige Sicherstellung eines inklusiven Arbeitsmarkts. Hierfür müssen in Deutschland konkretere Maßnahmen benannt werden, die ihren Niederschlag unbedingt in den jeweiligen Sozialgesetzbüchern finden müssen. Zu nennen sind z. B. die Einführung und flächendeckende Etablierung eines Budgets für Arbeit, welches das Wunsch- und Wahlrecht der Inanspruchnehmenden konsequent berücksichtigt. Neu definierte Angebote sollten sich über die Leistungen des herkömmlichen Systems beschützter Werkstätten hinaus erstrecken und unabhängig vom primären Institutionsbezug nutzbar sein. Die Einbeziehung positiver Erfahrungen aus Modell- und Pilotprojekten, die auch jenseits der herkömmlichen rehabilitationsbezogenen SGB-Bereiche Teilhabebemühungen verfolgen, würden hilfreich sein.

Die Kenntnis über nach wie vor steigende Arbeitsunfähigkeits- und Erwerbsminderungszahlen aufgrund psychischer Störungen und das Resümee der unbefriedigenden wissenschaftlichen Datenlage zur Wirksamkeit beruflicher und sozialer Integrationsmaßnahmen in Deutschland (DGPPN 2012; siehe S. 25 f., 45 ff.) verweisen auf den dringenden Handlungsbedarf, um effektivere Teilhabeaktivitäten zu ermöglichen. Wesentliche Aspekte in diesem Feld sind u. a. auch unzureichende Kenntnisse bei den Primärversorgern über etablierte Rehabilitationsmaßnahmen, kaum antizipierte und damit nicht umgesetzte Verantwortlichkeiten für Teilhabebemühungen im fachärztlichen Aus- und Weiterbildungssektor sowie quasi nicht verfügbare Informationen über (positive) Erfahrungen aus integrativen, setting- und sektorübergreifenden Modellprojekten zur beruflichen und sozialen Teilhabe in Deutschland.

Best practice-Beispiele

An dieser Stelle sei auf das kürzlich gestartete therapeutisch-rehabilitative Berner *ready@work*-Programm der Arbeitsgruppe um Holger Hoffmann verwiesen. Es versucht, Schnittstellen- und Integrationsprobleme am Übergang stationär-teilstationärer psychiatrischer Versorgung zu überwinden, indem es Menschen mit psychischen Erkrankungen mit ihren beruflichen Problemlagen frühzeitig identifiziert und sie unmittelbar und lückenlos in einen Supported Employment-Prozess überleitet (HOFFMANN, JÄCKEL 2015).

Ein im Behandlungssetting einer Psychiatrischen Institutsambulanz (PIA) implementiertes arbeits- und beschäftigungstherapeutisches Programm für Menschen mit schweren psychischen Erkrankungen ist »PIA2work« (STENGLER u. a. 2015):
»*PIA2work*« am Universitätsklinikum Leipzig ist ein multiprofessioneller Ansatz zur Förderung der beruflichen Integration von Menschen mit schweren psychischen Erkrankungen und setzt sich aus einer Vielzahl arbeits- und soziotherapeutischer Methoden, orientiert am individuellen Bedarf jedes einzelnen Patienten im PIA-Kontext, zusammen. Die gesetzliche Grundlage für diesen Ansatz bildet die Vereinbarung zu Psychiatrischen Institutsambulanzen (PIA) zwischen den Spitzenverbänden der Krankenkassen, der Deutschen Krankenhausgesellschaft und der Kassenärztlichen Bundesvereinigung gemäß § 118 Abs. 2 SGB V. Demnach besteht der Auftrag von PIA im Rahmen der Heilbehandlung u. a. darin, die berufliche und soziale Teilhabe ganzheitlich und nachhaltig zu realisieren. Vor diesem Hintergrund ist es das Ziel von *PIA2work*, Betroffenen trotz schwerer psychischer Einschränkungen (PIA-Vereinbarung nach § 118 definiert die Gruppe schwer psychisch Kranker als primäre Behandlungsgruppe) eine bedarfsorientierte Teilhabe am Arbeitsleben parallel und gleichberechtigt zu anderen psychiatrisch-psychotherapeutischen Behandlungsangeboten zu ermöglichen. Durch »*PIA2work*« kann die Planung und die Koordination aller für die berufliche Teilhabe erforderlichen Maßnahmen und Hilfen als eine Komplexleistung aus medizinischen, sozialen und beruflichen Angeboten umgesetzt werden. Aufgrund der Finanzierbarkeit von PIA-Leistungen nach dem sogenannten Bayerischen Modell als Einzelleistungsvergütungssystem in einigen Bundesländern in Deutschland, u. a. in Sachsen, können auch die Angebote beruflich-sozialer Integration bei Bedarf langfristig und grundsätzlich ohne zeitliche Limitation erfolgen.
Menschen mit schweren psychischen Erkrankungen, die die Psychiatrische Institutsambulanz als primäres Behandlungssetting aufsuchen, erhalten im Rahmen von »*PIA2work*« neben dem regulären ärztlichen Aufnahmetermin auch einen sozio- und ergotherapeutischen Erstkontakt, in dem die Akuität beruflich-sozialer Problemlagen geprüft wird. Die reguläre, gut etablierte Erhebung von Berufs- und Sozialanamnese wurde in *PIA2work* um ein ausführliches Assessment zur Einschätzung tätigkeitsrelevanter Funktionsbereiche bzw. entsprechender Einschränkungen teilhaberelevanter Fähigkeiten und Fertigkeiten erweitert.

Auf der Basis einer individuellen, an der Bedarfslage jedes einzelnen Nutzers orientierten Zielplanung werden einzel- und gruppentherapeutische Maßnahmen, die den beruflichen Integrationsprozess fördern, zusammengestellt. Wesentlich ist hierbei, dass die sonst im sogenannten kurativen Behandlungssektor definierten Maßnahmen mit Teilhabebemühungen zeitgleich verknüpft werden können. Das heißt, sowohl medizinische Maßnahmen (z. B. Diagnostik, Medikationsabstimmung) als auch psychotherapeutische Angebote (Psychoedukation, Gruppentraining sozialer Kompetenzen, Klettertherapie u. a.) und systemische Interventionen, die das unmittelbare psychosoziale Feld der Betroffenen (Angehörige, Arbeitgeber, Betreuungspersonen etc.) im gemeindepsychiatrischen Setting um die PIA einbeziehen, werden am individuellen Bedarf orientiert parallel vorgehalten. *PIA2work* schließt Brüche in der Kontinuität einmal begonnener Behandlungsangebote etwa durch sozialrechtliche Grenzen oder mangelnde Vorhaltung berufsgruppenspezifischer Leistungen weitgehend aus. Der Einsatz und die Intensität einzelner Therapiebausteine sind hochflexibel. Kooperationen mit Angeboten des komplementären Systems können zu jeder Zeit gesucht und Netzwerkaktivitäten in das Feld der Akteure um die unterstützte Person und vor allem mit dem freien Arbeitsmarkt geknüpft werden. So profitiert *PIA2work* u. a. von multiprofessionellen Vernetzungen sozial- und ergotherapeutisch besetzter hochfunktionaler Arbeitskreise innerhalb der Stadt Leipzig (z. B. Runder Tisch Arbeit u. Ä.). Die Vermittlung in Arbeit und Beschäftigung i. e. S. versucht, sich an den Prinzipien des Supported Employments zu orientieren. Im Einzelfall kann das bedeuten, dass ergotherapeutische Aktivitäten im Rahmen von Bewerbungstrainingsgruppen in den Räumen der PIA umgesetzt werden, aber ebenso im Einzelsetting mit dem Betroffenen am potenziellen Arbeitsplatz in einem Unternehmen der Region als – grundsätzlich zeitlich unbefristeter – Jobcoachingprozess.

Die aktuelle Herausforderung besteht vor allem darin, die Nachhaltigkeit und Generalisierbarkeit dieser Modell- und Pilotprojekte zu überprüfen und sicherzustellen. Es stellt sich die Frage, ob es möglich sein wird, die Teilhabeförderung im Rahmen integrativ und ganzheitlich angelegter Behandlungspfade als Standard zu platzieren und damit die Nichtteilhabe von Menschen mit schweren psychischen Störungen am Arbeitsleben zu reduzieren. Ein solcher Schritt könnte eine Reduktion sozialer Ausgrenzung zur Folge haben.

Fazit für die Praxis

Arbeit ist existenziell für alle, besonders für psychisch kranke Menschen. Eine am individuellen Bedarf orientierte Teilhabe an allen Bereichen des sozialen Lebens für alle, auch für Menschen mit schweren psychischen Erkrankungen zu ermöglichen, ist Ziel einer inklusiven Gesellschaft. Trotz des komplexen Sozialsystems mit umfangreichen Angeboten zur beruflichen Rehabilitation in Deutschland profitieren viele Menschen mit schweren psychischen Erkrankungen davon nicht. Es wird vorgeschlagen, zukünftig den in Deutschland vor allem leistungs- und sozialrechtlich definierten Rehabilitationsbegriff durch den Begriff Teilhabe zu ersetzen. Der Supported Employment-Ansatz für berufliche Rehabilitation und dessen sehr gute wissenschaftliche Evidenz sind seit einigen Jahren bekannt und erste erfolgreiche Übersetzungen für den deutschsprachigen Raum liegen vor. Der hier vorgelegte Ansatz für ein »Funktionales Basismodell« nach STEINHART und WIENBERG (2015) bietet erstmals eine konsequente Übersetzung internationaler Modelle gemeindepsychiatrischer Versorgung auf das deutsche System und legt einen vielversprechenden Entwurf für ein multidimensionales integratives Behandlungskonzept vor, welches Menschen mit schweren psychischen Erkrankungen eine Partizipation an allen Bereichen des gesellschaftlichen Lebens, explizit auch die Teilhabe am Arbeitsleben ermöglichen kann.

Literatur

BAR, Bundesarbeitsgemeinschaft für Rehabilitation (2011): RPK-Empfehlungsvereinbarung und Handlungsvereinbarungen für die praktische Umsetzung. Frankfurt/Main. www.bar-frankfurt.de/fileadmin/dateiliste/publikationen/empfehlungen/downloads/BARBroRPK_E.pdf (8.8.2016).

BECKER, D. R.; DRAKE, R. E. (1994): Individual Placement and Support: a community mental health center approach to vocational rehabilitation. Community Mental Health Journal 30, S. 193–206.

BLEULER, E. (1911): Dementia praecox oder die Gruppe der Schizophrenen. Leipzig, Wien: F. Deuticke.

BMAS, Bundesministerium für Arbeit und Soziales (2015): Arbeitsgruppe zum Bundesteilhabegesetz – Abschlussbericht – Teil B. www.bmas.de/SharedDocs/Downloads/DE/PDF-Publikationen/a765-abschlussbericht-bthg-B.pdf?__blob=publicationFile (8.8.2016).

Brieger, P.; Hoffmann, H. (2012): Was bringt psychisch Kranke nachhaltig in Arbeit? Der Nervenarzt 83, S. 840–846.

Brieger, P.; Watzke, S.; Galvao, A.; Hühne, M.; Gawlik, B. (2006): Wie wirkt berufliche Rehabilitation und Integration psychisch kranker Menschen? Ergebnisse einer kontrollierten Studie. Köln: Psychiatrie Verlag.

Burns, T.; Catty, J.; Becker, T.; Drake, R. E.; Fioritti, A.; Knapp, M.; Lauber, C.; Rössler, W.; Tomov, T.; van Busschbach, J.; White, S.; Wiersma, D.; EQOLISE Group (2007): The effectiveness of supported employment for people with severe mental illness: a randomised controlled trial. The Lancet 29, 370 (9593), S. 1146–1152.

DGPPN (Hg.) (2012): S3-Leitlinie Psychosoziale Therapien bei schweren psychischen Erkrankungen. Berlin, Heidelberg: Springer

DGPPN (2016): Stellungnahme. Die Position der DGPPN zum Referentenentwurf des Bundesteilhabegesetzes (BTHG). www.dgppn.de/presse/stellungnahmen/detailansicht/article//die-position.html (8.8.2016).

Hoffmann, H.; Jäckel, D. (2015): Frührehabilitation – ein Stiefkind der Psychiatrie. Psychiatrische Praxis 42 (05), S. 235–236. DOI: 10.1055/s-0034-1387694.

Jahoda, M.; Lazarsfeld, P. F.; Zeisel, H. (1933): Die Arbeitslosen von Marienthal. Ein soziographischer Versuch über die Wirkungen langandauernder Arbeitslosigkeit. Leipzig: Hirzel.

Jäckel, D.; Hoffmann, H.; Weig, W. (2010): Praxisleitlinien Rehabilitation für Menschen mit psychischen Störungen. Köln: Psychiatrie Verlag.

Riedel-Heller, S.; Stengler, K.; Seidler, A. (2012): Psychische Gesundheit und Arbeit. Psychiatrische Praxis 39, S. 103–105.

Salize, H. J. (2012): Die Psychiatrische Rehabilitation wird zu einem der Zukunftsthemen der Psychiatrie – Pro & Kontra. Psychiatrische Praxis 39, S. 317–318.

Steinhart, I.; Wienberg, G. (2015): Mindeststandards für Behandlung und Teilhabe. Plädoyer für ein funktionales Basismodell gemeindepsychiatrischer Versorgung schwer psychisch kranker Menschen. Sozialpsychiatrische Informationen 45 (4), S. 9–15.

STENGLER, K.; BRIEGER, P.; WEIG, W. (2010): Psychiatrische Rehabilitation: »deutscher Sonderweg« – wo geht es hin? Psychiatrische Praxis, 37, S. 206–207.

STENGLER, K.; RIEDEL-HELLER, S. G.; BECKER, T. (2014): Berufliche Rehabilitation bei schweren psychischen Erkrankungen. Der Nervenarzt, 85, S. 97–107.

STENGLER, K.; DRESS, L.; LEHMANN, J.; ALBERTI, M. (2015): PIA2work – ein Pilotprojekt zur Förderung von Arbeit und Beschäftigung im Kontext einer Psychiatrischen Institutsambulanz (PIA); Posterpräsentation, DGPPN Kongress, 26.11.2015.

THORNICROFT, G.; SZMUKLER, G.; MUESER, K. T.; DRAKE, R. E. (Hg.) (2011): Oxford Textbook of Community Mental Health. Oxford New York: Oxford University Press.

WHO (2008): http://www.un.org/depts/german/grunddok/ar217a3.html

Supported Employment – Erst platzieren, dann trainieren

Holger Hoffmann

Psychisch kranke Menschen wollen – wie alle anderen Menschen auch – am Arbeitsleben auf dem allgemeinen Arbeitsmarkt teilhaben. Krankheitsbedingt haben viele von ihnen nach einer schweren psychischen Krise jedoch Schwierigkeiten, in die Arbeitswelt zurückzukehren. Lediglich ein Viertel der psychisch Erkrankten im arbeitsfähigen Alter ist beruflich auf dem ersten Arbeitsmarkt integriert (Social Exclusion Unit 2004). Berufliche Wiedereingliederung endet für einen Großteil der Menschen mit schweren psychischen Störungen – unabhängig von der Diagnose – an einem Dauerarbeitsplatz in einer Werkstatt für behinderte Menschen oder in der Arbeitslosigkeit. Die Wiedereingliederung in den ersten Arbeitsmarkt ist hingegen allzu oft die Ausnahme. Es stellt sich deshalb immer dringender die Frage, ob die traditionellen Rehabilitationsmaßnahmen noch zielführend sind oder durch neuere Ansätze, wie das in den USA entwickelte Supported Employment, abgelöst werden sollten.

Traditionelle Wiedereingliederungsangebote

Berufliche Wiedereingliederung wird im deutschsprachigen Raum immer noch mehrheitlich über traditionelle Wiedereingliederungsprogramme nach dem »erst trainieren, dann platzieren«-Prinzip angestrebt. Verläuft das vorbereitende Arbeitstraining im geschützten Rahmen erfolgreich, folgt darauf in der Regel ein zeitlich befristetes Arbeitstraining an einem oder mehreren Arbeitsplätzen auf dem allgemeinen Arbeitsmarkt. Nach Ende der Wiedereingliederungsmaßnahme findet nur in Ausnahmefällen – und dann zeitlich befristet – eine weitere Begleitung am Arbeitsplatz auf dem ersten Arbeitsmarkt statt. Die derart Wiedereingegliederten bleiben in der Folge im rauen Umfeld des allgemeinen Arbeitsmarkts sich selbst überlassen. Nicht selten kommt es dann zu einer Überforderung aller Beteiligten, zu erneuten psychischen Krisen und früher oder später zum Stellenverlust. Die Zahl der langfristig Wiedereingegliederten verringert sich nochmals. Wir müssen heute davon ausgehen, dass lediglich rund 15 Prozent derer, denen zu Beginn einer traditionellen Maßnahme aufgrund der Ergebnisse der vorausgegangenen Abklärung eine realistische Chance auf eine erfolgreiche Wiedereingliederung in den allgemeinen Arbeitsmarkt bescheinigt wurde, nachhaltig mittels traditioneller Programme wiedereingegliedert werden können (HOFFMANN u. a. 2012, 2014).

Selbst die RPK-Einrichtungen (Einrichtungen zur Rehabilitation psychisch Kranker) in Deutschland, die durch die Kombination von medizinischen und arbeitsrehabilitativen Angeboten auch stärker beeinträchtigten Menschen eine Chance auf Wiedereingliederung geben, weisen nach genauerem Nachrechnen lediglich eine Integrationsrate von 19 Prozent auf – wovon 41 Prozent noch in Ausbildung oder Umschulung sind (STENGLER u. a. 2015).

Supported Employment

Zu einem richtungsweisenden Paradigmawechsel in der beruflichen Wiedereingliederung kam es Anfang der 1990er-Jahre durch die Einführung des Supported Employments in den USA. Supported Employment basiert auf folgenden Prinzipien:

Prinzipien des Supported Employments
(BECKER u. a. 1994; BOND u. a. 1997)
- Bei Supported Employment gilt das Prinzip: »erst platzieren, dann trainieren« anstatt des bisherigen »erst trainieren, dann platzieren«.
- Die beeinträchtigten Arbeitnehmer arbeiten mindestens zwanzig Stunden pro Woche unter Wettbewerbsbedingungen des allgemeinen Arbeitsmarkts.
- Sie erhalten dafür zumindest den gesetzlich vorgeschriebenen Mindestlohn.
- Der Arbeitsort ist in einem Betrieb des allgemeinen Arbeitsmarkts, in welchem die Mehrheit der Arbeitnehmer keine Behinderung aufweisen.
- Das Arbeitsverhältnis ist zeitlich nicht befristet.
- Die beeinträchtigten Arbeitnehmer und ihre Vorgesetzten werden an ihrem Arbeitsplatz langfristig durch einen Jobcoach begleitet.

Das in New Hampshire entwickelte »Individual Placement and Support System« – kurz SE-IPS – (BOND u.a. 1997) ist das am sorgfältigsten konzipierte und am besten evaluierte Supported Employment-Modell (BECKER u.a. 1994; DRAKE u.a. 1996, 1999). Es gilt heute allgemein als *das* Vorbild für neue Projekte und als *der* Standard für Supported Employment, nicht zuletzt dank der Entwicklung einer zunächst 15 Kriterien umfassenden Fidelity Scale, die später auf 25 erweitert wurde (BOND u.a. 1997, 2012a). Sie ermöglicht die fortlaufende Qualitätsüberprüfung bestehender und neuer Supported Employment-Projekte. Dies führte zu einer weltweiten Standardisierung des Supported Employments.

Kriterien der Fidelity Scale des »SE-IPS« (BOND u.a. 1997)
1. Caseload des Jobcoachs < 25 Personen
2. Mitarbeitende sind nur als Jobcoach tätig
3. Jobcoach übernimmt alle Aufgaben von Anfang bis Ende
4. Jobcoaches sind Teil eines gemeindepsychiatrischen Teams
5. Jobcoaches bilden ein Team mit gemeinsamen Sitzungen und Supervision
6. Kein Interessierter am Supported Employment wird ausgeschlossen
7. Fortlaufende Assessments am Arbeitsplatz
8. Rasche (< 1 Monat) Vermittlung an kompetitiven Arbeitsplatz
9. Arbeitsplatzsuche nach individuellen Bedürfnissen
10. Es werden Stellen in verschiedenen Sparten angeboten
11. Stellen sind nicht befristet, sondern langfristig
12. Jobcoaches helfen beim Stellenwechsel
13. Coaching von Teilnehmer und Arbeitgeber ist zeitlich nicht befristet
14. Das Angebot ist integriert
15. Die Jobcoaches arbeiten aufsuchend

Die IPS-Fidelity Scale schafft zudem die Voraussetzungen, die Eingliederungsresultate in Bezug zum Erfüllungsgrad der IPS-Fidelity Scale zu setzen. BOND u.a. (2011) konnten zeigen, dass je besser die Umsetzung der IPS-Fidelity Scale Standards erfüllt ist, desto höher ist die berufliche Inklusion auf dem allgemeinen Arbeitsmarkt.

Aufgaben der Jobcoaches

Die Jobcoaches betreuen idealerweise nicht mehr als 15 Teilnehmer. Ihre zentralen Aufgaben sind (HOFFMANN 2004):
- Aktive Unterstützung des Teilnehmers bei der Bewerbung für geeignete Arbeitsplätze, wobei die Anstellung des psychisch Beeinträchtigten nach marktwirtschaftlichen Grundsätzen erfolgt und nicht als Akt der Wohlfahrt.
- Erarbeitung und Durchführung eines behindertenspezifischen Plans in Zusammenarbeit mit dem Betrieb, dem Rehabilitanden und seinem unmittelbaren Umfeld.
- Im Sinne des Casemanagements Heranziehung sonstiger Betreuungssysteme, sofern diese nicht bereits involviert sind, mit dem Ziel, dem psychisch Beeinträchtigten den Arbeitsplatz dauerhaft zu sichern.
- Von Beginn an eine enge Zusammenarbeit mit dem Psychiater oder sozialpsychiatrischen Dienst und nicht erst bei einer Krise.

Die Untersuchung von GLOVER und FROUNFELKER (2013) hat gezeigt, dass erfolgreiche Jobcoaches effizient arbeiten, mit den Rehabilitanden Beziehungen auf Augenhöhe entwickeln und gut mit anderen Partnern zusammenarbeiten.

In einer Beurteilung durch die Vorgesetzten waren die Zeit, die die Jobcoaches vor Ort aufwendeten, und die Häufigkeit der Kontakte mit den Rehabilitanden mit einem besseren Wiedereingliederungsergebnis assoziiert (TAYLOR, BOND 2014).

Wissenschaftliche Evidenz zur Überlegenheit des SE-IPS

In einem systematischen Review von 2012 konnten 15 randomisiert kontrollierte Studien mit SE-IPS-Programmen identifiziert werden, die den IPS-Qualitätskriterien entsprechen (BOND u.a. 2012b). Neun davon stammten aus den Vereinigten Staaten, sechs außerhalb davon. Die Kontrollprogramme funktionierten mehrheitlich nach dem traditionellen »erst trainieren, dann platzieren«-Prinzip. Der Beobachtungszeitraum war im Schnitt 18,4 Monate.

In allen Studien erwies sich das Supported Employment als signifikant überlegen, mit Ausnahme einer britischen Studie (HOWARD u. a. 2010). Hier zeigte sich im Nachhinein, dass die Kontaktfrequenz der Jobcoaches mit den Teilnehmern zu niedrig war (LATIMER 2010).

In der Gesamtschau über sämtliche Studien erhielten im Schnitt 56 Prozent der SE-IPS-Programmteilnehmer im Verlauf des Beobachtungszeitraums eine Anstellung auf dem allgemeinen Arbeitsmarkt gegenüber 23 Prozent in der Kontrollgruppe. Wie die Abbildung auf S. 251 eindrücklich zeigt, erwies sich Supported Employment in allen Studien auch bezüglich Anstellungsraten auf dem ersten Arbeitsmarkt den traditionellen Wiedereingliederungsprogrammen überlegen. Auch war die Zeit bis zum Stellenantritt auf dem ersten Arbeitsmarkt signifikant kürzer und die jährliche Arbeitszeit auf dem ersten Arbeitsmarkt signifikant höher. Eine Cochrane-Metaanalyse (KINOSHITA u. a. 2013) und ein neuerer Review (MARINO, DIXON 2014) konnten diese Ergebnisse replizieren.

Nach den anfänglichen Erfolgen in den USA stellte sich schnell die Frage, ob sich Supported Employment genauso erfolgreich auf den europäischen Arbeitsmarkt übertragen lässt. Eine zentrale Studie in diesem Zusammenhang war die europäische Multicenter-Studie EQOLISE (BURNS u. a. 2007), die sich zum Ziel gesetzt hatte, in sechs europäischen Ländern mit unterschiedlichen Arbeitsmarktbedingen, Arbeitslosenraten und Sozialversicherungssystemen die amerikanischen Studien zu replizieren. Werden die Daten aggregiert, gelingt dies auch in überzeugender Weise. So gab es mit 13 Prozent gegenüber 45 Prozent signifikant weniger Abbrüche, und auch die stationären Behandlungen waren im Beobachtungszeitraum von 18 Monaten mit 20 Prozent vs. 31 Prozent signifikant tiefer. Es gab jedoch unter den teilnehmenden Ländern Unterschiede, so schnitten die Zentren in Holland, Deutschland und der Schweiz tendenziell schlechter ab als die in England, Italien und Bulgarien.

Das vergleichsweise schlechte Abschneiden Deutschlands löste bei der Erstellung der S3-Leitlinie, Psychosoziale Therapien bei Menschen mit schweren psychischen Erkrankungen (BECKER u. a. 2012) eine kontroverse Diskussion aus. So bewirkten die Betreiber traditioneller Wiedereingliederungsprogramme eine Herabstufung des Empfehlungsgrades von Supported Employment mit der Begründung, es fehle noch an der entsprechenden Evidenz in Deutschland (BRIEGER, HOFFMANN 2012).

Wichtige Evidenz für die Durchführbarkeit und Überlegenheit von Supported Employment im deutschsprachigen Raum lieferten in der

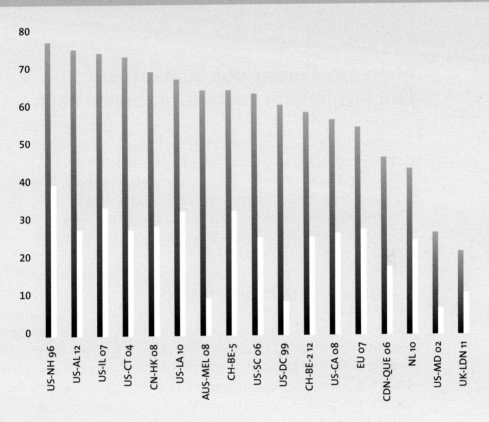

ABBILDUNG 1 Anstellungsraten auf dem ersten Arbeitsmarkt in 17 randomisiert kontrollierten Studien zum SE-IPS (HOFFMANN 2013) (■ IPS, □ Control)

Folge die beiden randomisiert kontrollierten SE-IPS-Studien zum Berner Job Coach Projekt (HOFFMANN u.a. 2012, 2014), welches nach den Prinzipien des IPS-System arbeitet. Nach zwei Jahren arbeiteten 45 Prozent der Teilnehmer auf dem ersten Arbeitsmarkt (30 Prozent mittels Begleitung eines Jobcoaches) gegenüber 17 Prozent, die eine traditionelle Wiedereingliederungsmaßnahmen durchlaufen hatten. Nach fünf Jahren wurden die Unterschiede gegenüber den traditionellen Maßnahmen noch deutlicher als nach zwei Jahren. So fanden in diesem Zeitraum 65 Prozent der SE-IPS-Teilnehmer eine Anstellung auf dem ersten Arbeitsmarkt gegenüber 33 Prozent in traditionellen Wiedereingliederungsmaßnahmen. Im Weiteren waren der Verdienst besser, die Anstellungsverhältnisse länger und nachhaltiger und die

Inanspruchnahme stationärer und teilstationärer psychiatrischer Dienste geringer. Auch auf ökonomischer Ebene erwies sich Supported Employment langfristig überlegen.

Implementierung von Supported Employment im deutschsprachigen Raum

Für eine erfolgreiche Implementierung des Supported Employments im deutschsprachigen Raum sollten folgende Punkte beachtet werden:

1. *Assessment:* Entgegen der Forderung in der IPS-Fidelity Scale, keinen am Supported Employment Interessierten auszuschließen, sollte ein zwei bis vier Wochen dauerndes Assessment zur Abklärung der Rehabilitationsfähigkeit und Rehabilitationsprognose durchgeführt werden (Jäckel 2006).
2. *Finanzierung einer zeitlich nicht befristeten Begleitung durch einen Jobcoach:* Berufliche Wiedereingliederungsmaßnahmen sind zeitlich befristet. Dies steht im Widerspruch zu den Prinzipien des SE-IPS. Nach einschlägiger Erfahrung ist der zeitlich nicht an die Dauer einer Maßnahme befristete Support sowohl der Teilnehmer als auch der Vorgesetzten und Mitarbeitenden ein zentraler Faktor für die Nachhaltigkeit und damit den Erfolg des Supported Employments. Die Gesetzgeber sind gefordert, Grundlagen zu schaffen, die eine den Bedürfnissen entsprechende langfristige Finanzierung des Jobcoaches ermöglichen.
3. *Anreize für Arbeitgeber:* Es braucht Anreize für die Arbeitgeber, damit diese überhaupt bereit sind, Arbeitsplätze für psychisch beeinträchtigte Menschen bereitzustellen. Der Arbeitgeber sollte nur einen Leistungslohn zahlen müssen und nicht einen tariflich festgelegten Lohn, außer er erhält entsprechende steuerliche Erleichterungen oder staatliche Beiträge. Der Arbeitgeber darf nicht das Gefühl haben, er zahle zu viel für die vom Rehabilitanden erbrachte Leistung. Ein weiterer Anreiz für den Arbeitgeber ist, wenn der Teilnehmer beim Supported Employment-Anbieter angestellt und im Sinne einer Personalverleihfirma dem Betrieb ausgeliehen wird. Dadurch werden Sozialleistungen und Rentenbeiträge vom Supported Employment-Anbieter übernommen. Dieses Anstellungsverhältnis entlastet den Arbeitgeber auch im Falle eines Krankheitsrückfalls oder einer Beendigung des Arbeitsverhältnisses. Solche Anreize sind für den

langfristigen Erfolg von Supported Employment im deutschsprachigen Raum von enormer Bedeutung und sollten deshalb unbedingt vermehrt geschaffen werden.
4. *Jobcoaches müssen sehr gut qualifiziert sein:* Idealerweise hat ein Jobcoach sowohl Berufserfahrung in der Psychiatrie als auch in der freien Wirtschaft. Wichtig ist das psychiatrische Wissen, um den psychisch Kranken überhaupt verstehen und dieses Wissen auch an den Arbeitgeber vermitteln zu können. Erfahrung in der freien Wirtschaft ist ebenfalls wichtig, um die Bedürfnisse des Arbeitgebers zu kennen. Jobcoaches sind also Brückenbauer zwischen diesen beiden Welten.

Wer profitiert vom Supported Employment?

Die Annahme, dass in erster Linie die leistungsfähigeren Rehabilitanden vom Supported Employment profitieren, ist nicht zutreffend. Wie die Meta-Analyse von Campbell und Mitarbeiter (CAMPBELL u. a. 2011) zeigen konnte, verlieren die personenseitigen Eigenschaften, wie Arbeitsbiografie, soziodemografische und klinische Merkmale, unter SE-IPS ihre statistische Signifikanz, d. h., die Art der Rehabilitationsmaßnahme wird als Erfolgsprädiktor wichtiger als die bisher im Zentrum stehenden personenseitigen. Auch bei schwer psychisch kranken Menschen mit einem eher ungünstigen Prädiktorenprofil kann mittels SE-IPS die Teilhabe im allgemeinen Arbeitsmarkt gelingen. Dies konnte sowohl in den beiden Berner RCT-Studien gezeigt werden, in denen vergleichbare Patienten am Ende traditioneller Maßnahmen in einer geschützten Werkstatt arbeiteten und bei der SE-IPS-Gruppe in der freien Wirtschaft (HOFFMANN u. a. 2012, 2014) als auch explizit in der Zürcher randomisiert kontrollierte SE-IPS-Studie der Arbeitsgruppe um Kawohl (VIERING u. a. 2015). Hier gelang es, bereits berentete schwer psychisch Kranke mittels Supported Employment deutlich über zweieinhalbmal häufiger in den ersten Arbeitsmarkt einzugliedern, als unter den Kontrollbedingungen.

Wie kann die Wirksamkeit noch verbessert werden?

Mehrere Studien konnten zeigen, dass die Effektivität von SE-IPS durch die Teilnahme der Rehabilitanden an einem sozialen Training (KESHAVAN u. a. 2014) sowie an kognitiver Trainingstherapie oder an einem Cognitive Remediation Training gesteigert werden kann (MUESER u. a. 2005; MCGURK u. a. 2005, 2007 a, b; LINDENMAYER u. a. 2008; EACK u. a. 2011; WYKES u. a. 2011; BELL u. a. 2014). Dies ist auch bei traditionellen Wiedereingliederungsprogrammen der Fall. Beim Supported Employment wirkt dieses jedoch zudem kompensatorisch auf kognitive Defizite und ermöglicht so Menschen mit schweren psychischen Störungen ebenfalls die Teilhabe am Arbeitsleben auf dem allgemeinen Arbeitsmarkt (MCGURK, MUESER 2004).

Weiter hat sich gezeigt, dass die spezifischen Kenntnisse Familienangehöriger im Zusammenhang mit ihren erkrankten Angehörigen sowohl für die Jobcoaches als auch für andere Familien hilfreich sein können und dass Familienangehörige einen Beitrag leisten können, SE-IPS-Programme weiterzuentwickeln (COHEN, BECKER 2014).

Wie bereits in den IPS-Fidelity Scale hervorgehoben wird, ist für den Erfolg des Supported Employments eine An- oder Einbindung des Jobcoachs in ein gemeindepsychiatrisches Team von eminenter Bedeutung. Dies ist im deutschsprachigen Raum mit seinem fragmentierten Versorgungssystem aufgrund unterschiedlicher Finanzierung immer noch ungenügend der Fall. Dies verhindert die Integration der beruflichen Rehabilitationsmaßnahme in einen personenbezogenen Gesamtteilhabeplan. Umso wichtiger ist das von STEINHART und WIENBERG (2015) propagierte Funktionale Basismodell der gemeindepsychiatrischen Versorgung, in dem sowohl therapeutische als auch rehabilitative Aufgaben in einem mobilen multiprofessionellen Team vereinigt werden.

Chancen und Risiken für die Zukunft des Supported Employments

Supported Employment verkörpert wie kaum ein anderer Rehabilitationsansatz das Gedankengut, welches hinter dem Konzept der Inklusion steht. Während Integration die Eingliederung behinderter Menschen in bestehende Strukturen der Gesellschaft anstrebt, bedeutet Inklusion die Ausgestaltung und Anpassung der wirtschaftlichen und sozialen Strukturen in einer Weise, welche den Bedürfnissen der Gesamtheit der Bevölkerung in ihrer Vielfalt und damit auch jenen von Menschen mit Behinderungen besser gerecht wird. Inklusion will eine Veränderung bestehender Strukturen und Haltungen dahin gehend, dass die Unterschiedlichkeit der einzelnen Menschen die Normalität wird und keine Barriere mehr darstellt. Mit der Verabschiedung der UN-Behindertenrechtskonvention soll für Menschen mit Behinderung nicht nur das gleiche Recht auf Arbeit gewährleistet werden, sondern wird die Teilhabe- und Inklusionsidee auch zunehmend an Bedeutung gewinnen. Teilhabe und Inklusion werden damit längerfristig Integration als Ziel der Rehabilitationsangebote ersetzen. Der damit verbundene Haltungswechsel wird automatisch auch die Verbreitung des Supported Employments befördern.
In Deutschland, Österreich und der Schweiz gibt es immer mehr Einrichtungen, die Supported Employment, Unterstützte Beschäftigung oder Jobcoaching anbieten. Diese Entwicklung ist sehr zu begrüßen. Viele dieser Angebote erfüllen jedoch nur teilweise die Qualitätskriterien gemäß der IPS-Fidelity Scale, d. h., nicht alles was als Jobcoaching angeboten wird, ist auch SE-IPS. Dies hat negative Auswirkungen auf das Image des Supported Employments, wenn die Wiedereingliederungserfolge hinter denen der SE-IPS-Studienprojekte zurückbleiben. Hier sind die europäischen und nationalen Vereinigungen gefordert, verbindliche Qualitätsstandards für Supported Employment-Programme vorzugeben. Der Verband »Supported Employment Schweiz« hat erste Schritte unternommen mit dem Ziel, eine entsprechende Zertifizierung zu erzielen.
Das Prinzip der traditionellen Wiedereingliederungsprogramme ist derart fest in den Köpfen verankert, dass es nach wie vor schwerfällt, sich vorzustellen, dass es gerade bei leistungsschwächeren Rehabilitanden auch ohne vorangehendes Training im geschützten Rahmen gehen könnte. Zudem erleben Anbieter traditioneller Wiedereingliederungsprogramme

das Supported Employment als eine Bedrohung ihrer Einrichtungen und betreiben ein entsprechendes Lobbying.

Auch wenn alle Voraussetzungen für die Verbreitung von Supported Employment geschaffen und optimiert sind und damit die traditionellen Wiedereingliederungsprogramme zunehmend an Bedeutung verlieren, wird es auch zukünftig weiterhin Dauerarbeitsplätze in Werkstätten für Menschen mit Behinderungen brauchen, wenn auch in geringerem Umfang.

Schlussfolgerungen

Mit der Einführung von Supported Employment wurde in der beruflichen Wiedereingliederung ein Paradigmawechsel vollzogen, der sich nicht nur in den USA, sondern mittlerweile auch in Europa bewährt hat. Die wissenschaftliche Evidenz ist zweifelsfrei erbracht, weshalb SE-IPS den traditionellen Wiedereingliederungsprogrammen als überlegen und somit als Methode der Wahl vorbehaltlos empfohlen werden kann. Supported Employment leistet einen entscheidenden Beitrag zur Teilhabe am allgemeinen Arbeitsmarkt und damit zur Inklusion schwer psychisch kranker Menschen.

Für eine erfolgreiche Implementierung und Weiterverbreitung im deutschsprachigen Raum braucht es gewisse Adaptionen, verbindliche Qualitätsstandards, Anreize für die Arbeitgeber, Integration in die gemeindepsychiatrische ambulante Versorgung sowie noch zu verbessernde sozialversicherungsrechtliche Grundlagen und Finanzierungsmodelle, die u. a. eine Begleitung durch den Jobcoach ermöglichen, die so lange ist wie nötig. Letzteres ist ein zentraler Faktor für den nachhaltigen Erfolg des Supported Employments.

Literatur

BECKER, D. R.; DRAKE, R. E. (1994): Individual Placement and Support: a community mental health center approach to vocational rehabilitation. Community Mental Health Journal 30, S. 193–206.

BECKER, T.; RIEDEL-HELLER, S.; WEINMANN, S. für die Deutsche Gesellschaft für Psychiatrie, Psychotherapie und Nervenheilkunde (Hg.) (2012): S3-Leitlinie Psychosoziale Therapien bei Menschen mit schweren psychischen Erkrankungen. Berlin: Springer.

BELL, M. D.; CHOI, K. H.; DYER, C.; WEXLER, B. E. (2014): Benefits of cognitive remediation and Supported Employment for schizophrenia patients with poor community functioning. Psychiatric Services 65, S. 469–475.

BOND, G. R.; DIETZEN, L. L.; MCGREW, J. H.; MILLER, L. D. (1997): A fidelity scale for the individual placement and support model of supported employment. Rehabilitation Counseling Bulletin 40, S. 265–284.

BOND, G. R.; BECKER, D. R.; DRAKE, R. E. (2011): Measurement of fidelity of implementation of evidence-based practices: Case example of the SE-IPS fidelity scale. Clinical Psychology: Science and Practice 18, S. 126–141.

BOND, G. R.; PETERSON, A. E.; BECKER, D. R.; DRAKE, R. E. (2012a): Validation of the Revised Individual Placement and Support Fidelity Scale (IPS-25). Psychiatric Services 63, S. 758–763.

BOND, G. R.; DRAKE, R. E.; BECKER, D. R. (2012b): Generalizability of the Individual Placement and Support (IPS) model of supported employment outside the US. World Psychiatry 11, S. 32–39.

BRIEGER, P.; HOFFMANN, H. (2012): Was bringt psychisch Kranke besser und nachhaltiger in Arbeit? Der Nervenarzt 83, S. 840–846.

BURNS, T.; CATTY, J.; BECKER, T. u. a. (2007): The effectiveness of supported employment for people with severe mental illness: a randomised controlled trial. The Lancet 370, S. 1146–1152.

CAMPBELL, K.; BOND, G. R.; DRAKE, R. E. (2011): Who benefits from supported employment: a meta-analytic study. Schizophrenia Bulletin 37, S. 370–380.

DRAKE, R. E.; MCHUGO, G. J.; BECKER, D. R. u. a. (1996): The New Hampshire study of supported employment for people with severe mental illness: vocational outcomes. Journal of Consulting and Clinical Psychology 64, S. 391–399.

DRAKE, R. E.; MCHUGO, G. J.; BEBOUT, R. R. u. a. (1999): A randomized clinical trial of supported employment for inner-city patients with severe mental illness. Archives of General Psychiatry 56, S. 627–633.

COHEN, M. J.; BECKER, D. R. (2014): Family advocacy for the IPS supported employment project: accomplishments and challenges. Psychiatric Rehabilitation Journal 37, S. 148–150.

EACK, S. M.; HOGARTY, G. E.; GREENWALD, D. P.; HOGARTY, S. S.; KESHAVAN, M. S. (2011): Effects of cognitive enhancement therapy on employment outcomes in Early Schizophrenia: Results from a 2-year randomized trial. Research on Social Work Practice 21, S. 32–42.

GLOVER, C. M.; FROUNFELKER, R. L. (2013): Competencies of more and less successful employment specialists. Community Mental Health Journal 49, S. 311–316.

HOFFMANN, H. (2004): Berufliche Rehabilitation. In: RÖSSLER, W. (Hg). Psychiatrische Rehabilitation. Berlin, Heidelberg, New York: Springer, S. 333–346.

HOFFMANN, H.; JÄCKEL, D.; GLAUSER, S.; KUPPER, Z. (2012): A randomised controlled trial of the efficacy of supported employment. Acta Psychiatrica Scandinavica 125, S. 157–167.

HOFFMANN, H. (2013): Was macht Supported Employment so überlegen? Die Psychiatrie 10, S. 95–101.

HOFFMANN, H.; JÄCKEL, D.; GLAUSER, S.; MUESER, K. T.; KUPPER, Z. (2014): Long-term effectiveness of supported employment: Five-year follow-up of a randomized controlled trial. American Journal of Psychiatry 171, S. 1183–1190.

HOWARD, L. M.; HESLIN, M.; LEESE, M. u. a. (2010): Supported employment: randomised controlled trial. British Journal of Psychiatry 196, S. 404–411.

JÄCKEL, D. (2006): Berufliche Abklärung im FirSTep. Perspektive Rehabilitation '06. Jahresheft der Bundesgemeinschaft Rehabilitation psychisch kranker Menschen. BAG RPK, Nürnberg, S. 28–34.

KESHAVAN, M. S.; VINOGRADOV, S.; RUMSEY, J.; SHERRILL, J.; WAGNER, A. (2014): Cognitive training in mental disorders: Update and future directions. American Journal of Psychiatry 171, S. 510–522.

KINOSHITA, Y.; FURUKAWA, T. A.; KINOSHITA, K. u. a. (2013): Supported employment for adults with severe mental illness. The Cochrane database of systematic reviews 13, S. 9, CD008297.

Latimer, E. (2010): An effective intervention delivered at sub-therapeutic dose becomes an ineffective intervention. British Journal of Psychiatry 196, S. 341–342.

Lindenmayer, J. P.; McGurk, S. R.; Mueser, K. T.; Khan, A.; Wance, D.; Hoffman, L.; Wolfe, R.; Xie, H. (2008): A randomized controlled trial of cognitive remediation among inpatients with persistent mental illness. Psychiatric Services 59, S. 241–247.

Marino, L. A.; Dixon, L. B. (2014): An update on supported employment for people with severe mental illness. Current opinion in Psychiatry 27, S. 210–215.

McGurk, S. R.; Mueser, K. T. (2004): Cognitive functioning, symptoms, and work in supported employment: A review and heuristic model. Schizophrenia Research 70, S. 147–173.

McGurk, S. R.; Mueser, K. T. (2005): Pascaris A. Cognitive training and supported employment for persons with severe mental illness: One-year results from a randomized controlled trial. Schizophrenia Bulletin 31, S. 898–909.

McGurk, S. R.; Mueser, K. T.; Feldman, K.; Wolfe, R.; Pascaris, A. (2007a): Cognitive training for supported employment: 2–3 year outcomes of a randomized controlled trial. American Journal of Psychiatry 164, S. 437–441.

McGurk, S. R.; Twamley, E. W.; Sitzer, D. I.; McHugo, G. J.; Mueser, K. T. (2007b): A meta-analysis of cognitive remediation in schizophrenia. American Journal of Psychiatry 164, S. 1791–1802.

Mueser, K. T.; Aalto, S.; Becker, D. R.; Ogden, J. S.; Wolfe, R. S.; Schiavo, D.; Wallace, C. J.; Xie, H. (2005): The effectiveness of skills training for improving outcomes in supported employment. Psychiatric Services 56, S. 1254–1260.

Social Exclusion Unit (2004): Mental Health and Social Exclusion. London.

Steinhart, I.; Wienberg, G. (2015): Mindeststandards für Behandlung und Teilhabe. Plädoyer für ein funktionales Basismodell gemeindepsychiatrischer Versorgung schwer psychisch kranker Menschen. Sozialpsychiatrische Informationen 45 (4), S. 9–15.

Stengler, K.; Kauffeldt, S.; Theissing, A.; Bräuning-Edelmann, A.; Becker, T. (2015): Medizinisch-berufliche Rehabilitation in Rehaeinrichtungen für psychisch Kranke in Deutschland. Analyse der Aufnahme- und Entlassungsdaten. Der Nervenarzt 86, S. 603–608.

Taylor, A. C.; Bond, G. R. (2014): Employment specialist competencies as predictors of employment outcomes. Community Mental Health Journal 50, S. 31–40.

Viering, S.; Jäger, M.; Bärtsch, B.; Nordt, C.; Rössler, W.; Warnke, I.; Kawohl, W. (2015): Supported Employment for the Reintegration of Disability Pensioners with Mental Illnesses: A Randomized Controlled Trial. Front Public Health, Oct 20, 3, S. 237.

Wykes, T.; Huddy, V.; Cellard, C.; McGurk, S. R.; Czobor, P. (2011): A meta-analysis of cognitive remediation for schizophrenia: Methodology and effect sizes. American Journal of Psychiatry 168, S. 472–485.

Wahlfreiheit beim Wohnen: Forschungsstand und praktische Erfahrungen

Dirk Richter, Ingmar Steinhart

Aus den alten, maroden Anstalten sind für die Akutbehandlung in der Post-Enquete-Ära sehr gut restaurierte Behandlungszentren geworden. Für die Eingliederungshilfe hat die Dezentralisierung in verkleinerte Einrichtungen und Kleinstheime ebenfalls eine deutlich verbesserte Personalsituation gebracht und die auf den Kerngeländen der Anstalten verbliebenen (Groß-)Heime haben sich nicht nur neue Türschilder geleistet, sondern setzen überwiegend neue fachliche Inhalte und Konzeptionen um – auch wenn sich noch zahlreiche, z. T. immer noch sehr abseits gelegene psychiatrische Heimbereiche mit über hundert Plätzen in dieses Jahrtausend gerettet haben.
Strukturell gilt: Die neuen Psychiatrie-Wohneinrichtungen sind überwiegend angekommen im Gemeindepsychiatrischen Verbund. Aber war's das? Wo ist der Drive der Normalisierungsdebatte aus dem letzten Jahrtausend geblieben? Haben wir in den vierzig Jahren mehr als eine strukturelle »Umhospitalisierung« in ein neues gemeindepsychiatrisches Sondersystem geschafft? Erschwerend kommt hinzu, dass wir in den letzten Jahren in Deutschland versäumt haben, diesen Umbruchprozess der Psychiatrie durch intelligente Versorgungsforschungsansätze zu evaluieren, deren Ergebnisse jetzt hilfreich zur Bewertung und zur Weiterentwicklung wären. Gerade für den Bereich Wohnen liegt im deutschen Sprachraum trotz steigender Fallzahlen erschreckend wenig wissenschaftliche Evidenz vor; von Multicenterstudien mit dem Vergleich unterschiedlicher Hilfeansätze und das gar im internationalen Vergleich können wir leider nur träumen.
Der gesamte Prozess der »Heimpsychiatrie« der letzten Jahrzehnte war sicherlich wichtig und richtig; aber: warum nur sind wir auf halber Strecke stehen geblieben, was ist aus den »alten Psychiatriethemen« der Selbstbestimmung und Wahlfreiheit geworden? Haben wir uns alle gemeinsam im Gemeindepsychiatrischen Verbund »eingerichtet«? Warum »lahmt« die Psychiatriereform?

UN-BRK als treibende Kraft

Die von Deutschland ratifizierte UN-Behindertenrechtskonvention (UN-BRK) garantiert in Artikel 19 das Recht auf eine unabhängige Lebensführung und die Einbeziehung in die Gemeinschaft und betont »das gleiche Recht aller Menschen mit Behinderungen, mit gleichen Wahlmöglichkeiten wie andere Menschen in der Gemeinschaft zu leben. Die Staaten treffen wirksame und geeignete Maßnahmen, um Menschen mit Behinderungen den vollen Genuss dieses Rechts und ihre volle Einbeziehung in die Gemeinschaft und Teilhabe an der Gemeinschaft zu erleichtern, indem sie unter anderem gewährleistet, dass

a. Menschen mit Behinderungen gleichberechtigt die Möglichkeit haben, *ihren Aufenthaltsort zu wählen und zu entscheiden, wo und mit wem sie leben, und nicht verpflichtet sind, in besonderen Wohnformen zu leben;*

b. Menschen mit Behinderungen *Zugang zu einer Reihe von gemeindenahen Unterstützungsdiensten zu Hause und in Einrichtungen* sowie zu sonstigen gemeindenahen Unterstützungsdiensten haben, einschließlich der persönlichen Assistenz, die zur Unterstützung des Lebens in der Gemeinschaft und der Einbeziehung in die Gemeinschaft sowie *zur Verhinderung von Isolation und Absonderung von der Gemeinschaft* notwendig ist.«

Ein wesentliches Merkmal der UN-BRK (United Nations 2008) ist die »Entpflichtung« vom »Zwangswohnen« in besonderen Wohnformen und stattdessen die Verpflichtung der Gesellschaft und der von ihr beauftragten Dienstleister, u.a. den Zugang zu *einer Reihe von gemeindenahen Unterstützungsdiensten zu Hause* zu gewährleisten, verbunden mit dem Selbstbestimmungsrecht des Aufenthaltsorts und ohne »Gruppenzwang« in »therapeutischen Settings«.

Konsequent zu Ende gedacht, bedeutet dieser Artikel das Ende von Unterbringungen gegen den Willen von Betroffenen in Heimen oder heimähnlichen Settings. Hinzu kommt, dass auch damit einhergehende rechtliche Konstrukte, die in der westlichen Welt für sakrosankt gehalten wurden, wie etwa das Stellvertreterprinzip für behinderte Menschen durch gesetzliche Betreuer oder Beistände, von der Konvention deutlich infrage gestellt worden sind (APPELBAUM 2016). Schlussendlich zielt die Konvention gemäß Artikel 9 auf die »unabhängige Lebensführung und

die volle Teilhabe in allen Lebensbereichen«, mithin also die selbstbestimmte soziale Inklusion von alle Menschen mit Behinderungen.
Auch das Basismodell gemeindepsychiatrischer Unterstützung und Behandlung stellt für die Funktion der Teilhabe »Wohnen« die Unterstützung durch multiprofessionelle Teams in das Zentrum (s. S. 34 ff.). Die eigene Wohnung ist als Lebensmittelpunkt auch für Menschen mit aktuell höherem Unterstützungsbedarf der zentrale Ort für das individuelle zugeschnittene Hilfearrangement.
Für Menschen mit einer starken Krankheitsausprägung wird leider oft andersherum gedacht; statt an die Ressourcen anzuknüpfen wird eher die Frage gestellt, wer gegebenenfalls nicht im Heim wohnen kann – das ambulante Setting für chronisch psychisch kranke Menschen ist zumeist eher die Ausnahme als die Regel. Der UN-BRK zu folgen heißt stattdessen, zunächst den Willen des Einzelnen zu erkunden und gegebenenfalls die Teilhabechancen in der eigenen Wohnung so zu stützen, dass das Wohnen in einer Institution nicht erforderlich wird.

Fachexpertise versus Betroffenenperspektive

Die Frage der Platzierung von Klientinnen und Klienten in bestimmten Wohnformen für Menschen mit psychischen Störungen ist bis anhin überwiegend gemäß dem eingeschätzten Betreuungsbedarf von Fachpersonen gelöst worden. Neben der Expertise der Professionellen ist zusätzlich die Verfügbarkeit von Angeboten entscheidend. Hinter dem fachlichen Konzept steht die schon vor geraumer Zeit entwickelte Vorstellung einer Stufenleiter für die Rehabilitation (CIOMPI 1988). Diese Stufenleiter sieht vor, dass zu rehabilitierende Personen sukzessive verschiedene Angebotsformen durchlaufen, in denen sie sich Formen eigenständigen Lebens aneignen und sich letztlich in die Gesellschaft ›eingliedern‹.
Abgesehen von der verschiedentlich empirisch belegten Beobachtung, dass die Deinstitutionalisierung der psychiatrischen Versorgung nicht wirklich gelungen ist (RICHTER, HOFFMANN 2016), hat sich herausgestellt, dass viele Personen die einmal erreichte Stufe nicht verlassen (RICHTER 2010). Daher stellen sich in diesem Zusammenhang verschiedene Fragen, zunächst nämlich, ob die Wahl durch die Klientinnen und

Klienten zu besseren oder schlechteren Konsequenzen für das weitere Leben und die psychische Befindlichkeit führt und dann, inwieweit sich die gemäß Fachexpertise empfohlenen Wohnsettings mit den Wünschen und Präferenzen der Klientinnen und Klienten treffen. Aktuelle Entwicklungen in der Politik für behinderte Menschen sowie in der psychiatrischen Rehabilitation legen ein zunehmend größeres Augenmerk auf die Autonomie der von diesen Entscheidungen betroffenen Personen und betonen die Wahlfreiheit unabhängig von der Einschätzung durch Fachpersonen (siehe ausführlich: Richter u. a. 2016). Nachfolgend wollen wir einen kursorischen Überblick vor allem über den Forschungsstand zur Wahlfreiheit bei der Wohnrehabilitation geben.

Aktuelle Entwicklungen der Versorgungskonzepte

In eine ähnliche Richtung wie die Forderungen der UN-BRK gehen die aktuellen Versorgungskonzepte wie Recovery und Empowerment, die mittlerweile auch auf dem europäischen Kontinent Fuß gefasst haben, lange, nachdem sie sich im angloamerikanischen Raum etablieren konnten (Slade 2009). Auch hier geht es darum, selbstbestimmt mit allfälligen Einschränkungen zu leben, die mit psychischen Beeinträchtigungen einhergehen können und dennoch ein sozial inkludiertes sinnhaftes und erfüllendes Leben zu führen (Richter u. a. 2010, 2014). Die Wahlfreiheit steht dabei im Zentrum eines Konzepts der psychiatrischen Versorgung, welche die Klientin oder den Klienten in den Mittelpunkt der Bedarfsklärung stellt. Neben der Auswahl von Wohnform und Wohnort geht es dabei um Bereiche wie Vorausverfügungen, persönliche Budgets, aber auch um die Auswahl von Betreuungspersonen und Therapieoptionen (Jost u. a. 2014; Warner u. a. 2006).

In der amerikanischen Arbeitsrehabilitation hat sich schon vor mehr als 25 Jahren in diesem Zusammenhang ein Konzept entwickelt (Danley u. a. 1992; Rogers u. a. 2006), das leider im deutschsprachigen Raum nicht wahrgenommen wurde. »Choose – Get – Keep« bedeutet die *Auswahl* des adäquaten Arbeitsplatzes oder der Wohnung durch die Klientin oder durch den Klienten, das *Erreichen* dieses Ziels und den *Erhalt* des einmal Erreichten. Neuerdings kommt auch noch das »Leave« hinzu,

was bedeutet, dass es ein Ziel der Rehabilitation ist, ohne professionelle Unterstützung zurechtzukommen (PRATT u. a. 2013).
Die Aufgaben für die Fachperson sind damit genauso definiert wie für die sich rehabilitierende Person. Es geht in der Auswahlphase um die Beschaffung von Informationen zu potenziellen Settings sowie um die Festlegung des Ziels durch die betroffene Person, in der Erreichensphase um den Zugang zu diesem Setting sowie in der Erhaltphase darum, die möglicherweise fehlenden Skills zu entwickeln bzw. sich in dem Setting so zu etablieren, dass Erreichtes nicht mehr verloren geht. Letzteres wird etwa durch den Aufbau eines sozialen Netzes unterstützt. Im Detail haben US-amerikanische Rehabilitationsfachleute die Aufgaben im Choose-Get-Keep-Ansatz folgendermaßen beschrieben:

ABBILDUNG 1 Choose-Get-Keep-Modell (nach FARKAS, ANTHONY 2010)

Choose (Auswahl)	Get (Erreichen)	Keep (Erhalten)
Betroffene beteiligen	Kontaktaufnahme mit vorhandenen Arbeits-, Ausbildungs-, Bewohner- und anderen sozialen Rollen	Überprüfung kritischer Skills und/oder von Stärken bzw. Defiziten der sozialen Unterstützung
Bereitschaft überprüfen und entwickeln	Schaffung von Arbeits-, Ausbildungs-, Bewohner- und anderen sozialen Rollen	Personenzentrierte Planung
Übergeordnetes Ziel setzen		Skills-Entwicklung für den Erfolg in der gewünschten Rolle
		Unterstützung suchen für den Erfolg in der gewünschten Rolle

Hervorzuheben ist hier die Zielorientierung des gesamten Ansatzes, der mit einer starken Beteiligung in eine Entscheidungsfindung mündet, die von der Klientin oder dem Klienten aus Präferenzen setzt. Das Choose-Get-Keep-Modell ist auch nicht mit einem Schritt beendet, sondern kann je nach Bedarf und Bedürfnis der sich rehabilitierenden Person immer wieder mit neuen Zielen und sozialen Rollen verbunden werden. Das gesamte Modell wurde in den Niederlanden dazu genutzt, die dortige Hilfeplanung zu evaluieren (DE HEER-WUNDERINK u. a. 2012).

Wahlfreiheit in der Wohnrehabilitation

Einige wenige Studien in den Vereinigten Staaten haben sich mit der Frage befasst, welche Auswirkungen die Wahlfreiheit in der Wohnrehabilitation hat. Mitte der 1990er-Jahre wurde die erste diesbezügliche Studie durchgeführt (SREBNIK u.a. 1995). Nicht alle der an der Befragung teilnehmenden 115 Bewohnenden aus betreuten Wohneinrichtungen hatten tatsächlich das Erleben, Wahlmöglichkeiten bezüglich ihrer Wohnsituation zu haben. Diejenigen, die aber das Gefühl hatten, über verschiedene Optionen zu verfügen, erlebten eine größere Zufriedenheit mit der Wohnsituation, lebten länger in der aktuellen Wohnung und berichteten ein besseres Wohlbefinden.

Eine Reihe von weiteren – allerdings nicht alle – Studien bestätigten diese grundsätzlich positiven Auswirkungen der Wahlfreiheit beim Wohnen für Menschen mit schweren psychischen Störungen. Folgende Aspekte wurden im Zusammenhang mit der Wahlfreiheit in den Studien herausgestellt:

- Wahlfreiheit trägt zur Verminderung psychopathologischer Symptomatik bei (GREENWOOD u.a. 2005);
- Wahlfreiheit erhöht die Lebensqualität (NELSON u.a. 2007; O'CONNELL u.a. 2006);
- die Wahlfreiheit über das Ausmaß der Betreuung im Wohnsetting ist hoch relevant (GRANT, WESTHUES 2010);
- im Längsschnitt über mehrere Monate verlieren sich jedoch die positiven Effekte der Wahlfreiheit (TSAI, ROSENHECK 2012).

Im Rahmen einer qualitativen Studie wurden vierzig Teilnehmende unter anderem nach den Umständen gefragt, die sie in das Wohnsetting zum Studienzeitpunkt geführt hatten (TSAI u.a. 2010). Dabei stellte sich heraus, dass einige Betroffene die tatsächlichen Wahlmöglichkeiten zum Zeitpunkt der Entscheidung kaum realisiert hatten, sondern vor allem unter dem Druck der psychosozialen Notsituation sowie auf Empfehlung von professionellen und privaten Bezugspersonen gehandelt hatten. Ein weiterer interessanter Aspekt war der Befund, dass verschiedene Befragte angegeben hatten, Wohnformen mit mehr Überwachung in Phasen von Notlagen und massiven psychischen Problemen vorzuziehen, während sie in Phasen mit besserem Wohlbefinden auch unabhängigere Wohnformen präferieren würden.

Ein einfacher und eindeutiger Zusammenhang zwischen mehr Wahlfreiheit beim Wohnen und entsprechenden positiven Konsequenzen gibt es dieser Studie zufolge nicht – was wohl auch der Realität in Wohneinrichtungen entspricht. Wie in anderen Bereichen der psychiatrischen Versorgung auch, hängt die Auswahl der Optionen von der aktuellen Lebensphase der betroffenen Person ab sowie auch von den Informationen, welche die Betreuungspersonen liefern.

Wie und wo wollen Menschen mit schweren psychischen Störungen leben?

Wenn Personen mit Rehabilitationsbedarf wählen könnten, in welcher Wohnform sie leben möchten, dann ist die einschlägige Forschungsliteratur sehr klar in ihren Ergebnissen. Schon im Jahr 1993 wurde die erste Übersichtsarbeit zu dieser Fragestellung veröffentlicht (TANZMAN 1993). In den seinerzeit zur Verfügung stehenden nordamerikanischen Publikationen und Datensätzen sprachen sich zwischen 59 und 70 Prozent der befragten Personen dafür aus, unabhängig leben zu wollen, das heißt in ihrer eigenen Wohnung oder in einem Haus. An zweiter Stelle rangierte das Wohnen mit Familienangehörigen. Institutionalisierte Wohnformen in Heimen oder Wohngemeinschaften wurden zu einem sehr geringen Anteil präferiert.

Eine Vielzahl nachfolgender Studien hat diese erste Übersichtsarbeit bestätigt, und zwar bis in die Gegenwart hinein (unter anderen: PIAT u. a. 2008; SCHUTT u. a. 2005; SWEENEY, RANI SHETTY 2013). Allerdings haben gleichzeitig verschiedene andere Studien auf die mit dem unabhängigen und selbstständigen Leben verbundenen Probleme und Dilemmata hingewiesen (FORCHUK u. a. 2006; GOERING u. a. 1990; OWEN u. a. 1996). Eines der zentralen Probleme ist die oftmals erlebte Einsamkeit, ein zweites ist die Tatsache, dass die professionelle Betreuung selbstverständlich in mehr institutionalisierten bzw. restriktiven Wohnformen deutlich intensiver vorhanden ist. Genau dieses Dilemma wird häufig erlebt und viele Klientinnen und Klienten wünschen sich sowohl Unabhängigkeit als auch die Möglichkeit, schnell und intensiv betreut zu werden.

Ebenfalls schon sehr früh wurde eine erste Studie veröffentlicht, welche sowohl die Klientinnen und Klienten als auch die Betreuungspersonen befragte. Wie im Anschluss an die oben bereits angedeutete Differenz von Betroffenen- und Fachexpertise kaum anders zu erwarten, berichteten diese von einer erheblichen Diskrepanz zwischen den Präferenzen der sich rehabilitierenden Personen und den Einschätzungen der Professionellen. In einer Studie differierten diese Werte zwischen 6 Prozent bei den Klienten und 77 Prozent bei den Fachpersonen (MINSKY u. a. 1995). Weitere Forschungsprojekte, etwa im Zusammenhang mit älteren Menschen mit psychischen Störungen, bestätigten diese Differenz (BARTELS u. a. 2003; FAKHOURY u. a. 2005). Auch Familienangehörige sind relativ zurückhaltend bezüglich der Vorstellung eines unabhängigen Lebens für ihre erkrankten Familienmitglieder und optieren mehr für Sicherheit und Überwachung, ganz ähnlich wie dies auch bei Fachpersonen der Fall ist (FULFORD, FARHALL 2001; ROGERS u. a. 1994).

Wahlfreiheit ermöglichen – Umsetzung im Ruhrgebiet

Auch in der heutigen Zeit sind die sogenannten Disparitäten in den Angebotsstrukturen der Gebietskörperschaften Westfalens nicht vollständig überwunden. In manchen Regionen ballen sich die Heimplätze, an anderen Orten fehlen auch heute noch Angebote für Menschen, die eine hohe Unterstützungsintensität und -sicherheit benötigen.

Heimersetzende Alternativen: Intensiv Betreutes Wohnen (IBW)

Die Stiftung Bethel baut im Rahmen ihres Dezentralisierungsprogramms ausgehend vom Traditionsstandort Bielefeld und der gleichzeitigen Verabredung mit dem Leistungsträger, die Disparitäten in der sozialräumlichen Angebotsverteilung innerhalb Westfalens zu verbessern, seit über 15 Jahren kleinere Heimeinrichtungen bis maximal 24 Plätze auf. Dies geschieht in den Regionen, wo eine große Bedarfsunterdeckung an Angeboten mit hoher Unterstützungsintensität und -sicherheit besteht. Mit einer sehr sozialräumlich- und quartiersbezogenen Konzeption und der Einbindung in die regionalen Pflichtversorgungs- und Kommunikationsstrukturen soll hier der Gefahr einer reinen Umhospitalisierung der traditionellen Anstaltsstrukturen in die Gebietskörperschaften begegnet werden. Gleichwohl galt es unter dem Eindruck des heutigen Wissensstands, Wahlmöglichkeiten zu schaffen auf Basis der UN-BRK, der Forderung nach Personenorientierung durch das für 2017 geplante Bundesteilhabegesetz, den Standards der S3-Leitlinien Psychosoziale Versorgung der DGPPN sowie dem oben beschrieben Stand der Versorgungsforschung neben dem fernab gelegenen Großheim und dem sozialräumlich angesiedelten Kleinstheim weitere Wahlmöglichkeiten (siehe auch SGB IX § 9 Abs. 1 u. 2) im Sinne heimersetzender Alternativen aufzubauen. Eine entscheidende Voraussetzung und strukturelle Bedingung war dabei, die Räume zum Leben und die jeweils notwendigen professionellen Hilfen rechtlich und ökonomisch konsequent voneinander zu trennen. Die eigene Wohnung mit ihren sozialen Bezügen sollte der Lebensmittelpunkt und der Bezugspunkt für professionelle Hilfen werden. Ebenso galt es, Hilfen so flexibel wie möglich zu organisieren, um diese dem individuellen Bedarf anpassen zu können, ohne dass wichtige soziale und therapeutische Beziehungen unterbrochen werden müssen: Kontinuität statt Fragmentierung von Unterstützung. Wohnen ist somit der spezifische Bezugspunkt für die Teilhabe in der Gemeinde, für soziale Beziehungen, Freizeit und Arbeit. Mit dem Konzept des *Intensiv Betreuten Wohnens* (IBW) werden Heimalternativen mit hoher Unterstützungssicherheit geschaffen – bei annähernd vergleichbarer Unterstützungssicherheit.

Da diese IBW-Angebote Heimplätze ersetzen sollen, ist die Zugangsvoraussetzung zum IBW die nach dem Clearing- bzw. Hilfeplanverfahren des Leistungsträgers (Landschaftsverband Westfalen-Lippe) festgestellte Notwendigkeit der Betreuung in einer Heimeinrichtung für psychisch kranke Menschen. Beim IBW erhält der Leistungsberechtigte die Wahlmöglichkeit, die Maßnahme »Heim« als ein Budget in Form von Fachleistungsstunden in der eigenen Wohnung zu nutzen, sodass der Leistungserbringer Hilfen flexibel und personenbezogen in allen teilhaberelevanten Lebensbereichen erbringen kann. Dazu gehört u. a. Unterstützung bei der Haushaltsführung und Selbstversorgung, bei der sozialen Beziehungsgestaltung sowie Unterstützung in Krisenzeiten. Ein weiteres Merkmal ist, dass die Fachleistungsstunden pro Person und persönlichem Kontakt nicht wie in NRW ansonsten üblich präzise über die Quittierung durch die Klienten nachgewiesen werden müssen, sondern dass nur die inhaltlich sinnvolle und mögliche Zahl dokumentiert wird. Alle Fachleistungsstunden können über die im IBW eingeschriebene Zahl von Klienten »gepoolt« werden, das Einverständnis der Klientinnen und Klienten vorausgesetzt. Aus diesem hieraus entstehenden Gesamtstundenbudget ist es möglich, neben den individuell erforderlichen Leistungen eine 24-Stunden-Erreichbarkeit verbunden mit Krisendiensten bzw. Nachtbereitschaften sicherzustellen. Es gibt ferner eine Servicewohnung an jedem Standort in der Nähe der Mietwohnungen, in der eine Gemeinschaftsküche, ein Gemeinschaftswohnzimmer, ein Büro und eine Schlafbereitschaftsmöglichkeit für die Mitarbeitenden vorgehalten werden. Sie dient für ca. zwölf Klienten als Treffpunkt, als Kommunikationszentrum, als Ort für gemeinsame Tagesgestaltung, als gemeinsames Wohnzimmer, als Anlaufstelle und in Krisenzeiten als Rückzugsraum mit der Möglichkeit, eine 24-Stunden-Betreuung in Anspruch zu nehmen – all dies nur bei Bedarf. Selbstverständlich sind für die Unterstützung in der eigenen Wohnung die Mitarbeiter und Mitarbeiterinnen an sieben Tagen pro Woche rund um die Uhr erreichbar und können bei Bedarf rund um die Uhr auch vor Ort in der Wohnung tätig werden. Die Grundsätze »so viel wie nötig und so wenig wie möglich« und »alles möglichst im Lebensfeld« greifen hier unmittelbar, da die zu erbringenden Hilfen situationsgebunden zwischen Nutzenden und Mitarbeitenden ausgehandelt werden. Als besonderer Anreiz für den Leistungsträger ist vereinbart, dass bei der Wahl des Alternativangebots IBW ein Einspareffekt von 5 bis 10 Prozent im Vergleich zur traditionellen Heimunterbringung eintritt.

Zwischenbilanz 2016 des Intensiv Betreuten Wohnens (IBW)

Im Jahr 2016 kann auf einen Aufbauzeitraum dieses Angebotes von acht Jahren in mittlerweile vier großen Gebietskörperschaften des Ruhrgebiets zurückgeblickt werden. In dem Zeitraum 2008 bis 2015 wurden insgesamt 127 Personen mit wesentlichen psychischen Behinderungen intensiv-ambulant in ihren jeweils eigenständig angemieteten Wohnungen unterstützt. Vermieter direkt an die Nutzenden sind in der Regel kooperierende Wohnungsgesellschaften, insbesondere Genossenschaften. Die selbstständige Mieterrolle einschließlich der persönlichen Genossenschaftsanteile unterstreicht damit den Teilhabe- und Selbstbestimmungsgedanken. Das Angebot in Hagen gehört zu den fünf vom Bundesverband evangelische Behindertenhilfe mit dem *mitMenschPreis*

2010 ausgezeichneten Gewinnern und hat damit breite fachliche Anerkennung gefunden.

Aus einer ersten qualitativen Evaluationsstudie mit der TU Dortmund (GRAUENHORST u. a. 2011; GRAUENHORST, STEINHART 2011) konnte im Sinne des Kohärenzgefühls nach ANTONOVSKY (1997) besonders herausgestellt werden, dass die Nutzer und Nutzerinnen trotz erhöhter Lebensrisiken die Zunahme an Selbstbestimmung im IBW als positiv bewerten und aktiv Chancen und Risiken ihrer selbstbestimmten Wohnsituation abwägen. Durch den Gewinn an Selbstständigkeit zeigten sich deutliche Verbesserungen im Hinblick auf ein positiveres Lebensgefühl sowie die Erweiterung und Stärkung von Selbstwertgefühl und Selbstbewusstsein. Der Faktor, dass die Nutzer und Nutzerinnen selbst die Mieter ihrer jeweiligen Wohnungen sind, führte zu mehr Selbstentfaltung und Teilhabechancen. Das stationäre Setting galt vormals als Hemmnis hierfür, während die eigene Wohnung unter anderem die soziale Interaktion begünstigt. Bisherige Erfolge motivieren für die Zukunft und lassen das Leben in der eigenen Wohnung als handhabbar erscheinen. Der Aufwand dafür und die Risiken werden als lohnend empfunden.

Neben diesen qualitativen Studienergebnissen besagen die rein statistischen Daten:

- Diagnostisch verteilen sich die bisher unterstützten Personen überwiegend auf die ICD-Diagnosegruppen F2 »Schizophrenie (55 Prozent) und F3 »Affektive Störungen« (20 Prozent). Den hohen Unterstützungsbedarf signalisieren die Nebendiagnosen: F1 »Sucht« (36 Prozent) und F6 »Persönlichkeits- und Verhaltensstörungen« (25 Prozent).
- Mit Ausnahme von vier Menschen kamen alle(!) im IBW unterstützten Personen aus ihrer Versorgungsregion. Das IBW leistet also einen wesentlichen Beitrag zur Versorgungsverpflichtung in der Region und zum Verbleib in der Heimatregion – auch bei hohem Unterstützungsbedarf.
- 44 Prozent nutzten das IBW nach einem Heimaufenthalt und machten damit regionale Heimplätze frei, 22 Prozent kamen aus dem Betreuten Wohnen und benötigten trotz intensiverem Unterstützungsbedarf keinen Heimplatz, 17 Prozent wohnten vorher noch bei ihren Familien und konnten so in die eigene Wohnung ohne Heimaufnahme ziehen und 17 Prozent der Personen hatten vorher keine eigene Wohnung oder der vorherige Aufenthaltsort ist unklar.
- Mittlerweile wurden 45 Personen aus der Intensivbetreuung entlassen, davon 18 in das ambulant Betreute Wohnen, bei elf Personen wurde das

IBW aus diversen Gründen (Abbruch, Umzug, Tod, Rückzug zur Familie etc.) beendet und nur neun Personen sind in eine stationäre Einrichtung (zurück-)gezogen.
- Über die Jahre schwankt der Anteil mit einem psychiatrischen Krankenhausaufenthalt bei 24 bis 30 Prozent, also knapp jeder Dritte bis Vierte wird einmal im Jahr stationär psychiatrisch behandelt. Das spricht dafür, dass trotz der Schwere der psychiatrischen Erkrankung und zwischenzeitigen Krankenhausaufenthalten die betroffenen Personen sich in der Regel wieder für die ambulante Lösung und nicht den »Gang ins psychiatrische Wohnheim« entscheiden.

Sozialpolitische Schlussfolgerungen

Aus der Perspektive der Literatursichtung und der qualitativen wie quantitativen Evaluationsergebnisse kann geschlossen werden, dass Intensiv Betreute Wohnformen mit eigenem Mietvertrag und einer der stationären Betreuung vergleichbaren Leistungsintensität nicht nur eine im Einzelfall zu prüfende echte Alternative zur Heimunterbringung sein können, sondern generell zu einem deutlichen Gewinn an Teilhabe und Lebensqualität beitragen. Wesentliches Merkmal für die Nutzenden ist eine hohe Unterstützungssicherheit, die sich u. a. in einer flexiblen und passgenauen Leistungserbringung und einer 24-Stunden-Erreichbarkeit der Unterstützung ausdrückt. Gleichzeitig beträgt – wie oben beschrieben – der finanzielle Spareffekt des Leistungsträgers 5 bis 10 Prozent des vergleichbaren stationären Leistungsentgelts. Insgesamt handelt es sich um eine Win-win-Situation für alle Beteiligten, denn auch der Leistungserbringer gewinnt eine höhere Flexibilität und eine gewisse Unabhängigkeit von Spezialimmobilien. Die Erfahrungen mit dem Modell des IBW in Westfalen legen auch nahe, dass eine »personenscharfe« Erfassung von ambulanten face-to-face-Leistungen jedenfalls dann in eine Sackgasse führen, wenn auch Menschen mit komplexen Hilfebedarfen unterstützt werden sollen. Pauschalere Kontingent- oder Budgetvarianten könnten in der Ergebnisqualität (Teilhabe, Kosten) deutliche Vorteile haben. Eine noch bessere individuelle Passgenauigkeit könnte gegebenenfalls erreicht werden, wenn die modernen Rehabilitationskonzepte wie z. B. das *Choose-Get-Keep-Modell* eine vermehrte Rezeption in Deutschland finden würden.

Die Erfahrungen zeigen, dass das IBW nicht sämtliche Heimplätze in einer Region ersetzen, aber gleichwohl die Zahl notwendiger Plätze in Sonderimmobilen deutlich reduzieren kann, insbesondere dann, wenn sie in einem engen Verbund mit klassisch ambulant Betreutem Wohnen und Heimplätzen mit sehr intensiver Unterstützung bis zur fakultativ geschlossenen Unterbringung aus einer Hand angeboten werden können – mit Wahlmöglichkeiten für die betroffenen Menschen.

Literatur

ANTONOVSKY, A. (1997): Salutogenese. Zur Entmystifizierung der Gesundheit. Tübingen: dgvt.

APPELBAUM, P. S. (2016): Protecting the Rights of Persons With Disabilities: An International Convention and Its Problems. Psychiatric Services 67 (4), S. 366–368.

BARTELS, S. J.; MILES, K. M.; DUMS, A. R.; LEVINE, K. J. (2003): Are nursing homes appropriate for older adults with severe mental illness? Conflicting consumer and clinician views and implications for the Olmstead decision. Journal of the American Geriatrics Society 51 (11), S. 1571–1579.

CIOMPI, L. (1988): Resultate und Prädiktoren der Rehabilitation. In: HIPPIUS, H.; LAUTER, H.; PLOOG, D.; BIEBER, H.; VAN HOUT, L. (Hg.): Rehabilitation in der Psychiatrie. Heidelberg: Springer, S. 27–35.

DANLEY, K. S.; SCIARAPPA, K.; MACDONALD-WILSON, K. (1992): Choose-get-keep: a psychiatric rehabilitation approach to supported employment. New Directions for Mental Health Services 53, S. 87–96.

DE HEER-WUNDERINK, C.; VISSER, E.; CARO-NIENHUIS, A. D.; VAN WEEGHEL, J.; SYTEMA, S.; WIERSMA, D. (2012): Treatment plans in psychiatric community housing programs: do they reflect rehabilitation principles? Psychiatric Rehabilitation Journal 35 (6), S. 454–459.

FAKHOURY, W. K.; PRIEBE, S.; QURAISHI, M. (2005): Goals of new long-stay patients in supported housing: a UK study. International Journal of Social Psychiatry 51 (1), S. 45–54.

Farkas, M.; Anthony, W. A. (2010): Psychiatric rehabilitation interventions: a review. International Review of Psychiatry 22 (2), S. 114–129.

Forchuk, C.; Nelson, G.; Hall, G. B. (2006): »It's important to be proud of the place you live in«: housing problems and preferences of psychiatric survivors. Perspectives in Psychiatric Care 42 (1), S. 42–52.

Fulford, M.; Farhall, J. (2001): Hospital versus home care for the acutely mentally ill? Preferences of caregivers who have experienced both forms of service. Australian and New Zealand Journal of Psychiatry 35 (5), S. 619–625.

Goering, P.; Paduchak, D.; Durbin, J. (1990): Housing homeless women: a consumer preference study. Hospital & community Psychiatry 41 (7), S. 790–794.

Grant, J. G.; Westhues, A. (2010): Choice and outcome in mental health supported housing. Psychiatric Rehabilitation Journal 33 (3), S. 232–235.

Grauenhorst, I.; Steinhart, I. (2011): Heim-Alternativen. Wege zu Lebensqualität und Teilhabe für Menschen mit wesentlichen seelischen Behinderungen. Kerbe – Forum für Sozialpsychiatrie 29 (2), S. 30–32.

Grauenhorst, I.; Wacker, E.; Bernhard, B. u.a. (2011): Abschlussbericht zum Forschungsprojekt: Lebensqualität und Nutzerzufriedenheit von Menschen mit psychischen Beeinträchtigungen im Intensiv Betreuten Wohnen (LeNI). TU Dortmund, Fakultät Rehabilitationswissenschaften.

Greenwood, R. M.; Schaefer-McDaniel, N. J.; Winkel, G.; Tsemberis, S. J. (2005): Decreasing psychiatric symptoms by increasing choice in services for adults with histories of homelessness. American Journal of Community Psychology 36 (3–4), S. 223–238.

Jost, J. J.; Levitt, A. J.; Hannigan, A.; Barbosa, A.; Matuza, S. (2014): Promoting consumer choice and empowerment through tenant choice of supportive housing case manager. Psychiatric Rehabilitation Journal 17, S. 72–91.

Minsky, S.; Riesser, G. G.; Duffy, M. (1995): The eye of the beholder: housing preferences of inpatients and their treatment teams. Psychiatric Services 46 (2), S. 173–176.

Nelson, G.; Sylvestre, J.; Aubry, T.; George, L.; Trainor, J. (2007): Housing choice and control, housing quality, and control over professional support as contributors to the subjective quality of life and community adaptation of people with severe mental illness. Administration and Policy in Mental Health 34 (2), S. 89–100.

O'CONNELL, M.; ROSENHECK, R.; KASPROW, W.; FRISMAN, L. (2006): An examination of fulfilled housing preferences and quality of life among homeless persons with mental illness and/or substance use disorders. Journal of Behavioral Health Services & Research 33 (3), S. 354–365.

OWEN, C.; RUTHERFORD, V.; JONES, M.; WRIGHT, C.; TENNANT, C.; SMALLMAN, A. (1996): Housing accommodation preferences of people with psychiatric disabilities. Psychiatric Services 47 (6), S. 628–632.

PIAT, M.; LESAGE, A.; BOYER, R.; DORVIL, H.; COUTURE, A.; GRENIER, G.; BLOOM, D. (2008): Housing for persons with serious mental illness: consumer and service provider preferences. Psychiatric Services 59 (9), S. 1011–1017.

PRATT, C. W.; GILL, K. J.; BARRETT, N. M.; ROBERTS, M. M. (2013): Psychiatric Rehabilitation (3. Aufl.). Amsterdam: Academic Press.

RICHTER, D. (2010): Evaluation des stationären und ambulant betreuten Wohnens psychisch behinderter Menschen in den Wohnverbünden des Landschaftsverbands Westfalen-Lippe. Psychiatrische Praxis 37, S. 127–133.

RICHTER, D.; HERTIG, R.; HOFFMANN, H. (2016): Psychiatrische Rehabilitation – Von der Stufenleiter zur unterstützten Inklusion. Psychiatrische Praxis. DOI: 10.1055/s-0042-105859.

RICHTER, D.; HOFFMANN, H. (2016): Die Deinstitutionalisierung der psychiatrischen Versorgung ist nicht gelungen. Sozialpsychiatrische Informationen 46 (2), S. 11–13.

RICHTER, D.; SCHWARZE, T.; HAHN, S. (2010): Merkmale guter psychiatrischer Pflege – Vorläufige Ergebnisse einer Literatursynthese. Psych. Pflege heute 16, S. 17–20.

RICHTER, D.; SCHWARZE, T.; HAHN, S. (2014): Was ist gute psychiatrische Pflege? Ergebnisse eines Forschungsprojekts. Psych. Pflege heute 20, S. 125–131.

ROGERS, E. S.; DANLEY, K. S.; ANTHONY, W. A.; MARTIN, R.; WALSH, D. (1994): The residential needs and preferences of persons with serious mental illness: a comparison of consumers and family members. Journal of Mental Health Administration 21 (1), S. 42–51.

Rogers, E. S.; Anthony, W. A.; Farkas, M. (2006): The choose-get-keep model of psychiatric rehabilitation: A synopsis of recent studies. Rehabilitation Psychology 51, S. 247–256.

Schutt, R. K.; Weinstein, B.; Penk, W. E. (2005): Housing preferences of homeless veterans with dual diagnoses. Psychiatric Services 56 (3), S. 350–352.

Slade, M. (2009): Personal Recovery and Mental Illness: A Guide for Mental Health Professionals. Cambridge: Cambridge University Press.

Srebnik, D.; Livingston, J.; Gordon, L.; King, D. (1995): Housing choice and community success for individuals with serious and persistent mental illness. Community Mental Health Journal 31 (2), S. 139–152.

Sweeney, P.; Rani Shetty, S. (2013): Housing preferences of Irish forensic mental health service users on moving into the community. Journal of Forensic Nursing 9 (4), S. 235–242.

Tanzman, B. (1993): An overview of surveys of mental health consumers' preferences for housing and support services. Hospital & community Psychiatry 44 (5), S. 450–455.

Tsai, J.; Bond, G. R.; Salyers, M. P.; Godfrey, J. L.; Davis, K. E. (2010): Housing preferences and choices among adults with mental illness and substance use disorders: a qualitative study. Community Mental Health Journal 46 (4), S. 381–388.

Tsai, J.; Rosenheck, R. A. (2012): Consumer choice over living environment, case management, and mental health treatment in supported housing and its relation to outcomes. Journal of Health Care for the Poor and Underserved 23 (4), S. 1671–1677.

United Nations (2008): Übereinkommen über die Rechte von Menschen mit Behinderungen vom 13. Dezember 2006 – Zwischen Deutschland, Liechtenstein, Österreich und der Schweiz abgestimmte Übersetzung. www.institut-fuer-menschenrechte.de/fileadmin/user_upload/PDF-Dateien/Pakte_Konventionen/CRPD_behindertenrechtskonvention/crpd_b_de.pdf (8.9.2016).

Warner, L.; Lawton-Smith, S.; Mariathasan, J.; Samele, C. (2006): Choice and mental health. Mental Health Practice 9 (10), S. 28–20.

UND WIE WEITER?

Von den Modellen zur Regelversorgung: Strategien zur regionalen Umsetzung des Funktionalen Basismodells

Raoul Borbé, Ingmar Steinhart, Günther Wienberg

In Deutschland gibt es ein eindrückliches Missverhältnis zwischen der Initiierung von Modellprojekten und deren Generalisierung in der Versorgungspraxis. Dies gilt insbesondere für die Versorgung von Menschen mit schweren psychischen Erkrankungen in der Gemeinde. Einer fundierten Theoriebildung zum Trotz sind erfolgreiche Modellprojekte, z. B. das Krefelder Hometreatmentmodell (BMGS 2005), bisher nicht in der Regelversorgung angekommen (eine Übersicht über einschlägige Modellprojekte geben SCHMID u. a. 2013; DEISTER, WILMS 2014; STEINHART u. a. 2014 a, b). Allerdings hat mit Blick auf innovative Praxismodelle seit einigen Jahren die Dynamik bei der Umgestaltung des psychiatrischen Versorgungssystems zugenommen. Dies wird durch gesetzgeberische Initiativen unterstützt, so die UN-Behindertenrechtskonvention (UN-BRK), das Patientenrechtegesetz, das geplante Bundesteilhabegesetz und die derzeit laufenden Novellen der Psychisch-Kranken-Gesetze auf Länderebene. Der personenzentrierte Ansatz (u. a. KUNZE 2004), der schon seit mehr als zwanzig Jahren Kernelemente eines modernen Versorgungssystems beschreibt, sowie aktuelle Leitlinien der Fachgesellschaften (u. a. DGPPN 2013) bilden die theoretische und wissenschaftliche Grundlage dieser aktuellen Entwicklung.

Einzig: Die wesentlichen, starken Steuerungselemente der psychiatrischen Versorgungsplanung sind in Länderhoheit bzw. in Händen von überörtlichen Trägern der Sozialhilfe und nur wenige, eher schwache Steuerungselemente in den Händen der Gebietskörperschaften. Und: Die Zergliederung der Finanzierung von Leistungen über mehrere Sozialgesetzbücher hinweg sowie Fehlanreize im bisherigen Vergütungssystem haben dazu geführt, dass es in Deutschland, zugespitzt formuliert, 371 verschiedene Versorgungssysteme gibt, entsprechend der Zahl der

kommunalen Gebietskörperschaften. Selbst diese sind in sich heterogen, wie z. B. in Städten mit mehreren Versorgungsregionen.
Dies ist einer der wesentlichen Gründe, warum kein Modellprojekt flächendeckend Verbreitung findet, da immer eine Vielzahl von Gründen regionaler Prägung eine Einführung erschwert oder unmöglich macht. Dazu trägt bei, dass viele dieser Modellprojekte oder auch international gut etablierte Versorgungsmodelle strukturelle Vorgaben machen, die die Übertragbarkeit erschweren oder verunmöglichen.
Das von Steinhart und Wienberg vorgeschlagene Funktionale Basismodell (siehe S. 22 ff.) zur Sicherstellung von Mindeststandards in der psychiatrisch-psychosozialen Versorgung von Menschen mit schweren psychischen Erkrankungen strebt eine neu justierte Balanced Care-Versorgung (AMADDEO u. a. 2007) an, also ein vom Versorgungsbedarf des Einzelnen abhängiges und ausbalanciertes System von ambulanten (Mobile Multiprofessionelle Teams/MMT) und institutionsgebundenen Unterstützungsangeboten (u. a. Rehabilitationseinrichtungen, Kliniken, Heime etc.). Neben diesem klaren Shift von institutionsgebunden zu institutionsersetzend enthält es nur wenige Festlegungen im Hinblick auf die strukturelle und organisatorische Umsetzung. Es ist also für jede einzelne Region zu klären, welche Akteure mit welchen Leistungsangeboten bereit sind und welche Organisationsform geeignet ist, um die Funktionalitäten des Basismodells zu realisieren und für eine neue Balance zwischen institutionsgebundenen und institutionsersetzenden Strukturen zu sorgen. Dabei geht es um mehr als um eine bloße Addition bestehender Dienste und Einrichtungen sowie deren forcierte »Ambulantisierung«, sondern um einen völlig neuen Versorgungsmix mit einem eindeutig nicht institutionellen Mittelpunkt.
In der Praxis stellt sich die Frage, ob die vorhandenen Strukturen, insbesondere die bestehenden Gemeindepsychiatrischen Verbünde (GPV) – sofern überhaupt vorhanden –, in der Lage sein werden, diese Konversion von einer einrichtungsbezogen und anbieterorientiert organisierten Struktur zu einem lebensweltbezogenen und funktional organisierten System zu leisten. Die Umsetzung integrativer Modelle ist dabei immer auch eine Frage der professionellen Haltung, die in der laufenden Überarbeitung der S3-Leitlinie Psychosoziale Therapien einen stärkeren Stellenwert erhalten wird (siehe S. 45 ff.). Integration bedeutet hier: Zusammenarbeit unterschiedlicher Berufsgruppen, konsequente Patienten- bzw. Klientenorientierung und Aufgabe einer paternalistischen Grundhaltung.

Der Betroffene rückt mit seiner Subjektivität in das Zentrum des professionellen Handelns. Damit kann auch der Ort der Leistungserbringung nicht mehr von der Refinanzierung abhängig gemacht werden, sondern muss von den Bedarfen und den Bedürfnissen des Betroffenen her bestimmt werden. Alle Leistungsanbieter sind aufgefordert, sich und ihre Leistungen personenbezogen zu verknüpfen und zu integrieren. Dies wird erleichtert durch die Tatsache, dass Deutschland zu den Ländern in Europa gehört, die mit der Enthospitalisierung und dem Aufbau ambulanter Strukturen am weitesten fortgeschritten sind (SALISBURY u. a. 2016). Es bedarf also nicht in erster Linie des Aufbaus neuer Strukturen, sondern vor allem der Integration und der gleichzeitigen Konversion der bereits vorhandenen.

Aus den bisherigen Ausführungen und den Beispielen zur Ausgestaltung der einzelnen Funktionen des Basismodells in diesem Band ergibt sich die Notwendigkeit einer tragfähig ausgestalteten Zusammenarbeit aller Anbieter in einer Versorgungsregion. Zwar sind die hier skizzierten, an der Versorgungsrealität orientierten Strategien zur Umsetzung des Funktionalen Basismodells grundsätzlich auch unabhängig von Rechts- und Finanzierungsformen durch einen kooperativen Konsens der an der Versorgung von Menschen mit schweren psychischen Erkrankungen in einer Region beteiligten Anbieter und Berufsgruppen umsetzbar. Jedoch dürfte dies in der Realität aufgrund unterschiedlicher Anbieterinteressen und divergenter Organisationslogiken kaum umsetzbar sein, wie die bisherigen bundesweiten Erfahrungen zeigen. Daraus ergibt sich die Notwendigkeit einer größtmöglichen Integration sowohl der Anbieterseite als auch der Finanzierungsseite (siehe Abb. 1, S. 281).

Konzeptionell wäre das immer wieder geforderte »Globalbudget Psychiatrie«, das die Leistungen aus unterschiedlichen Sozialgesetzbüchern zusammenführt, die idealtypische Lösung, auch wenn die damit verbundenen praktischen Fragen noch längst nicht zu Ende gedacht sind. Lösungen in diese Richtung scheinen aber derzeit in weiter Ferne zu liegen. Dies wird sich auch mit dem neuen Krankenhausentgeltsystem in Psychiatrie und Psychosomatik (PsychVVG) und mit Umsetzung des neuen Bundesteilhabegesetzes nicht ändern. Budgetbezogene Lösungen müssen auf verbandspolitischem Weg dennoch weiterverfolgt werden.

Ein praxisnaher, pragmatischer Weg zur Umsetzung des Funktionalen Basismodells muss daher die bisher genannten Anforderungen erfüllen und dabei zugleich Lösungen (zunächst) ohne sektor- oder

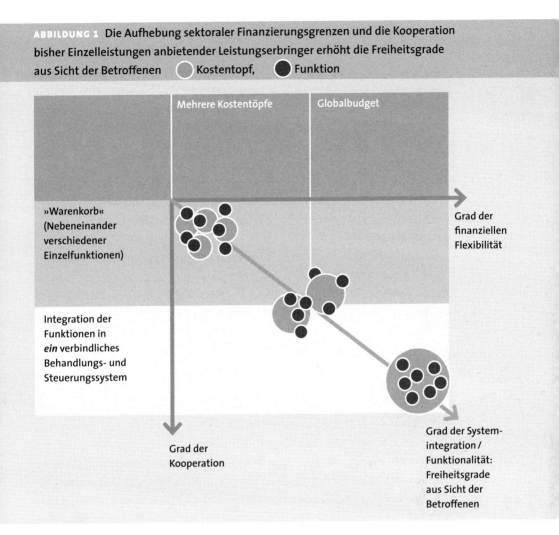

ABBILDUNG 1 Die Aufhebung sektoraler Finanzierungsgrenzen und die Kooperation bisher Einzelleistungen anbietender Leistungserbringer erhöht die Freiheitsgrade aus Sicht der Betroffenen ○ Kostentopf, ● Funktion

sozialgesetzbuchübergreifende Finanzierung aufzeigen. Hilfreich könnte hier sein, als verbindendes Element auf die Anforderungen zu schauen, die psychisch kranke Menschen und ihre Angehörigen stellen: Da sind zuallererst die sozialraumbezogene Beratung und Orientierungshilfe zu nennen, aus denen sich personenbezogene Klärungs- bzw. Assessment- sowie Lotsen- und Steuerungsanforderungen ergeben können, einschließlich der verbindlichen Einsteuerung (Gatekeeping) in weitergehende Angebote der Behandlung, Rehabilitation und Teilhabe bis hin zur Sicherstellung der Behandlungs- und Unterstützungskontinuität (Casemanagement, koordinierende Bezugsperson).

Ein verbindlicher Prozess zur Umsetzung des Funktionalen Basismodells umfasst aus Sicht der Autoren mindestens folgende Schritte:
- Verständigung der relevanten Anbieter in der Region auf gemeinsame Werte und das Basismodell als Ausgangspunkt im Sinne eines Minimalstandards für die Ausgestaltung der regionalen Behandlungs- und Unterstützungslandschaft.
- Definition der Versorgungsregion, gegebenenfalls von Untergliederungen und Zielgruppen.
- Feststellung der vorhandenen Ressourcen (Leistungserbringer und Leistungsträger) und Zuordnung zu den Funktionen des Basismodells.
- Schaffung einer verbindlichen, rechtsfähigen Steuerungs- und Organisationsform.
- Sicherstellung von Beratung, Assessment, Gatekeeping sowie Erschließung von ergänzenden Behandlungs- und Unterstützungsfunktionen durch Mobile Multiprofessionelle Teams (MMT).
- Ergänzung fehlender Funktionen und der entsprechenden Ressourcen.

Gemeinsames Werteverständnis und Grundsätze entwickeln

Als erster Schritt der Kooperation in einer Versorgungsregion ist der gegenseitige Abgleich des Grundverständnisses von Psychiatriearbeit für Menschen mit schweren psychischen Erkrankungen unter den agierenden Professionellen und Leistungsanbietern unerlässlich. Erforderlich ist die Erarbeitung eines gemeinsamen Werteverständnisses, von gemeinsamen Grundsätzen, so etwas wie einem Grundwertekatalog, dessen essenzieller Bestandteil die gegenseitige Verpflichtung auf die Umsetzung der Funktionen des Basismodells in regionaler, verbindlicher und wechselseitig abgestimmter Ausgestaltung sein sollte. Zur Dokumentierung des Verbindlichkeitsgrades ließe sich das in einem gemeinsamen Letter of Intent, einem Kooperationsvertrag oder Ähnlichem verfestigen.

Versorgungsregion und Zielgruppen definieren

Als Versorgungsregion bieten sich die regionalen Gebietskörperschaften (Städte und Landkreise) an. Allerdings kann es bei großen Flächenlandkreisen oder dicht besiedelten urbanen Räumen sinnvoll sein, mehrere (Sub-)Sektoren auszuweisen. Primäre Zielgruppe sind Menschen mit schweren psychischen Störungen, die einen hohen und komplexen Hilfebedarf haben. Im Wesentlichen handelt es sich dabei um Leistungen des SGB V und der Eingliederungshilfe, aber auch um Leistungen anderer Sozialgesetzbücher. In einzelnen Regionen kann es aber aufgrund bereits vorhandener, die Grenzen von Fachgebieten oder Gebietskörperschaft überschreitender Strukturen sinnvoll sein, auch psychisch Kranke mit substanzbedingten Störungen oder mit geistiger Behinderung, gegebenenfalls auch die Schnittstelle zur Jugendhilfe (»Adoleszenz«), in die Planungen mit einzubeziehen.

Im weiteren Verlauf können durch Änderung der oben genannten Rahmenbedingungen, z. B. durch Einführung eines regionalen Globalbudgets für die psychiatrisch-psychotherapeutische Versorgung, weitere Zielgruppen bis hin zu allen Menschen mit psychischen Störungen in einer Region einbezogen werden. Hier muss dann zusätzlich die Frage der Einsteuerung von Personen in das Teilsystem für schwer psychisch kranke Menschen geklärt und geregelt werden.

Vorhandene Ressourcen (Leistungserbringer und Leitungsträgerträger) feststellen und den Funktionen des Basismodells zuordnen

Erfassung des Ist-Zustands: Tabelle 1 (S. 284/285) enthält eine generelle Zuordnung von in Deutschland gängigen Angebotstypen zu Funktionen des Basismodells (STEINHART, WIENBERG 2015), in Tabelle 2 (S. 287) wird diese exemplarisch für den Kreis Ravensburg vorgenommen. Mit Blick auf die Kernfunktionen der multiprofessionellen mobilen ambulanten Behandlung und psychosozialen Unterstützung wird deutlich, dass PIA und Sozialpsychiatrische Dienste (SpDi) eine in Deutschland

TABELLE 1 Zuordnung von in Deutschland gängigen Leistungsangeboten zu

Funktionen des Basismodells		Ressourcen / Leistungsangebote In zahlreichen Regionen flächendeckend verfügbar
Ergänzende Behandlungsleistungen	Peerarbeit	Peerselbsthilfe
	Krankenhausalternative Rückzugsorte	
	Krankenhausbehandlung	Geschlossene, offene, ggf. spezialisiert Krankenhausstationen, Tageskliniken
	Akutpsychotherapie, niedrigschwellig	
Multiprofessionelle, mobile Behandlung und Unterstützung	Komplexe ambulante Behandlung • bei Bedarf im Lebensumfeld • bei Bedarf nachgehend intensiv • mit Krisenintervention 7 Tage / 24 Stunden	PIA, Sozialpsychiatrische Dienste
Ergänzende Teilhabeleistungen	Berufliche Rehabilitation	RPK, IFD, AET, BBW/BFW, BTZ, WfbM
	Teilhabe am Arbeitsleben	WfbM, Tagesgestaltung mit Arbeitscharakter
	Teilhabe im Wohnbereich	UW in eigener Wohnung, in einer Wohngruppe, in institutionellem Setting (bei Bedarf geschlossen)
	Soziale Teilhabe	Tagesstätten, Kontakt- / Begegnungsstätten, Selbsthilfegruppen

Abkürzungen: AET = Ambulante Ergotherapie, BBW = Berufsbildungswerk, BFW = Berufsförderungswerk, IFD = Integrationsfachdienst, PIA = Psychiatrische Institutsambulanz, RPK = Rehabilitationseinrichtung UW = Unterstütztes Wohnen

Von den Modellen zur Regelversorgung: Strategien zur regionalen Umsetzung

Funktionen des Basismodells

In einer größeren Zahl von Regionen verfügbar, gut erprobt	Kaum oder vereinzelt verfügbar; Modellprojekte
Genesungsbegleiter, Peerberater	
Krisenwohnungen / -pensionen, Soteriamilieus	Gastfamilien
	7-Tage-Tageskliniken, Halbtageskliniken
PIA	Niedergelassene Psychotherapeuten
Ambulante psychiatrische Pflege, Ambulante Soziotherapie, Psychosoziale Beratungsstellen	Spezielle Krisendienste, niedergelassene Fachärzte, niedergelassene Psychotherapeuten
Unterstützte Beschäftigung (befristet)	PIA ggf. plus spezialisierte (Sozial-)Dienste der Kliniken
Integrationsfirmen, Zuverdienst	UA auf dem allgemeinen Arbeitsmarkt (unbefristet)
UW in einer Gastfamilie, IAUW	Technische Assistenzsysteme zur Unterstützung selbstständigen Wohnens

BTZ = Berufliches Trainingszentrum; IAUW = Intensiv ambulant unterstütztes Wohnen, für psychisch Kranke, WfBM = Werkstatt für behinderte Menschen, UA = Unterstütztes Arbeiten, praktisch flächendeckend verfügbare Ressource darstellen. Aber auch niedergelassene Fachärzte in Kooperation mit ambulanter psychiatrischer Pflege und Soziotherapie sowie die ambulante Psychotherapie stellen wichtige potenzielle Ressourcen dar. Bei den ergänzenden Behandlungsfunktionen (obere Hälfte Tabelle 1, S. 284/285) wird deutlich, dass die entsprechenden Ressourcen weitgehend krankenhausgebunden sind, die Peerarbeit durch Genesungsbegleiter (Beteiligung an professioneller Hilfe) und Peerberater ist bisher ebenso wenig flächendeckend verfügbar wie krankenhausalternative Milieus. Die Funktion niederschwellige Akutpsychotherapie wird gegenwärtig allenfalls von einer Teilgruppe der Psychiatrischen Institutsambulanzen wahrgenommen. Eine Verbesserung dieser Situation ist nach einer Änderung der Psychotherapierichtlinien durch den Gemeinsamen Bundesausschuss möglich.

Im Bereich der Leistungen zur Teilhabe am Arbeitsleben sind Angebote der beruflichen Rehabilitation insbesondere in Werkstätten für Menschen mit Behinderungen (WfBM) recht weit, wenn auch nicht flächendeckend verbreitet. Nicht alle diese Angebote werden jedoch den besonderen Bedarfen und Bedürfnissen schwer psychisch kranker Menschen gerecht. Insbesondere Berufsbildungs- und Berufsförderungswerke, z.T. auch Rehabilitationseinrichtungen für psychisch Kranke sind in der Regel gemeindeferne, stationäre Einrichtungen. Fast völlig fehlen in Deutschland Angebote des unterstützten Arbeitens (Supported Employment), eine Funktion, für deren Wirksamkeit es eine breite, internationale wissenschaftliche Evidenz gibt (siehe S. 48 und 247 ff.). Bezüglich der Teilhabe im Bereich Wohnen gibt es in Deutschland ein flächendeckendes Netz von Wohnheimen sowie an Diensten des unterstützten Wohnens (zumeist als Betreutes Wohnen bezeichnet). Weniger verbreitet ist das unterstützte Wohnen in Gastfamilien sowie das intensiv ambulant unterstützte Wohnen (siehe S. 268 ff.). Technische Unterstützungs- und Kommunikationssysteme für ein möglichst langes selbstständiges Leben in der eigenen Wohnung sind im Hinblick auf ihre Bedeutung für Menschen mit psychischen Erkrankungen bisher kaum entwickelt und erprobt.

Die Matrix aus Tabelle 1 (S. 284/285) kann als Checkliste zur Beschreibung einer Versorgungsregion verwendet werden. Beispielhaft wurde das für die Versorgungsregion Landkreis Ravensburg (Baden-Württemberg) umgesetzt (Tabelle 2, S. 287).

Obwohl dort eine Reihe von Basisfunktionen bereits vorhanden ist und bisher fehlende Ressourcen, wie die Peerarbeit, aktuell ergänzt werden,

TABELLE 2 Ist-Analyse vorhandener Ressourcen einer definierten Versorgungsregion am Beispiel des Landkreises Ravensburg

Funktion	Bisherige Umsetzung
Peerarbeit	Ausbildung von Genesungsbegleitern, Anstellung bei verschiedenen Trägern vor Kurzem begonnen
Krankenhausalternative Rückzugsorte	Vorhanden durch angemietete Wohnungen im Wohnheim und Akutfamilienpflege (jeweils nur für IV-Patienten)
Komplexe intensive Krankenhausbehandlung	Durch Akutklinik vor Ort
Akutpsychotherapie, niedrigschwellig	Kaum Angebote, allenfalls über PIA, dann nicht kostendeckend
Komplexe ambulante Behandlung • im Lebensumfeld • nachgehend intensiv • mit Krisenintervention 7/24	durch PIA, SPDi durch IV-Projekt
Berufliche Rehabilitation	Möglich, v.a. stationär, ambulant nur im Rahmen eines IV-Projekts
Teilhabe am Arbeitsleben	Regelhaft und bis auf unbefristetes UA auf dem allgemeinen Arbeitsmarkt allumfassend
Teilhabe im Wohnbereich	Regelhaft und bis auf technische Assistenzsysteme allumfassend
Soziale Teilhabe	Tagesstätten, Selbsthilfegruppen

sind die erforderlichen Steuerungs- und Behandlungsfunktionen nur für diejenigen Patienten realisiert, die sich in ein Projekt der Integrierten Versorgung nach § 140 SGB V eingeschrieben haben. Dieser Vertrag wurde durch das Zentrum für Psychiatrie Südwürttemberg mit der DAK und der BEK geschlossen. Während für diesen kleineren Teil der Patienten des Versorgungsgebiets durch das MMT Behandlung und Fallsteuerung mit personeller Kontinuität ermöglicht werden, ist die Mehrheit weiter auf das klassische Modell der Hilfeplanung und Behandlung in den jeweiligen sektoralen Grenzen angewiesen, einschließlich Beziehungsabbrüchen bei Wechsel des Sektors. Der GPV mit Versorgungsverpflichtung erleichtert zwar die fallspezifische, koordinative Arbeit der Bezugspersonen in den

Funktionen der Teilhabeunterstützung, ein direkter Zugriff auf sämtliche Basisfunktionen ist aber ohne teils aufwendige Verfahren nicht möglich. Die fallunspezifische Steuerung, im Sinne von Gesundheitsförderung, Prävention und Sozialraumarbeit, ist von der Initiative einzelner Anbieter im GPV und dem Landkreis abhängig und entwickelt daher nur eine eng am finanziell Machbaren orientierte Dynamik. Ein Regionalbudget, einschließlich der Leistungen der Eingliederungshilfe, würde hier eine erhebliche Flexibilisierung bringen.

Verbindliche, rechtsfähige Organisationsform schaffen

Die Kernfunktion der *mobilen multiprofessionellen Behandlung und psychosozialen Unterstützung* erfordert eine starke Organisationsform, wenn sie wirksam sein soll. Um schließlich ein Balanced Care-Modell mit ambulantem Schwerpunkt umsetzen zu können, geht es bei der Steuerung des Leistungsgeschehens vor allem um die Ressourcenverteilung im Einzelfall und auf Systemebene. Die hierfür notwendige Verlagerung von Ressourcen aus dem stationären in den ambulanten Sektor setzt voraus, dass diejenigen Akteure, die Leistungsangebote und damit Budgetanteile vorhalten, auch als Mitentscheider beteiligt sind. Wie oben angedeutet, ist dies in reinen Kooperationsbezügen ohne eine entsprechende Rechtsform kaum denkbar. Letztlich macht die personenbezogene Integration des Leistungsgeschehens auch eine organisatorische und rechtliche Integration der Leistungsangebote erforderlich. Denn der Leistungsanbieterverbund muss Verträge mit Leistungsträgern abschließen können, also rechtsfähig sein. Das zeigen nicht zuletzt die Erfahrungen mit den GPV. Bei aller Unterschiedlichkeit der regionalen Ausgestaltung sind diese kaum über eine Bündelung der Anbieterinteressen hinausgekommen, nur in wenigen Fällen haben sie eine Neustrukturierung und Integration des Leistungsangebots bewirkt. Dabei bedeutet rechtsfähig nicht, dass bestehende Träger aufgelöst werden und in einem neuen Träger aufgehen. Vielmehr geht es um einen rechtsfähigen Verbund (weiter-)bestehender Rechtsträger. Tragfähige Modelle können Managementgesellschaften sein, in die verschiedene Träger definierte Ressourcen einbringen und als Gesellschafter fungieren. Bestehende Managementgesellschaften, die im

Rahmen der Integrierten Versorgung entstanden sind, könnten Ansatzpunkte für eine Weiterentwicklung zur Sicherstellung einer regionalen Versorgung im Sinne des Basismodells bieten. Kritischer Punkt solcher Konstruktionen sind die Mehrheitsverhältnisse in der Gesellschafterversammlung, bei denen (potenzielle) Gesellschafter ja in der Regel genau darauf achten, dass sich der Umfang der eingebrachten Ressourcen bzw. des eingebrachten Budgets auch in den Stimmenverhältnissen niederschlägt. Ungelöst ist bisher auch die Frage, ob und wie Psychiatrieerfahrene bzw. ihre Perspektive in diesem Rahmen verbindlich beteiligt werden können. Hier tauchen diverse Fragen auf wie z. B.: Wie können psychiatrieerfahrene Personen als Interessenvertreter legitimiert werden? Oder haben sie lediglich Experten- und damit Beraterstatus? Können z. B. Behindertenbeauftragte der Kommunen solche Funktionen übernehmen?

Den kommunalen Gebietskörperschaften kommt bei der Schaffung entsprechender Strukturen und Organisationsformen eine wesentlich impulsgebende und integrierende Rolle zu. Sie können und müssen einen wichtigen Beitrag zur Umsetzung des Basismodells leisten. Dabei sollten sie sowohl die Leistungsangebote in ihrer Trägerschaft oder Einflusssphäre (einschließlich Beteiligungen) verbindlich einbringen als auch im Rahmen ihrer Zuständigkeit für Sozialplanung und Psychiatriekoordination im Prozess der Planung und Umsetzung des Modells mitwirken, ihn gegebenenfalls auch federführend gestalten. Bei der Integration unterschiedlicher Träger bzw. Leistungserbringer lassen sich Stufen mit zunehmendem Grad der Verbindlichkeit abgrenzen (in Anlehnung an LIEDKE 2014):

Warenkorb Jeder Anbieter macht das Angebot, das er für richtig hält, solange es in Anspruch genommen wird. Der Warenkorb steht allen offen. So ist es in vielen Regionen, insbesondere wenn große privatwirtschaftliche Betreiber an der Versorgung beteiligt sind.

Versorgungsverpflichtung und GPV Alle bekennen sich zur Versorgungsverpflichtung, kooperieren im Sektor, schließen aber jeder für sich Verträge mit Leistungsträgern ab.

Anbieterverbünde/Kooperationsverträge Anbieter bilden Anbieterverbünde oder schließen Kooperationsverträge zur Sicherstellung der Versorgungsverpflichtung.

Regionales Versorgungsmanagement Es steuert zentral z. B. durch eine Managementgesellschaft über Versorgungsverträge mit Leistungsträgern und Leistungsanbietern.

Versorgungsverpflichtung und GPV

Ein erster und notwendiger Schritt hin zu einem funktionierenden Verbund zur Umsetzung des im Funktionalen Basismodell beschriebenen Versorgungsstandards ist die gemeinsame Übernahme der Versorgungsverpflichtung für einen definierten Kreis von Patienten. Allein dies garantiert, dass die einzelnen Funktionen für das die Steuerung übernehmende MMT auch verlässlich abrufbar sind. Eine Möglichkeit zur Etablierung der Versorgungsverpflichtung über mehrere Leistungsanbieter hinweg ist die Gründung eines GPV und die Koordination von Leistungen durch eine regionale Hilfeplankonferenz. In Baden-Württemberg wurde in dem 2014 in Kraft getretenen Psychisch-Kranken-Hilfe-Gesetz (PsychKHG) die Einführung von GPV in jeder Gebietskörperschaft festgeschrieben. Allerdings umfasst diese Form der Kooperation in der Praxis oft nur den Bereich des SGB XII, in Teilen noch die Arbeitsförderungsmaßnahmen nach SGB II und III.

Träger- bzw. Anbieterverbünde/Kooperationsverträge

In vielen GPV werden über Kooperationsverträge Absprachen nur unter SGB XII-Anbietern verbindlich festgelegt. Dies erhöht zwar die Verbindlichkeit, die Akutversorgung nach SGB V bleibt aber weitestgehend außen vor. So verzögert sich der Zugriff einer koordinierenden Person oder Einheit auf einzelne Funktionen, da eine spezifische Anfrage immer auch einem entsprechenden Leistungserbringer zugeordnet ist.

Regionales Versorgungsmanagement

Erst ein globales Budget über die Leistungserbringer aller relevanten Sozialgesetzbücher hinweg und eine Kooperation innerhalb einer neu zu gründenden rechtsfähigen Organisation würden alle Bedürfnisse aus Patientensicht und alle Funktionen aus Sicht des Basismodells abdecken. Eine derart verbindliche Integration verschiedener Leistungen in einer Struktur gelingt nur über Versorgungsverträge. Bekannte Varianten sind IV-Modelle nach § 140 a–d SGB V und Regionalbudgets oder andere Modellvorhaben nach § 64 b SGB V. Einen hohen Grad der Verbindlichkeit haben im Rahmen der Integrierten Versorgung beispielsweise Managementgesellschaften in Schleswig-Holstein und Hamburg (Abitato), in

Berlin (Pinel und PIBB) und in Nordrhein-Westfalen (GPG NRW) erreicht (siehe S. 106 ff. und S. 117 ff.). Überwiegend ist es auch über diese Managementgesellschaften bisher jedoch nicht gelungen, die Kooperation tatsächlich sektor- und trägerübergreifend aufzubauen. Insbesondere im Rahmen der sogenannten Selektivverträge wird die Pflicht- und Vollversorgung nicht sichergestellt, da es in der Entscheidung der Patienten bzw. der Kassen liegt, wer in das jeweilige IV-Modell eingeschrieben wird. Gleichwohl ist das Modell einer regionalen Managementgesellschaft mit Pflichtversorgung unter Beteiligung aller relevanten Leistungserbringer eine interessante und ausbaufähige Alternative zum Status quo.

Steuerung und Behandlung durch das MMT

Für alle beteiligten Akteure wird die Umstellung auf das Basismodell gravierend sein, weil es nicht nur eine personenorientierte Vorgehensweise, sondern vor allem eine primär nicht institutionelle und damit lebensweltbezogene Leistungserbringung erfordert. Funktionen wie Prävention und Sozialraumarbeit müssen – auch das ist ungewohnt – ohne Bezug zu einem Einzelfall umgesetzt werden. Auch die Einbindung der Kompetenz von Psychiatrieerfahrenen in Form von Peers oder Genesungsbegleitern in das MMT erfordert neue und kreative Umsetzungsformen in der Organisation, aber auch in der Verwaltung, v. a. der Personalverwaltung. Zur Steuerung und Unterstützung müssen administrative Prozesse nicht nur optimiert, sondern unter ambulanter Perspektive neu ausgestaltet werden. Das geht von Leistungserfassungs- und Abrechnungssystemen einschließlich entsprechender IT-Systeme bis hin zu tariflichen Weiterentwicklungen.

Festlegung der Steuerungsfunktion

Die Definition und Zuordnung der Steuerungsfunktion sind für das Funktionale Modell zentral. Die SpDi sind als (in der Regel) kommunale Dienste prädestiniert für die Mitwirkung bei der fallunspezifischen Steuerung, v. a. im Bereich Sozialraumarbeit und der fallspezifischen Funktion mit Beratung, Assessment, Planung und Evaluation. Letztere Funktion könnte für die Eingliederungshilfe arbeitsteilig mit den Fallmanagern des Sozialamts oder für das Thema Arbeit unter Hinzuziehung des Jobcenters umgesetzt werden. Dafür sind sie allerdings auch entsprechend auszustatten und zu qualifizieren. Die Steuerungsfunktion kann aber auch – gerade im Sinne der Behandlungskontinuität – von einem niedergelassenen Psychiater oder dem Arzt einer Psychiatrischen Institutsambulanz, der funktional Teil des Teams ist, übernommen werden. Entscheidend ist die Benennung eines solchen »Lotsen«, der in das MMT integriert ist. Man kann dies auch – zumindest im Übergang – als virtuelles Team denken, damit die Zugehörigkeit zu verschiedenen Trägern und Sektoren nicht als Implementierungshindernis wirkt.

Bildung von Mobilen Multiprofessionellen Teams (MMT)

Aus der angelsächsischen Literatur kennen wir verschiedene Varianten von ambulanten, multiprofessionellen Teams, deren gemeinsamer Ursprung die Community Mental Health Teams (CMHT) sind, die ab 1959 in Großbritannien infolge des Mental Health Acts etabliert wurden (BURNS 2004). Später folgten Assertive Community Treatment-Teams (ACT) sowie Crisis Resolution- und Hometreatment-Teams als Spezialisierungen des Ausgangsmodells. In Deutschland wurden Varianten solcher Teams bisher nur im Rahmen von (Modell-)Projekten eingeführt, eine einheitliche Konzeption existiert nicht. Man kann aber die Grundlagen und Funktionen solcher Teams unabhängig von den Schwerpunkten bestehender Modellvarianten beschreiben. Bei der Umsetzung der Kernfunktion MMT kommt es darauf an, die vorhandenen ambulanten Ressourcen zu bündeln und auszubauen. Einzubeziehende Bausteine sind insbesondere die PIA, die bereits multiprofessionell aufgestellt sind, die SpDi und niedergelassenen Nervenärzte (sofern sie Menschen mit schweren psychischen Erkrankungen versorgen) im Verbund mit gemeindepsychiatrischen Anbietern von psychiatrischer Pflege und Soziotherapie. Allerdings wird es nur dann gelingen, eine neue personenorientierte Balance des Systems mit ambulantem Zentrum herzustellen, wenn konsequent Ressourcen aus dem stationären Bereich umgeschichtet und für die Stärkung des ambulanten Bereichs nutzbar gemacht werden. Das bedeutet: Ohne die regionalen Anbieter der stationären psychiatrischen Pflichtversorgung wird es nicht gehen. Das Gleiche gilt für den Bereich Teilhabe: Ohne die Ressourcen (sprich: die Plätze) der Heimträger und den damit verbundenen Budgets wird es nicht möglich sein, die ambulante personenorientierte Unterstützung weiter auszubauen.

Fehlende Ressourcen (Angebote und Funktionen) ergänzen

Partizipation Betroffener und Angehöriger

Diese sollte auf mehreren Ebenen vorkommen. Auf der Planungsebene sollten trialogische Strukturen mit verbindlichem Einbezug Betroffener und Angehöriger eine bedarfsgerechte Planung unterstützen. Dies betrifft auch die Steuerung gemeindepsychiatrischer Budgets z. B. im Rahmen von Managementgesellschaften, bei der neben den Leistungsanbietern und der Kommune auch Interessenvertretungen von Psychiatrieerfahrenen einzubeziehen sind. Damit wird der Anforderung in Richtung Transparenz und Partizipation Rechnung getragen, die sich aus der konsequenten Umsetzung des gemeindepsychiatrischen Basismodells ergibt. Darüber hinaus sollten niederschwellige Beratungsangebote sowohl für Betroffene als auch für Angehörige geschaffen werden, wie die im baden-württembergischen PsychKHG vorgesehenen Integrierten Beratungs- und Beschwerdestellen (IBB). Auf allen Ebenen, vor allem auf der Behandlungsebene, sollte Peerberatung angeboten werden. Die Qualifizierung zum Genesungsbegleiter, z. B. im Rahmen der Experienced-Involvement-Ausbildung (EX-IN), ist durch die regionalen Anbieter zu unterstützen und (mit) zu finanzieren.

(Akut-)Psychotherapie mit niederschwelligem Zugang

Eine größere Herausforderung wird der Einbezug der niedergelassenen Psychotherapeuten darstellen. Aufgrund der bisher fehlenden Versorgungsverpflichtung gibt es kaum eine Akutversorgung durch Psychotherapeuten, sondern in vielen Regionen erhebliche Wartezeiten auf einen Therapieplatz. Schon die Suche nach einem solchen stellt für viele schwer psychisch kranke Menschen eine hohe Hürde dar. Nicht selten werden diese auch mit dem Hinweis abgelehnt, dass sie nicht psychotherapiefähig seien. In einigen Regionen gibt es jedoch Ansätze, dass Erstgespräche innerhalb einer bestimmten Frist, z. B. zwei Wochen, garantiert werden und so zumindest der erste Kontakt schnell hergestellt ist. Dass die Akutversorgung durch Psychotherapeuten grundsätzlich möglich ist, zeigt das Integrierte Versorgungsmodell »Gesundes Kinzigtal« (Gesundes Kinzigtal 2016).

Gerade für die Akutversorgung im Rahmen des Basismodells ist der Status quo bundesweit nicht ausreichend und ambulante Akutpsychotherapie derzeit häufig nur durch PIA realisierbar. Meist einer Klinik angegliedert, erfolgt aber auch hier im Krisenfall nicht selten die Zuweisung in den voll- oder teilstationären Bereich, auch weil die Taktung in der PIA der pauschalierten Vergütung angepasst ist und keine regelhafte Intensivierung der Therapie zulässt. Deshalb muss geklärt werden, ob akutpsychotherapeutische Interventionen nicht integraler Bestandteil des Leistungsspektrums der MMT sein müssen, wie dies in einigen Verträgen der Integrierten Versorgung der Fall ist (siehe S. 179 ff.). Ob eine veränderte Psychotherapierichtlinie für den Personenkreis der schwer psychisch erkrankten Menschen tatsächlich eine Verbesserung bringt, bleibt abzuwarten.

Krankenhausalternative Rückzugsorte

Nur in wenigen Regionen steht ein Weglaufhaus oder ein Soteriamilieu zur Verfügung. Alternativ dazu können Krisenwohnungen – wie z. B. im Rahmen des NwPG-Vertrags der Techniker Krankenkasse in vielen Regionen Deutschlands realisiert – eingerichtet werden, in denen Betroffene durch das MMT behandelt bzw. unterstützt werden. Diese können solitär neu geschaffen oder an vorhandene Einrichtungen angegliedert werden. Im Rahmen des Betreuten Wohnens in Familien gibt es außerdem die Möglichkeit der Akutfamilienpflege (siehe S. 181).

Prävention

Gemeinsame Aufgabe von Kommune und Leistungserbringern ist die Sicherstellung der Präventionsfunktion. Dabei geht es hier hauptsächlich um universelle oder selektive Prävention, also um Strategien, die sich an die gesamte Bevölkerung einer Region oder an bestimmte Untergruppen richten, z. B. alte Menschen, Menschen mit problematischem Alkoholkonsum etc. Indizierte Prävention wäre dagegen dem Bereich der Früherkennung und -intervention bei psychischen Störungen zuzuordnen. Solche Strategien müssen – im Gegensatz zu den Angeboten der meisten Leistungsanbieter – die gesamte Region und ihre Bürger sektorübergreifend in den Blick nehmen, entsprechende Konzepte entwickeln und umsetzen (siehe S. 203 ff.). Dabei sollte im Rahmen einer

Public Health-Orientierung der Aspekt »seelische Gesundheit« stärker in den Fokus rücken, da sich reine Antistigmakampagnen nicht bewährt haben.

Finanzierung

Die Finanzierung eines ambulant gestützten, integrierten und funktional organisierten gemeindepsychiatrischen Versorgungssystems für Menschen mit schweren psychischen Erkrankungen muss sektor- und SGB-übergreifend angelegt sein. Sektorübergreifende Finanzierungsmodelle gibt es bereits im Bereich der Behandlung in Form regionaler Krankenhausbudgets auf Grundlage von § 64 b SGB V, aber nur vereinzelt im Bereich der Teilhabe (z. B. das Rostocker Modell). SGB-übergreifende Budgetmodelle sind in Deutschland bisher nirgendwo umgesetzt worden. Hier besteht dringender Entwicklungsbedarf. Da Globalbudgets in weiter Ferne liegen, sollte die Finanzierung von Angeboten, die bestimmte Funktionen des Basismodells abdecken, durch eine übergreifende Organisationsform und entsprechende Versorgungsverträge nach und nach mit den Leistungsträgern verbindlich geregelt werden, gegebenenfalls über eine die Funktionen und Versorgungsverpflichtung sicherstellende Managementgesellschaft. Begonnen werden muss in jedem Fall mit der Sicherstellung der Funktion der Mobilen Multiprofessionellen Behandlung.

Transformation

Es wird stark von den jeweiligen regionalen Gegebenheiten abhängen, welche und wie viel Akteure in die Realisierung des Basismodells einzubeziehen sind. In dicht besiedelten Großräumen werden es mehr Akteure in einer komplexeren Angebotslandschaft sein als in dünn besiedelten ländlichen Räumen mit wenigen Akteuren und überschaubaren Strukturen. Entscheidend ist, dass auch in Regionen, die von starken stationären Anbietern (Klinik- und Heimträgern) dominiert werden, alle Funktionen mit dem ambulanten Kern umgesetzt werden, was eine grundlegende Umgestaltung des stationären Sektors zur Folge hat. Potente Träger stationärer Leistungen werden sich allerdings auf derartige Prozesse nur einlassen, wenn sie auch am ambulanten Leistungsgeschehen beteiligt

sind und entsprechende Deckungsbeiträge auch mit ambulanten Leistungen generieren können.
Unklare Transformationsbedingungen vom »alten« in das »neue« System, insbesondere die oftmals unklare »Rückkehroption« in das alte System und die fehlende Bereitstellung der Transformationskosten vom stationär zum ambulant basierten System, werden Leistungsanbieter davon abhalten, die Implementierung der oben beschriebenen Umsetzungsschritte in Angriff zu nehmen. Um Befürchtungen von Kostenschüben und geringeren Deckungsbeiträgen entgegenzutreten, muss der vorübergehende Zusatzaufwand für Organisations- und Personalentwicklung transparent benannt und im Rahmen von Übergangsbudgets refinanziert werden.

Ausblick

Primäre Zielgruppe des Funktionalen Basismodells sind Patienten mit schweren psychischen Störungen und hohem Behandlungs- bzw. Unterstützungsbedarf. Das schließt nicht aus, dass sich das Modell im Verlauf auch weiteren Patientengruppen öffnet und zwar dann, wenn über eine regionale Steuerung für eine erweiterte Zielgruppe die (Zugangs-)Steuerungsfunktion auch über die Grenzen der MMT hinaus übernommen werden kann, z. B. durch Einbeziehung von niedergelassenen Psychotherapeuten, die einzelne funktionale Module abdecken und andere abrufen können. Neben allen allgemeinpsychiatrischen Patienten im engeren Sinne trifft dies vor allem auf gerontopsychiatrische und Patienten mit Abhängigkeitserkrankungen zu. Bei Letzteren führt nicht selten eine sogenannte Doppeldiagnose zur Unklarheit, welcher Bereich – Gemeindepsychiatrie oder Suchthilfe – zuständig ist. Hier bietet der funktionale Ansatz des Basismodells die Möglichkeit, historisch bedingte sektorale Grenzen zu überwinden.
Die Funktionen des Basismodells und die Eckpunkte zur regionalen Umsetzung sollten zu einem Qualitätsstandard in der Regelfinanzierung von Angeboten der psychiatrischen Regel- und Pflichtversorgung im SGB V und SGB IX/XII werden, dessen Umsetzung durch finanzielle Anreize gefördert werden muss. So würde ein starker Impuls in Richtung auf eine flächendeckende und nachhaltige Umsetzung der im Modell

beschriebenen Funktionen gesetzt. Disparitäten in der Behandlungs- und Unterstützungsqualität würden abgebaut und die Evidenzbasierung und damit Wirksamkeit und Wirtschaftlichkeit von Versorgungsleistungen würden zunehmen. Zugleich wären mit der Umsetzung die Voraussetzungen dafür geschaffen, wesentliche Grundsätze der UN-Behindertenrechtskonvention für die Gruppe der Menschen mit schweren psychischen Erkrankungen zu verwirklichen.

Literatur

AMADDEO, F.; BECKER, T.; FIORITTI, A. u.a. (2007): Reforms in community care: the balance between hospital and community-based mental health care. In: KNAPP, M. u.a. (Hg.): Mental Health Policy and Practice across Europe Open. Oxford: Oxford University Press, S. 235–249.

BURNS, T. (2004): Community Mental Health Teams. A guide to current practices. Oxford: Oxford University Press, S. 21–48.

Bundesministerium für Gesundheit und Soziale Sicherung (BMGS) (2005): Integrative Psychiatrische Behandlung (IPB) als neue Form psychiatrischer Krankenhausakutbehandlung ohne Bett. Baden-Baden: Nomos Verlagsgesellschaft.

DEISTER, A.; WILMS, B. (2014): Regionale Verantwortung übernehmen – Modellprojekte nach § 64b SGB V. Köln: Psychiatrie Verlag.

Deutsche Gesellschaft für Psychiatrie und Psychotherapie, Psychosomatik und Nervenheilkunde (DGPPN) (2013): S3-Leitlinie »Psychosoziale Therapien bei schweren psychischen Erkrankungen«. Berlin, Heidelberg: Springer.

Gesundes Kinzigtal (2016): www.gesundes-kinzigtal.de/ gesundheitsangebote/programm-psychoakut.html (28.04.2016).

KUNZE, H. (2004): Personenzentrierte Betreuungsansätze in einem integrierten Hilfesystem. In: RÖSSLER, W.: Psychiatrische Rehabilitation. Berlin, Heidelberg: Springer, S. 659–669.

LIEDKE, K. (2014): Möglichkeiten einer integrierten Versorgung in der Psychiatrie. In: GROMANN, P.; KRUMM, S. (Hg.): Kooperation: Anspruch und Wirklichkeit. Fuldaer Schriften zur Gemeindepsychiatrie Band 4. Köln: Psychiatrie Verlag, S. 112–162.

Psychisch-Kranken-Hilfe-Gesetz (PsychKHG) Baden-Württemberg: www.landesrecht-bw.de/jportal/?quelle=jlink&query=PsychKG+B-W&psml=bsbawueprod.psml&max=true&aiz=true (11.04.2016).

SALISBURY, T. T.; KILLASPY, H.; KING, M. (2016): An international comparison of the deinstitutionalization of mental health care: Development and findings of the Mental Health Services Deinstitutionalisation Measure (MENDit). BMC Psychiatry 16, S. 54–63.

SCHMID, P.; STEINERT, T.; BORBÉ, R. (2013): Systematische Literaturübersicht zur Implementierung der sektorübergreifenden Versorgung (Regionalbudget, integrierte Versorgung) in Deutschland. Psychiatrische Praxis 40, S. 414–424.

STEINHART, I.; WIENBERG, G. (2015): Mindeststandards für Behandlung und Teilhabe. Plädoyer für ein funktionales Basismodell gemeindepsychiatrischer Versorgung schwer psychisch kranker Menschen. Sozialpsychiatrische Informationen, 45 (4), S. 9–15.

STEINHART, I.; WIENBERG, G.; KOCH, C. (2014a): Krankenhausersetzende psychiatrische Behandlung in Deutschland – Praxismodelle, Standards und Finanzierung. G+G Wissenschaft, 14 (4), S. 15–26.

STEINHART, I.; WIENBERG, G.; KOCH, C. (2014b): Es geht doch! Krankenhausersetzende psychiatrische Behandlung in Deutschland – Praxiserfahrungen und Finanzierung. Psychiatrische Praxis, 41, S. 454–460.

Neue Praxis braucht neue Theorie – der Capabilities-Approach

Dieter Röh, Andreas Speck, Ingmar Steinhart

Die Sozialpsychiatrie steht nach wie vor für den Gedanken der Veränderung und letztlich der Verbesserung des Lebens (chronisch) psychisch kranker Menschen, sodass diese, auch mit unterschiedlich schweren psychischen Belastungen, an der Gesellschaft teilhaben und an relevanten gesellschaftlichen Teilbereichen teilnehmen können. Was liegt also näher, als zu fragen, welches Leben das sein sollte. Mit dem Capabilities Approach könnte man antworten: Ein gutes Leben! Gleichzeitig sollte dieses Leben auf tatsächlichen Möglichkeiten beruhen, ein solches zu wählen und zu verwirklichen. Dieses Buch zeigt in den vorhergehenden Kapiteln im Rahmen des Funktionalen Modells vielfältige primär ambulante Unterstützungsangebote auf, die solche Möglichkeitsräume schaffen können und sollen.

Woran würden wir erkennen, dass sich die Lebenssituation psychisch kranker Menschen verbessert hat, dass sie ein gutes Leben nach eigener Wahl leben können? Die bisherigen Erfolge der Sozialpsychiatrie, was dieses gute Leben betrifft, sind nicht zufriedenstellend bzw. widersprüchlich:

Ambulantes Getto Die Ambulantisierung sowohl im Bereich der Behandlung als auch in der Eingliederungshilfe läuft eher stockend und selbst wenn sie umgesetzt worden ist, bleibt die soziale Integration prekär (VON KARDOFF 2005).

Anstieg der Fallzahlen der Eingliederungshilfe Auch weiterhin »chronifizieren« psychisch kranke Menschen und gleichzeitig steigt die Zahl der Leistungsempfänger. So bleibt die Teilhabe bzw. Partizipation an Regelsystemen mangelhaft, da sie weitgehend nur innerhalb der Psychiatriegemeinde wirklich realisiert wird.

Stigma Entscheidungen über das eigene Leben werden erschwert bzw. von alltäglichen Stigmatisierungserfahrungen (FINZEN 2013) konterkariert.

Inklusion und Exklusion Die Personenzentrierung, die ihre Erweiterung durch die Sozialraumorientierung erfährt, wird durch die Frage, welche Lebensführungsmodelle eine Sozialpsychiatrie dulden kann (Stichwort: Freiheit zur Verwahrlosung, DEMAND 2002), immer wieder herausgefordert. Inklusion produziert durch ihre Einschließungsideale immer auch Ausschließungsresultate (Kommission Sozialpädagogik 2015).

Gleiche Versorgung für alle Die notwendige Beachtung der Bedürfnisse und Rechte der »Schwächsten« unter den chronisch psychisch kranken Menschen kann zu Beginn des 21. Jahrhunderts nicht wirklich zufriedenstellen.

Ausgehend von diesen Befunden erhoffen wir uns von dem hier vorgestellten theoretischen Ansatz, die zentrale Leitidee der Teilhabe für den Bereich der sozialpsychiatrischen Versorgung inhaltlich schärfen und so die klassischen Denkfiguren der Sozialpsychiatrie auf menschenrechtlichem Fundament weiterentwickeln zu können. Das zwar rechtlich – allerdings mit wenig Durchschlagskraft bezogen auf ableitbare Leistungen – im SGB IX § 1 verankerte Konzept der »Teilhabe« galt als eine Art diskursiver Katalysator, um eine grundsätzliche Theoriedebatte über die Zukunft der Sozialpsychiatrie zu eröffnen bzw. neu zu beleben. Auch das durch die UN-Behindertenrechtskonvention (UN-BRK) beförderte Inklusionsverständnis als Ziel sozialpsychiatrischer Praxis sollte eine Steilvorlage bieten, um Handlungsfelder kritisch zu hinterfragen und eventuell neu zu vermessen. Allerdings bedarf es dazu einer grundlegenderen Theorie, auf die sich die Teilhabeperspektive beziehen kann. Die BRK erwies sich – bei aller Innovationskraft – als menschenrechtliche Perspektive jedoch zu schwach, um normativ in der sozialpsychiatrischen Praxis tatsächlich orientieren zu können.

Im Folgenden möchten wir daher den sogenannten *Capabilities Approach* als integrative Rahmentheorie sozialpsychiatrischer Praxis zur Diskussion stellen. Wir versprechen uns davon theoretische und praktische Impulse für die Weiterentwicklung des Versorgungs- bzw. Unterstützungssystems sowie ethische Anregungen, die den Spielraum professionellen Handelns zwischen klassischer »Fürsorglichkeit« und autonomiegewährenden »laissez faire« neu ausleuchten. Denn der Capabilities Approach bietet die Möglichkeit, Teilhabechancen begrifflich klarer und empirisch genauer zu fassen. Auch macht der Capabilities Approach deutlich, dass er als Ansatz der Rechtesicherung, der sozialökologischen Gestaltung der Lebenswelten (Sozialräume), der subjektiven Ressourcentransformation und der Fürsorge für diejenigen, die gerade oder auf Dauer ihre Teilnahme und Teilhabe am Leben in der

Gesellschaft nicht selbst realisieren können, besondere und ungeteilte Aufmerksamkeit schenkt.

Capabilities Approach – Gerechtigkeit und gutes Leben

Herkunft, Verbreitung und Nutzung

Mit dem Capabilities Approach (SEN 1979, 1992, 2000, 2010; NUSSBAUM 1999, 2010) liegt ein übergreifender Theorierahmen aus der Ökonomie und Moralphilosophie vor, der sich mittlerweile international etablieren konnte und deutliche Ähnlichkeiten zu bestimmten Varianten des deutschen Lebenslagenansatzes (vgl. LESSMANN 2007; KNECHT 2010) aufweist.

Neben seiner internationalen Verwendung für den Human Development Report der Vereinten Nationen, hat der Capabilities Approach u. a. Eingang gefunden in die deutsche Armuts- und Reichtumsberichterstattung (BMAS 2008), den 13. Kinder- und Jugendgesundheitsbericht (BMFSFJ 2009), den Gleichstellungsbericht (BMFSFJ 2011) und wurde 2013 von der Enquetekommission »Wachstum, Wohlstand, Lebensqualität – Wege zu nachhaltigem Wirtschaften und gesellschaftlichem Fortschritt in der Sozialen Marktwirtschaft« genutzt. Zudem wird er in zunehmendem Maße auch in der Sozialen Arbeit diskutiert (OTTO, ZIEGLER 2008; ZIEGLER, SCHRÖDTER, OELKERS 2010; SEDMAK u. a. 2011; ZIEGLER 2011; CORLEIS 2012; RÖH 2013; LANGE 2014; WIRTH 2014; kritisch: DAHME, WOHLFAHRT 2011). In der Psychiatrielandschaft hingegen gibt es derzeit allenfalls sporadisch Bezüge zu den Ideen Sens und Nussbaums (vgl. HOPPER 2007; TETZER 2012; SIMON u. a. 2013; STEINHART, SPECK 2016).

Mit der Entwicklung des Capabilities Approachs verband sich zunächst das Bemühen, Bewertungskritierien für die Messung des Wohlstands und Wohlergehens der Bevölkerung zu finden, um daraus sozialpolitische Interventionen zu entwickeln, die über das eindimensionale Bruttosozialprodukt hinausgehen. Statt den Reichtum einer Gesellschaft nur in Gütern und Einkommens- und Vermögensverhältnissen abzubilden, erhebt der Capabilities Approach den Anspruch, den Wohlstand einer

Nation und jedes einzelnen Bürgers multidimensional zu erfassen, indem er als normativen Referenzpunkt die je konkreten individuellen Handlungs- und Gestaltungsspielräume des einzelnen Bürgers in den Mittelpunkt rückt.

Kern des Ansatzes: Capabilities und Functionings

Instruktiv für den Capabilities Approach und somit auch für die Sozialpsychiatrie ist die Unterscheidung zwischen *Capabilities* und *Functionings*. Während Capabilities die tatsächlichen Möglichkeiten darstellen, meint der Begriff Functionings die nach eigener Präferenz von den Subjekten in verschiedene konkrete Tätigkeiten transformierten Optionen. Capabilities sind nach NUSSBAUM (2015, S. 29) »Antworten auf die Frage: ›Was ist diese Person befähigt zu tun und zu sein?‹« bzw. »eine Reihe von (in der Regel miteinander verbundenen) Chancen, zu wählen und zu handeln«. Functionings sind dagegen »Zustände oder Taten, die Folgen oder Umsetzungen von Fähigkeiten sind« (NUSSBAUM 2015, S. 33).

Diese Unterscheidung ist für die differenzierte empirische Analyse konkreter Lebenssituationen und die professionelle Praxis bedeutsam: Wenn beispielsweise ein Mensch mit psychischer Beeinträchtigung in einer WfbM eine Beschäftigung gefunden hat, dann kann – aus Sicht des Capabilities Approachs – etwa eine Analyse beruflicher Teilhabechancen nicht bei dieser Tatsache, dass er in dieser WfbM arbeitet, stehen bleiben (»Functioning«). War die Entscheidung für die WfbM Ausdruck einer freien Wahl bzw. hat es Alternativen zur WfbM gegeben? Gab es tatsächlich alternative Verwirklichungsmöglichkeiten (»Capabilities«) und wie kam die individuelle Entscheidung zustande? War sie, was in den allermeisten Fällen nicht zu erwarten wäre, Ausdruck der Handlungs- und Willensfreiheit der im wahrsten Sinne des Wortes »entscheidenden Person« oder nur Ausdruck der vermeintlichen »Wahlmöglichkeiten« oder der Anpassung der eigenen Wünsche und des Wollens an das scheinbar nur Erreichbare?

Wenn sich so in den »Capabilities« die im Capabilities Approach normativ pointierte Freiheit bzw. die Chancen des einzelnen Bürgers widerspiegeln, jene konkreten Dinge tun zu können, die er tatsächlich wertschätzt, dann bleiben Ressourcen wie Einkommen, Vermögen oder Bildungsabschlüsse weiterhin eine wichtige Voraussetzung für diese Freiheit. Aber diese Güter sind weder Selbstzweck noch eine zwingend hinreichende Bedingung für individuelle Lebensqualität bzw. ein gutes

Leben. Denn was nützen sie, wenn zum Beispiel chronische Beeinträchtigungen der Gesundheit vorliegen und auch durch ausreichend Geld kein Zugang zu angemessenem Wohnraum erreicht werden kann? Was nützen in diesem Fall Bildungsqualifikationen, wenn die Zugänge in einen offenen Arbeitsmarkt erschwert sind?

Folgt man der Sprache Martha Nussbaums, dann zählen zu den Capabilities (in der dt. Übersetzung »Fähigkeiten« oder besser »Verwirklichungschancen«) zunächst die als »*external capabilities*« bezeichneten Entitäten, wobei diese treffender als ›*Capacities*‹ (Kapazitäten, Daseinsressourcen etc.) zu konzipieren wären (vgl. RÖH 2013, S. 118), weil man ansonsten der Gefahr unterliegt, sie als ›Abilities‹, d. h. als individuelle Fähigkeiten zu missverstehen, die von Nussbaum wiederum als »*internal capabilities*« bezeichnet werden. Es ist weiterhin davon auszugehen, dass diese ›Capacities‹ im gesellschaftlichen Raum, in Lebenswelt und Gemeinschaft der Menschen sowie in Funktionssystemen vorzufinden sind und erst durch aktive *Subjektivierung* zu genutzten oder nicht genutzten Potenzialen werden. Dies wären die sogenannten »*combined capabilities*«. Für das individuelle Ausmaß der »capabilities« ist es somit ausschlaggebend, ob es gelingt, individuelle Kompetenzen und Ressourcen vor dem Hintergrund konkreter sozialstruktureller – und vor allem sozialräumlich vermittelter – Gegebenheiten so zu transformieren, dass sich daraus eine größtmögliche Entscheidungsbasis ableiten lässt.

Dass chronisch psychische Erkrankungen die Entscheidungsmöglichkeiten einschränken, ist sozialpsychiatrische Alltagserfahrung. Eine Teilhabeeinschränkung kann so einerseits den psychischen Symptomen geschuldet sein, die gerade in chronifizierter Form durch starke Symptombelastung den Handlungsspielraum des einzelnen Menschen entscheidend reduzieren. Andererseits ist der Prozess der Erkrankung selbst als Sozialisationsprozess zu betrachten, der von sozialen Niederlagen, (Selbst-)Stigmatisierung und erlernter Hilflosigkeit geprägt sein kann. So verweist der Capabilities Approach immer auch auf das sozialstrukturelle Bedingungsgefüge, in dem sich Menschen aufhalten. Beispielsweise sind erworbene Bildungszertifikate für Menschen mit psychischen Erkrankungen unter Umständen wenig hilfreich, weil sie kaum adäquat in konkrete Arbeitsplätze umgesetzt werden können. Gleichzeitig können bei leichter oder mittlerer Symptombelastung die Rahmenbedingungen eine wirksame Teilhabe verhindern, etwa wenn die soziale und berufliche Rehabilitation, z. B. durch fehlende Zuverdienstmöglichkeiten, erschwert wird.

So rücken im Capabilities Approach verstärkt die Wahlmöglichkeiten und Lebenslagen in den Blick und damit die Frage, wie einerseits die psychische Erkrankung und andererseits das gesellschaftliche Umfeld auf die Teilhabe gerade von Menschen mit schweren psychischen Erkrankungen wirken.

Belastbare Zahlen dazu gibt es kaum, eine qualifizierte Teilhabeberichterstattung ist weder bundesweit noch regional vorhanden: So wissen wir zu wenig, wie sich die Bildungssituation schwer psychisch erkrankter Menschen darstellt, und wie ihre individuelle finanzielle Situation aussieht. Wie steht es um ihren Zugang zu Wohnraum, Arbeit oder Vereinen und politischen Verbänden? Wie sind ihre sozialen Netzwerke (Familie, Nachbarschaft, Freundschaften) gestaltet?

Greift man auf diese knapp skizzierte theoretische Perspektive des Capabilities Approach zurück, dann ließe sich der – sozialpsychiatrisch und leistungsrechtlich relevante – Teilhabebegriff als Generierung individueller Entscheidungsmöglichkeiten mit Blick auf sozial relevante Handlungsbereiche rekonstruieren und damit Teilhabeforschung auch empirisch konkretisieren. Denn wie das folgende Modell (vgl. Abbildung 1, S. 305) verdeutlicht, lassen sich die sozialstrukturellen und individuellen Einflussfaktoren auf die Teilhabe kategorisieren und somit auch Kennzahlen für eine Erfassung überführen.

Auf der einen Seite stehen nach diesem Modell die individuellen Potenziale und Ressourcen (persönlicher Möglichkeitsraum), wie z. B. Gesundheit, Bildung und Vermögen usw. Ob sich diese entfalten (transformieren) lassen, hängt maßgeblich davon ab, ob gesellschaftliche Potenziale (gesellschaftlicher Möglichkeitsraum), wie ein offener Arbeitsmarkt, Wohnraum, soziale Rechte, Schutz vor Diskriminierung, Infrastruktur, Dienstleistungsangebote etc., konkret verfügbar sind. Reale Teilhabe entscheidet sich also nicht nur danach, ob es gelingt, Menschen mit psychischen Erkrankungen in ihren internen Ressourcen zu stärken, sondern auch daran, ob es gelingt, die sozialen Ressourcen zu stärken. Zudem gilt es, die aus dem Zusammenwirken der individuellen und gesellschaftlichen Potenziale entstehenden individuellen Teilhabechancen derart zu transformieren, dass am Ende die für den Einzelnen realisierte Teilhabe entsteht (vgl. RÖH 2013, S. 206 ff.).

Neue Praxis braucht neue Theorie – der Capabilities-Approach

ABBILDUNG 1 Sozialstrukturelle und individuelle Einflussfaktoren auf Teilhabe
(RÖH 2013; VOLKERT 2014)

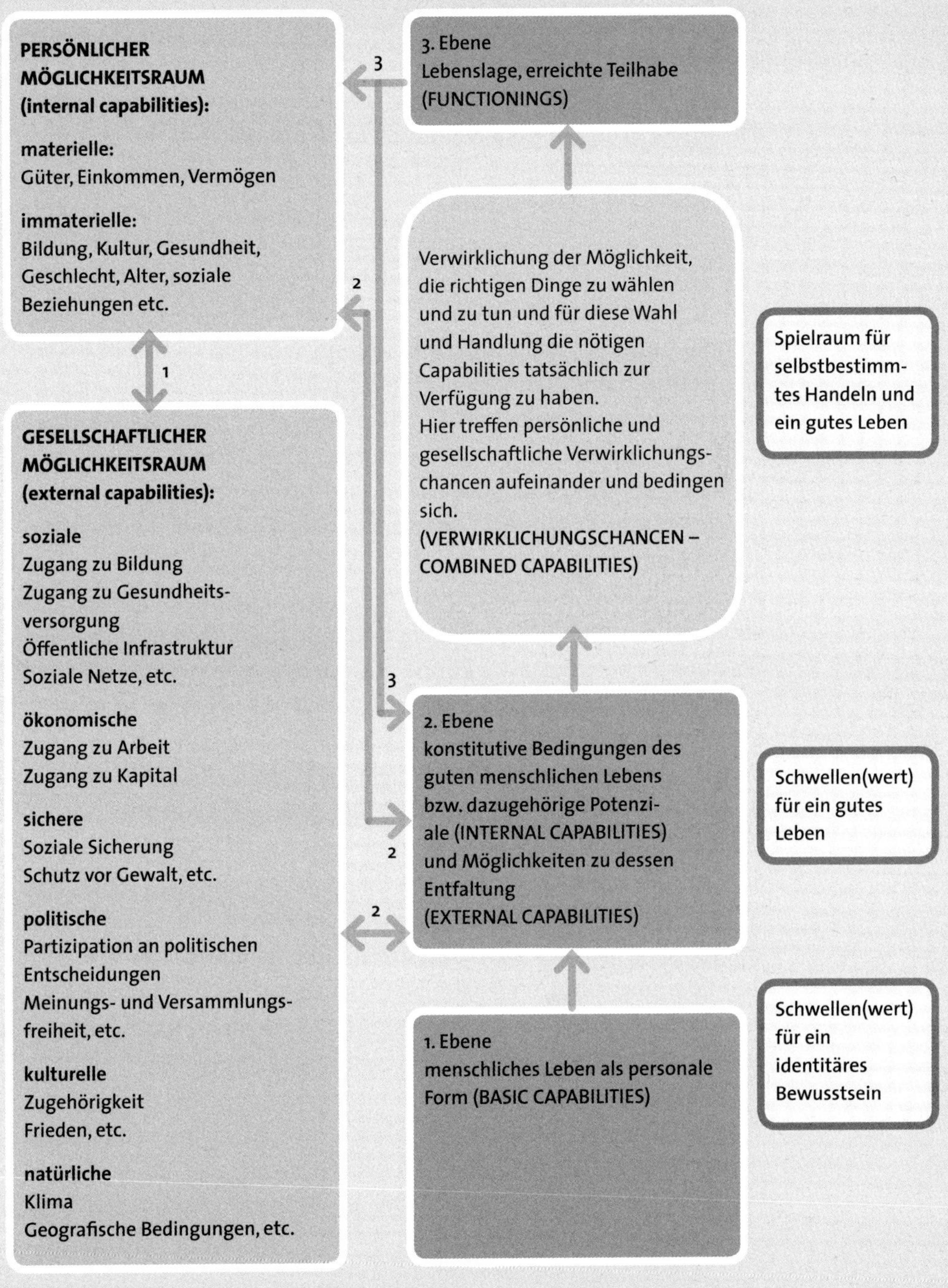

PERSÖNLICHER MÖGLICHKEITSRAUM (internal capabilities):

materielle:
Güter, Einkommen, Vermögen

immaterielle:
Bildung, Kultur, Gesundheit, Geschlecht, Alter, soziale Beziehungen etc.

GESELLSCHAFTLICHER MÖGLICHKEITSRAUM (external capabilities):

soziale
Zugang zu Bildung
Zugang zu Gesundheitsversorgung
Öffentliche Infrastruktur
Soziale Netze, etc.

ökonomische
Zugang zu Arbeit
Zugang zu Kapital

sichere
Soziale Sicherung
Schutz vor Gewalt, etc.

politische
Partizipation an politischen Entscheidungen
Meinungs- und Versammlungsfreiheit, etc.

kulturelle
Zugehörigkeit
Frieden, etc.

natürliche
Klima
Geografische Bedingungen, etc.

3. Ebene
Lebenslage, erreichte Teilhabe
(FUNCTIONINGS)

Verwirklichung der Möglichkeit, die richtigen Dinge zu wählen und zu tun und für diese Wahl und Handlung die nötigen Capabilities tatsächlich zur Verfügung zu haben. Hier treffen persönliche und gesellschaftliche Verwirklichungschancen aufeinander und bedingen sich.
(VERWIRKLICHUNGSCHANCEN – COMBINED CAPABILITIES)

2. Ebene
konstitutive Bedingungen des guten menschlichen Lebens bzw. dazugehörige Potenziale (INTERNAL CAPABILITIES) und Möglichkeiten zu dessen Entfaltung
(EXTERNAL CAPABILITIES)

1. Ebene
menschliches Leben als personale Form (BASIC CAPABILITIES)

Spielraum für selbstbestimmtes Handeln und ein gutes Leben

Schwellen(wert) für ein gutes Leben

Schwellen(wert) für ein identitäres Bewusstsein

Ethische Aspekte: Die kluge Wahl und der sorgende Staat

Der Capabilities Approach stellt heute in seiner Ausrichtung auf das gute Leben *die* Alternative zu anderen gerechtigkeitstheoretischen Ansätzen dar. Als wohlfahrtstheoretische Alternative zu bisherigen ökonomischen Theorien begonnen, entwickelten sich die theoretischen Überlegungen insbesondere durch die Arbeiten des prominentesten Vertreters bzw. der Vertreterin Amartya Sen und Martha Nussbaum, beständig weiter und wurden insbesondere durch vertiefte philosophische Überlegungen ausdifferenziert. Der Capabilities Approach gilt in normativer Hinsicht als anschlussfähig an die aktuelle Menschenrechts- und damit Gerechtigkeitsdiskussion. Anders aber als die BRK zielt der Capabilities Approach darauf ab, »ein nicht juristisch verengtes Verständnis von Menschenrechten fundieren zu können und sich nicht darauf zu beschränken, von den politisch anerkannten und in einschlägigen Konventionen kodifizierten Menschenrechten als unhinterfragbare Grundlage auszugehen« (vgl. OTTO u.a. 2010, S. 139). Denn der Capabilities Approach bindet Gerechtigkeit und das gute Leben eng zusammen, indem er auch die innere Spannung dieses Verhältnisses entscheidend thematisiert: Ein gutes Leben ist zwar erstrebens- und wünschenswert, es muss jedoch mit grundsätzlicher Gerechtigkeit (als Achtung vor der menschlichen Freiheit) und der Fähigkeit, ein gutes Leben führen zu können, einhergehen.

Ein gutes Leben führen zu können, ist nicht mit dem perfektionistischen Anspruch zu verwechseln, stets ein erfolgreiches Leben zu führen. Das Leben ist voller Hindernisse und Widerfahrnisse und der Mensch wohl selten auf der Höhe seiner Möglichkeiten, was eine gute Wahl der eigenen Lebensziele, des wohl bedachten Einsatzes von Ressourcen und anderer Entscheidungen und Handlungen betrifft, wie uns eindrücklich die Verhaltensökonomie (ARIELY 2015), aber auch die Psychologie vor Augen führt (Stichwort: kognitive Dissonanz). Für den Capabilities Approach sind es vor allem die sogenannten adaptiven Präferenzen, die die Handlungs- und Willensfreiheit von Menschen einschränken. Gerade deprivierende Strukturen und Erfahrungen erlernter Hilflosigkeit (SELIGMAN 1999), die u.a. auch Ausgangspunkt oder Begleiterscheinung einer chronischen psychischen Erkrankung sein können, sind es, die eine kluge Wahl erschweren, weil die Betroffenen meinen, sich nur das wünschen zu können, was für sie (noch) erreichbar scheint (vgl. die Fallgeschichte bei NUSSBAUM 2015, S. 11 ff.). Der hinlänglich bekannte Ansatzpunkt wäre also Empowerment, verstanden als Befähigung, Ermächtigung und Ermutigung, eine andere als die derzeitige Wahl zu treffen und damit zumindest tendenziell ein anderes, besseres, eventuell gutes Leben zu führen (vgl. zu diesen Ideen einer strebensethischen Ergänzung des Capabilities Approach: Röh 2013, S. 132; 2016, S. 223 ff.).

Ein gutes Leben bedeutet ferner, neben der Fähigkeit und dem Versuch, eine gute Wahl zu treffen, vor allem, dass man dazu sowohl sozial angeregt wird als auch tatsächliche und attraktive Wahlmöglichkeiten vorfindet. Dabei stellt sich die Frage, welche konkreten Teilhabechancen normativ bedeutungsvoller sind als andere und welche daher gesellschaftlich befördert und als tatsächliche Möglichkeiten vorhanden sein müssen. Die normative Bestimmung jener Verwirklichungs- oder Teilhabechancen, die entscheidend sind, um ein gutes Leben führen zu können, ist daher neben der subjektiven Fähigkeit zu ihrer Nutzung mindestens genauso wichtig. Denn nur so können Gerechtigkeitsansprüche an den Staat gegenüber seinen »schwächsten« Bürgerinnen und Bürgern formuliert werden. Die Bestimmung dieser Ansprüche überlässt Amartya Sen mehr oder weniger dem demokratischen Diskurs in den jeweiligen Gesellschaften. Anders Martha Nussbaum, denn ihr geht es ihr um die Konturen eines Mindeststandards an »Capabilities«, die ein Staat fördern muss, damit Freiheiten in einem realen und pluralen Gemeinwesen überhaupt erst gelebt werden können. Nussbaum schlägt eine Liste von zehn zentralen Fähigkeiten bzw. besser Verwirklichungschancen vor, für deren Vorhandensein der Staat Verantwortung trägt (Nussbaum 2010, S. 113 f., aber auch die frühere Version 1999, S. 49 ff.). Diese Verwirklichungschancen könnten auch als Bedingungen erfolgreicher Teilhabe verstanden werden. Gleichzeitig handelt sie sich, nach Meinung ihrer Kritiker, einen Paternalismusverdacht ein, denn wer erkenne, was ein gutes Leben sei, der wolle auch, dass Menschen dieses gute Leben wählten. Der Capabilities Approach im Sinne Nussbaums ist jedoch »keine umfassende moralische Lehre, sondern eine politische Theorie elementarer Ansprüche« (Nussbaum 2010, S. 218; siehe zu weiteren Versuchen der Entkräftung Ziegler 2014; Röh 2013, S. 132 ff.). Inhaltlich begründet Nussbaum die Adressierung des Staates mit einer spezifischen Würdekonzeption: Menschliche Würde entstehe im Zusammenwirken von menschlicher, sozial ausgerichteter Bedürftigkeit (bei gleichzeitiger selbstbestimmter Handlungsfähigkeit) und der Verfügbarkeit zentraler Ressourcen, was den Auftrag an den Staat begründe, die prinzipielle

Vulnerabilität des Menschen anzuerkennen und zu schützen. Damit hebt sich Nussbaum von jenen philosophischen Würdekonzeptionen ab, die ihre Substanz vor allem in dem freiheitlichen Vermögen zur produktiven Leistungsfähigkeit, Selbstbestimmung und Rationalität verorten. Menschliches Leben vollzieht sich grundsätzlich zwischen den Polen der Abhängigkeit und Autonomie, je nach konkretem Lebenskontext und gesundheitlichem Status mal zur einen, mal zur anderen Seite hin ausschlagend. Besonders gilt dies für Menschen, die aufgrund schwerer Beeinträchtigungen ihr Leben in asymmetrischen Konstellationen dauerhaft bewältigen müssen (vgl. NUSSBAUM 2015, S. 149 ff.). Dabei sei weniger Gleichheit in der quantitativen Verteilung dieser Ressourcen anzustreben, ja es wird sogar konsequenterweise eine *ungleiche Verteilung* propagiert, womit dann auch Verteilungsfragen aufgeworfen sind. Vielmehr gehe es um Gleichheit in der Qualität der Ressourcennutzung, was in bestimmten Fällen auch bedeuten könne, dass z. B. behinderte Menschen oder andere benachteiligte Gruppen temporär oder dauerhaft mehr dieser Ressourcen benötigten, um eine gleichwertige Realisierung ihres Lebensentwurfs zu erreichen.

Indem Martha Nussbaum grundsätzlich den Menschen als verletzbares, bedürftiges Wesen konzipiert, rehabilitiert sie den grundsätzlichen Gedanken der Fürsorge (»care«). Anders als in der Behindertenrechtskonvention, die diesen Anspruch auf Fürsorge zugunsten der Selbstbestimmung und Inklusion deutlich relativiert, bestimmt NUSSBAUM (2015, S. 149 f.; ausführlicher 2010, S. 218 ff.) die »Fürsorge« als einen wesentlichen Gerechtigkeitsanspruch. Damit ist jedoch nicht die »übergriffige Fürsorge« einer überkommenen Wohlfahrtstradition gemeint. Denn diese wird durch die grundlegende Freiheitskonzeption des Befähigungsansatzes eingeschränkt. Aber dass Menschen aufeinander verwiesen sind und sich so (auch) in asymmetrischen Beziehungsstrukturen bewegen, die nicht per se entwürdigend gedacht werden müssen bzw. den Bürgerstatus anfechten, ist ein zentraler Kerngedanke, der sich durch die Überlegungen Nussbaums zieht. Aspekte körperlicher Integrität und grundlegender Autonomie gehen bei ihr einher mit Möglichkeiten der Zugehörigkeit und Liebe, die sowohl gegeben als auch erfahren werden sollte. Unter diesem Aspekt stellt sich Teilhabe als hochdifferenziertes Konstrukt dar, das in den Schlagworten von Selbstbestimmung und Inklusion nicht aufgeht, sondern auf die Verwobenheit existenzieller Dimensionen des Menschseins verweist.

Gleichzeitig ist in der Konzeption des Capabilities Approachs nach Nussbaum die Idee eines Minimums an Verwirklichungschancen, gebunden an jeweilige Schwellenwerte für ein gutes Leben (vgl. Abb. 1, S. 305), beschrieben. Wer in seinen Möglichkeiten darunterliegt, hat einen Anspruch auf weitgehende Unterstützung – was aber auch im Einzelfall ein stellvertretendes Handeln, eine sanfte paternalistische Handlung oder allgemein eine stellvertretende Inklusion einschließen kann. Wo hingegen diese Schwelle überschritten ist, ist es Sache des Einzelnen, seiner Freiheit und eigenen Vorstellungen nachzugehen und in Verantwortung für sich selbst und andere zu leben. Der Staat hat nur die Pflicht, Menschen, die unter dieser Schwelle leben, darüber »zu heben«. Insofern verzahnt sich hier bei Nussbaum freiheitliches Denken mit der Sorge für die »Schwächsten« der Gesellschaft. Für Nussbaum ist ein Staat dann gerecht, wenn er diesen Kernbestand an Würde respektiert und fördert. So verbindet Nussbaum Liberalität mit einem grundlegenden und unverhandelbaren Anspruch auf Solidarität und Gleichheit. Für eine menschenrechtsorientierte Sozialpsychiatrie wäre es – gerade mit Blick auf schwer psychisch kranke Menschen – entsprechend konsequent, die Textur dieser Grundliste als Ziele (sozial-)psychiatrischen Handelns zu übernehmen. Die Qualität sozialpsychiatrischer Dienstleistungen müsste sich dann daran bemessen lassen, inwiefern es gelingt, bei den Nutzern die vorgegebenen Grundbefähigungen in ihrer ganzen Breite zu stärken und gleichzeitig über politische Initiativen die entsprechenden Gelegenheitsstrukturen, z. B. in der Gemeinde, zu fördern. Selbst bei hochstrukturierten Betreuungssettings mit extrem asymmetrischen Beziehungsgeflechten bliebe deren ethische Legitimation davon abhängig, ob sie – in freiheitsfunktionaler Perspektive – tatsächlich dazu beitragen können, die zentralen *capabilities* als Teilhabe der schwer beeinträchtigten Menschen zu fördern. Dass, was gerade viele Kritiker dem Capabilities Approach in der Version von Martha Nussbaum vorwerfen, nämlich paternalistische Tendenzen zu generieren (vgl. GRAUMANN 2011), kann auch seine Stärke sein: nämlich die eindimensionale Gegenüberstellung von Fürsorge und Selbstbestimmung auszuhebeln und so einen neuen und praxistauglichen Begriff von Solidarität und Verantwortung zu entwickeln.

Aktuelle Herausforderungen und mögliche Wege

Was wäre mit diesem Ansatz für die Sozialpsychiatrie gewonnen? Die sozialpsychiatrischen Interventionen können nach diesem Modell an vier Stellen konzeptualisiert werden, indem dort jeweils die Barrieren gesenkt und die Chancen erhöht werden:

Stärkung und Ausbau der individuellen Potenziale im Rahmen personenbezogener medizinischer, therapeutischer oder psychosozialer Interventionen (psychiatrisch-/psycho- und sozialtherapeutische Aufgabenstellung). Hier ließe sich die klassische Arbeit am »Fall« subsumieren.

Beeinflussung der Bereitstellung der gesellschaftlichen Potenziale (sozialpolitische und sozialraumbezogene fallunspezifische Aufgabenstellung): Hier gäbe es Anknüpfungspunkte an die Wurzeln der Sozialpsychiatrie, deren Hinwirken auf gesellschaftspolitische Entscheidungen im Interesse der Menschen mit chronisch psychiatrischen Erkrankungen zur Sicherung der Grundbedürfnisse und an die sozialräumliche Arbeit (Arbeit im »Feld«).

Stärkung der individuellen Transformationsleistungen und Entscheidungsfreiheit für das subjektiv empfundene »gute Leben« (sozialpsychiatrischer Unterstützungsmix aus Peer- und Profiberatung): Dieser Aspekt zielt vor allem darauf, bei den betroffenen Menschen Entscheidungsfreiheiten zu stärken. Nicht die (institutionelle) Versorgung steht im Vordergrund, sondern die Frage, wie sich die Selbstbestimmungs- und Entscheidungsfähigkeit der Zielgruppe individuell fördern und ausbauen lässt. Gerade da, wo die chronische Erkrankung Resignation und Adaptionsprozesse hin zur Anpassung an die gegebenen Realitäten befördert hat, muss sozialpsychiatrische Praxis – in individuell angepasster Dosierung – zur Entwicklung realistischer Lebensziele und entsprechender Selbstwirksamkeit beitragen. Hier gäbe es konzeptionell deutliche Parallelen zu Recovery und Empowermentansätzen (vgl. KNUF 2016). Auch könnte man hier die Rolle der sogenannten Genesungsbegleiter neu justieren: als positive Verhaltensmodelle und Ermutigungen zu einem »guten Leben« trotz Symptombelastungen. Wichtig wäre auch hier die endgültige Abkehr von allein versorgenden Leistungen der Sozialpsychiatrie hin zu einer »freiheitsfunktionalen« Perspektive der konkreten Praxis, und zwar unabhängig von den jeweiligen Wohnsettings (siehe S. 261 ff.).

Impulse für eine strukturelle und theoriegeleitete »Diagnose« der Teilhabechancen: Der Capabilities Approach bietet eine theoretische Rahmung an, um empirisch die Teilhabechancen und -risiken von Menschen mit psychischer Erkrankung auch über den Einzelfall hinaus zu erheben. Mit diesem Ansatz kann man die individuellen und gesellschaftlichen Potenziale in konkrete Indikatoren überführen, um so die Teilhabechancen und -risiken von Menschen mit psychischer Erkrankung abzubilden. Der Capabilities Approach böte hier eine konzeptionelle Folie für solche Analysen, die konkrete Hinweise für sozialpolitische und gleichermaßen konzeptionell-therapeutische Weichenstellungen erarbeiten könnte: Welche gesellschaftlichen (wie z. B. die Eingliederungshilfe oder die kommunale Quartiersarbeit) und/oder konzeptionell-therapeutischen (wie z. B. Ausformung ambulanter Hilfestrukturen) Bedingungen fördern bzw. begrenzen bei Menschen mit psychischer Erkrankung die Entscheidungsoptionen (»*capabilities*«) und damit die Teilhabechancen?

Schlussfolgerungen

Sowohl theoretisch als auch praktisch gibt es viele Gründe, den Capabilities Approach in der sozialpsychiatrischen Theoriebildung intensiv zu rezipieren. Die theoretische Flughöhe mag zunächst beträchtlich sein. Aber mit Blick auf die bisher häufig als desolat zu bezeichnende Theoriebildung der Sozialpsychiatrie und der empirisch bislang wenig ausgeleuchteten Teilhabesituation von Menschen mit psychischen Erkrankungen bietet der Capabilities Approach ausreichend Substanz
- zur Reflexion sozialpsychiatrischer Praxis,
- zur Belebung praxis- und handlungsorientierter Teilhabeforschung und
- als Grundlage substanzieller sozialpolitischer Diskussionen über Mindeststandards gesellschaftlicher Teilhabeförderung.

Aus unserer Sicht bietet der Capabilities Approach damit eine sehr gute theoretische Grundlage für ein Unterstützungsmodell, das nicht nur »rundum ambulant«, d. h. stets nahe an den Menschen und ihren Lebenswelten, angelegt ist, sondern insgesamt für den Personenkreis schwer psychisch kranker Menschen evidenzbasierte Mindeststandards für Unterstützungsangebote sicherstellt. Gerade weil der Capabilities Approach der Beförderung individueller Entscheidungs- und Handlungsfreiheiten großen Wert beimisst und so gleichzeitig die Problematik adaptiver Präferenzbildung thematisiert, lassen sich mit ihm auch alternative sozialpsychiatrische Konzeptideen untermauern, die die u. U. hospitalisierenden Nebenwirkungen einer traditionellen Praxis (sowohl im ambulanten als auch im stationären Sektor) zu vermeiden suchen (SPECK, STEINHART 2016; STEINHART, SPECK 2016).

Literatur

ARIELY, D. (2008): Denken hilft zwar, nützt aber nichts. Warum wir immer wieder unvernünftige Entscheidungen treffen. München: Knaur.

Bundesministerium für Arbeit und Soziales (BMAS) (2008): Lebenslagen in Deutschland. Der 3. Armuts- und Reichtumsbericht der Bundesregierung. Berlin. www.bmas.de/SharedDocs/Downloads/DE/PDF-Publikationen-DinA4/forschungsprojekt-a333-dritter-armuts-und-reichtumsbericht.pdf?__blob=publicationFile (4.7.2016).

Bundesministeriums für Familie, Senioren, Frauen und Jugend (BMFSFJ) (2009): 13. Kinder- und Jugendbericht. www.bmfsfj.de/RedaktionBMFSFJ/Broschuerenstelle/Pdf-Anlagen/13-kinder-jugendbericht,property=pdf,bereich=bmfsfj,sprache=de,rwb=true.pdf (4.7.2016).

Bundesministeriums für Familie, Senioren, Frauen und Jugend (BMFSFJ) (2011): Bundestagsdrucksache 17/6240; Erster Gleichstellungsbericht. www.bmfsfj.de/RedaktionBMFSFJ/Broschuerenstelle/Pdf-Anlagen/Erster-Gleichstellungsbericht-Neue-Wege-Gleiche-Chancen,property=pdf,bereich=bmfsfj,sprache=de,rwb=true.pdf (4.7.2016).

Bundestagsdrucksache 17/13300: www.bundestag.de/bundestag/gremien/enquete/wachstum/Schlussbericht/index.html (4.7.2016).

CORLEIS, T. (2012): ›Nicht vom Brot allein‹ – Der Capabilities Approach als philosophische Erweiterung einer Theorie der Sozialpädagogik. Baltmannsweiler: Schneider.

DAHME, H.-J.; WOHLFAHRT, N. (2011): Gerechtigkeit im Kapitalismus: Anmerkungen zur affirmativen Normativität moderner Gerechtigkeitstheorien. neue praxis 4, S. 385–408.

DEMAND, J. (2002): Freiheit zur Verwahrlosung. In: BOCK, T.; WIEGAND, H. (Hg.): Hand-werks-buch Psychiatrie. Köln: Psychiatrie Verlag.
FINZEN, A. (2013): Stigma psychische Krankheit. Köln: Psychiatrie Verlag.
GRAUMANN, S. (2011): Assistierte Freiheit. Von der Behindertenpolitik der Wohltätigkeit zu einer Politik der Menschenrechte. Frankfurt/Main: Campus.
HOPPER, K. (2007): Rethinking Social Recovery in Schizophrenia: What A Capabilities Approach Might Offer. Social Science Medicine 65, S. 868–879.
KARDORFF, E. VON (2005): »Kein Ende der Ausgrenzung: Ver-rückter in Sicht?« In: ANHORN, R.; BETTINGER, F. (Hg.): Sozialer Ausschluss und Soziale Arbeit. Wiesbaden: Verlag für Sozialwissenschaften, S. 253–271.
KNECHT, A. (2010): Lebensqualität produzieren. Ressourcentheorie und Machtanalyse des Wohlfahrtsstaates. Wiesbaden: Verlag für Sozialwissenschaften.
KNUF, A. (2016): Empowerment und Recovery. Köln: Psychiatrie Verlag.
Kommission Sozialpädagogik (Hg.) (2015): Praktiken der Ein- und Ausschließung in der Sozialen Arbeit. Weinheim, Basel: Beltz/Juventa.
LANGE, M. (2014): Befähigen, befähigt werden, sich befähigen – Eine Auseinandersetzung mit dem Capability Approach: Gerechtigkeitstheoretische Überlegungen zur Sozialen Arbeit. Frankfurt: Peter Lang.
LESSMANN, O. (2006): Lebenslagen und Verwirklichungschancen (capability) – Verschiedene Wurzeln, ähnliche Konzepte. Vierteljahreshefte zur Wirtschaftsforschung, 75 (1), S. 30–42.
NUSSBAUM, M. (1999): Gerechtigkeit oder das gute Leben. Frankfurt/Main: Suhrkamp.
NUSSBAUM, M. (2015): Fähigkeiten schaffen. Neue Wege zur Verbesserung menschlicher Lebensqualität. Freiburg/München: Karl Alber.
NUSSBAUM, M. (2010): Die Grenzen der Gerechtigkeit. Behinderung, Nationalität, Speziszugehörigkeit. Frankfurt/Main: Suhrkamp.
OTTO, H.-U.; SCHERR, A.; ZIEGLER, H. (2010): Wieviel und welche Normativität benötigt die Soziale Arbeit? neue praxis 2, S. 137–163.

Otto, H.-U.; Ziegler, H. (Hg.) (2008): Capabilities – Handlungsbefähigung und Verwirklichungschancen in der Erziehungswissenschaft. Wiesbaden: Verlag für Sozialwissenschaften.
Robeyns, I. (2005): The Capability Approach: A Theoretical Survey. Journal of Human Development, 6 (1), S. 93–114.
Röh, D. (2013): Soziale Arbeit, Gerechtigkeit und das gute Leben. Eine Handlungstheorie zur daseinsmächtigen Lebensführung. Wiesbaden: Springer VS-Verlag.
Röh, D. (2016, im Erscheinen): Soziale Arbeit als Unterstützung einer daseinsmächtigen Lebensführung – Reflexionen über das gute und richtige Leben und deren Bedeutung für eine Handlungstheorie. In: Mührel, E.; Niemeyer, C.; Werner, S. (Hg.): Capability Approach und Sozialpädagogik: Eine heilige Allianz? Weinheim/Basel: Beltz Juventa.
Sedmak, C.; Babic, B.; Bauer, R.; Posch, C. (Hg.) (2011): Der Capability-Approach in sozialwissenschaftlichen Kontexten. Überlegungen zur Anschlussfähigkeit eines entwicklungspolitischen Konzepts. Wiesbaden: Verlag für Sozialwissenschaften.
Seligman, M. (1999): Erlernte Hilflosigkeit. Weinheim/Basel: Beltz.
Sen, A. (1979): Equality of What? The Tanner Lecture on Human Values. www.uv.es/~mperezs/intpoleco/Lecturcomp/Distribucion%20Crecimiento/Sen%20Equaliy%20of%20what.pdf (24.02.2013).
Sen, A. (1992): Inequality reexamined. Cambridge MA: Harvard University Press.
Sen, A. (2000): Ökonomie für den Menschen. Wege zur Gerechtigkeit und Solidarität in der Marktwirtschaft. München: dtv.
Sen, A. (2010): Die Idee der Gerechtigkeit. München: Beck.
Simon, J.; Anand, P.; Gray, A.; Rugkasa, J.; Yeeles, K. (2013): Operationalising the capability approach for outcome measurement in mental health research. Social Science & Medicine 98, S. 187–196; doi 10.1016/j.socscimed.2013.09.019.
Speck, A.; Steinhart, I. (2016): Teilhabe als Befähigung? Der Capabilities Approach als Rahmentheorie in der Sozialpsychiatrie? Verhaltenstherapie & Psychosoziale Praxis, 2, S. 327–355.
Steinhart, I.; Speck, A. (2016): Der Capabilities Approach – Möglichkeit zur Analse von Teilhabechancen und -barrieren, Sozialpsychiatrische Informationen, 4, S. 4–8.

TETZER, M. (2012): Sozialpädagogische Theorieperspektiven und der Capabilities Approach. In: SCHMID, M.; TETZER, M.; RENSCH, K.; SCHLÜTER-MÜLLEr, S. (Hg.): Handbuch Psychiatriebezogene Sozialpädagogik. Göttingen: Vandenhoeck & Ruprecht, S. 58–77.

WIRTH, J. (2014): Die soziologische Systemtheorie und der Capability-Approach: Synergien für eine Theorie der Lebensführung in der Sozialen Arbeit? neue praxis 6, S. 533–546.

ZIEGLER, H. (2011): Gerechtigkeit und Soziale Arbeit: Capabilities als Antwort auf das Maßstabsproblem in der Sozialen Arbeit In: BÖLLERT, K. (Hg.): Soziale Arbeit als Wohlfahrtsproduktion. Wiesbaden: Verlag für Sozialwissenschaften, S. 153–166.

ZIEGLER, H. (2014): Unerbetene Hilfen. Versuch einer Begründung einiger Kriterien zur Legitimation paternalistischer Eingriffe in der Sozialen Arbeit. Soziale Passagen, 6, S. 253–274.

ZIEGLER, H.; SCHRÖDTER, M.; OELKERS, N. (2010): Capabilities und Grundgüter als Fundament einer sozialpädagogischen Gerechtigkeitsperspektive In: THOLE, W. (Hg.): Grundriss Sozialer Arbeit. Wiesbaden: Verlag für Sozialwissenschaften, S. 297–310.

Autorinnen und Autoren

Thomas Becker, Prof. Dr. med., Jahrgang 1956, leitender Ärztlicher Direktor des Bezirkskrankenhauses Günzburg; Ärztlicher Direktor der Klinik für Psychiatrie und Psychotherapie II der Universität Ulm am BKH Günzburg. Sein Forschungsinteresse gilt der psychiatrischen Versorgungsforschung und der Sozialpsychiatrie.
Thomas Bock, Prof. Dr. phil., Jahrgang 1954, hat als Psychologischer Psychotherapeut leitende Funktionen am Universitätsklinikum Hamburg-Eppendorf und hat mit Dorothea Buck Psychoseseminare und andere trialogische Projekte initiiert.
Raoul Borbé, Dr. med., Jahrgang 1971, Facharzt für Psychiatrie und Psychotherapie, Chefarzt der Abteilung Allgemeine Psychiatrie und Psychotherapie am Zentrum für Psychiatrie Die Weissenau, Ravensburg.
Gisbert Eikmeier, Dr. med., Jahrgang 1953, Chefarzt der Klinik für Psychiatrie, Psychotherapie und Psychosomatik am Klinikum Bremerhaven Reinkenheide gGmbH.
Thomas Floeth, Dr. rer. soc., Jahrgang 1955, Diplom-Soziologe, Geschäftsführung der Netzwerk integrierte Gesundheitsversorgung Pinel Gemeinnützige GmbH für ambulante Begleitung, Krisenversorgung und Gesundheitsmanagement, Vorstandsmitglied des Dachverbands Gemeindepsychiatrie e. V.
Harald J. Freyberger, Prof. Dr. med., Jahrgang 1957, Vorsitzender des Instituts für Sozialpsychiatrie MV, Professor für Psychiatrie, Psychosomatische Medizin und Psychotherapie an der Universitätsmedizin Greifswald.
Birgit Görres, Jahrgang 1958, ist Diplom-Sozialarbeiterin und systemische Organisationsberaterin. Sie arbeitet als Geschäftsführerin des Dachverbands Gemeindepsychiatrie e. V., Köln.
Nils Greve, Jahrgang 1951, Diplom-Psychologe und Facharzt für Psychiatrie und Psychotherapie, Geschäftsführer der GpG NRW, Vorstandsmitglied des Dachverbands Gemeindepsychiatrie e. V. und der BAG GPV.
Uta Gühne, Dr. rer. med., Jahrgang 1971, wissenschaftliche Mitarbeiterin am Institut für Sozialmedizin, Arbeitsmedizin und Public Health (ISAP) der Medizinischen Fakultät der Universität Leipzig.

Urban Hansen, Dr. med., Jahrgang 1976, ist Chefarzt der Klinik für Psychiatrie und Psychotherapie Bodensee und im Zentrum für Psychiatrie Südwürttemberg zuständig für die Integrierte Versorgung.
Iris Hauth, Dr. med., Jahrgang 1958, Fachärztin für Neurologie und Psychiatrie, Fachärztin für psychotherapeutische Medizin, Ärztliche Direktorin St. Joseph Krankenhaus Berlin-Weißensee, DGPPN-Präsidentin.
Matthias Heißler, Dr. med., Jahrgang 1955, ist Chefarzt der psychiatrischen Abteilung in Geesthacht.
Holger Hoffmann, PD Dr. med., Jahrgang 1955, Chefarzt der Soteria Bern und der Direktion Psychiatrische Rehabilitation an den Universitären Psychiatrischen Diensten Bern. Schwerpunkte in Forschung und Klinik: berufliche und Wohn-Rehabilitation, Schizophrenie, junge chronische Patienten, Cannabis und Psychose, Gemeindepsychiatrie, integrierte Behandlungsansätze, Versorgungsplanung und -entwicklung, Systemtherapie, Supervisionen.
Anne Karow, Prof. Dr., Jahrgang 1971, Leiterin der alters-, diagnose- und fachübergreifenden Früherkennung und des Adoleszentenbereichs der Klinik für Kinder- und Jugendpsychiatrie und -psychosomatik und der Klinik für Psychiatrie und Psychotherapie der Universitätsklinik Hamburg Eppendorf.
Steffi Koch-Stoecker, Dr. med., Jahrgang 1956, ist Diplompsychologin und Fachärztin für Neurologie, Psychiatrie/Psychotherapie. Sie leitet die Psychiatrische Institutsambulanz der Klinik für Psychiatrie und Psychotherapie Bethel am Evangelischen Krankenhaus Bielefeld.
Michael Konrad, Dr., Jahrgang 1955, Diplom-Psychologe und Geschäftsbereichsleiter Wohnen Ravensburg-Bodensee des ZfP Südwürttemberg. Er ist Sprecher des Gemeindepsychiatrischen Verbundes im Landkreis Ravensburg und Mitglied im Vorstand des Dachverbands Gemeindepsychiatrie e.V.
Angelika Lacroix, Jahrgang 1955, Pflegedienstleitung der Klinik für Psychiatrie, Psychotherapie und Psychosomatik am Klinikum Bremerhaven-Reinkenheide gGmbH.
Bernd Meißnest, Jahrgang 1967, ist Facharzt für Psychiatrie und Psychotherapie, Geriatrie und arbeitet als Chefarzt der Klinik für Gerontopsychiatrie und Psychotherapie sowie als stellv. ärztlicher Direktor am LWL-Klinikum Gütersloh. Er ist seit vielen Jahren Vorsitzender des Daheim e.V. in Gütersloh.

Norbert Mönter, Dr., Jahrgang 1949, Arzt für Neurologie und Psychiatrie, Psychotherapie, Psychoanalyse, niedergelassenen in Berlin-Charlottenburg von 1982 bis 2013; Leiter des Versorgungsnetzes der Psychiatrie Initiative Berlin Brandenburg (PIBB).

Reiner Ott, Jahrgang 1968, seit 2014 als Genesungsbegleiter in der ambulanten Eingliederungshilfe aktiv; Sprecher des Aufsichtsrates eines Trägervereins (Op de Wisch e. V.) der Hamburger Eingliederungshilfe und aktives Mitglied des Landesverbands der Psychiatrieerfahrenen Hamburg e. V.

Dirk Richter, Dr. phil. habil., Jahrgang 1962, Pflegefachmann mit psychiatrischer Berufserfahrung und habilitierter Soziologe, Leiter Forschung und Entwicklung Psychiatrische Rehabilitation in den Universitären Psychiatrischen Diensten Bern und Dozent für Pflegeforschung am Fachbereich Gesundheit der Berner Fachhochschule.

Steffi G. Riedel-Heller, Prof. Dr. med., Jahrgang 1964, W3-Professorin für Sozialmedizin und Direktorin des Instituts für Sozialmedizin, Arbeitsmedizin und Public Health (ISAP) der Medizinischen Fakultät der Universität Leipzig.

Sandra Rieck, Jahrgang 1967, Vorstandsvorsitzende Landesverband Sozialpsychiatrie Mecklenburg-Vorpommern e. V., Vorstand und fachliche Leitung »Das Boot« Wismar.

Dieter Röh, Prof. Dr., Jahrgang 1971, ist seit 2006 Professor für Sozialarbeitswissenschaft an der Hochschule für Angewandte Wissenschaften Hamburg. Arbeitsschwerpunkte: Theorien Sozialer Arbeit, Klinische Sozialarbeit, Rehabilitation, Behindertenhilfe, Sozialpsychiatrie.

Gwen Schulz, Jahrgang 1956, Tischlerin, Erzieherin, Absolventin des Experienced-Involvement-Kurses, Peerberaterin am Universitätsklinikum Hamburg-Eppendorf.

Mary Sengutta, Jahrgang 1979, arbeitet als Diplom-Psychologin und wissenschaftliche Mitarbeiter in der Früherkennungsambulanz für psychische Störungen der Klinik für Psychiatrie und Psychotherapie des Universitätsklinikums Hamburg-Eppendorf.

Gyöngyvér Sielaff, Jahrgang 1953, ist Diplom-Pädagogin, Diplom-Psychologin, Psychologische Psychotherapeutin, Mitbegründerin und Vorstand von EX-IN Deutschland e. V., EX-IN-Projektleitung seit 2005 an der Universitätsklinik in Hamburg, Lehrbeauftragte an der Universität Hamburg.

Andreas Speck, Prof. Dr. rer. hum., Jahrgang 1965, Professor für Sozialpsychologie, Sozialpsychiatrie und Gender/Diversity im Fachbereich Soziale Arbeit, Bildung und Erziehung der Hochschule Neubrandenburg, Vorstand Institut für Sozialpsychiatrie Mecklenburg-Vorpommern e. V.
Tilman Steinert, Prof. Dr. med., Jahrgang 1957, Ärztlicher Direktor ZfP Südwürttemberg, Klinik Weissenau; Leiter des Zentralbereichs Forschung und Lehre, Zentrum für Psychiatrie Südwürttemberg, Ravensburg-Weissenau.
Ingmar Steinhart, Prof. Dr. phil., Jahrgang 1955, Diplom-Psychologe, Geschäftsführer Stiftungsbereich Bethel.regional der Stiftung Bethel, Direktor Institut für Sozialpsychiatrie Mecklenburg-Vorpommern e. V. An-Institut der Universität Greifswald, Modellprojektleiter Landesverband für Sozialpsychiatrie Mecklenburg-Vorpommern e. V., Vorstandsmitglied Aktion Psychisch Kranke e. V.; Vorstandsmitglied BAG GPV.
Katarina Stengler, Prof. Dr. med., Jahrgang 1968, Leiterin der Psychiatrischen Institutsambulanz der Klinik und Poliklinik für Psychiatrie und Psychotherapie des Universitätsklinikums Leipzig. Arbeits- und Forschungsschwerpunkte im Bereich der Rehabilitation und Teilhabe bei psychischen Erkrankungen sowie im Bereich von Angst- und Zwangserkrankungen. Seit 2010 Leiterin des Referats Rehabilitation der DGPPN.
Martin Voss, Dr. med., Jahrgang 1972, ist Oberarzt an der Psychiatrischen Universitätsklinik der Charité am St. Hedwig-Krankenhaus in Berlin. Er leitet seit 2013 die Soteria Berlin und ist als Wissenschaftler vorwiegend im Bereich der Schizophrenieforschung tätig.
Günther Wienberg, Prof. Dr. P. H., Jahrgang 1953, Dipl.-Psychologe, Seit 2000 Mitglied im Vorstand der v. Bodelschwinghschen Stiftungen Bethel. Lehrbeauftragter der Hochschule Fulda, Fachbereich Sozialwesen, Mitglied der Aktion Psychisch Kranke e. V.; Arbeitsschwerpunkte: Versorgung Abhängigkeitskranker, Psychoedukation, Prozesse und Strukturen der psychiatrischen Versorgung.
Linus Wittmann, M. Sc. Psych., Jahrgang 1987, arbeitet als Psychologe und wissenschaftlicher Mitarbeiter in der Früherkennungsambulanz für psychische Störungen der Klinik für Psychiatrie und Psychotherapie des Universitätsklinikums Hamburg-Eppendorf.

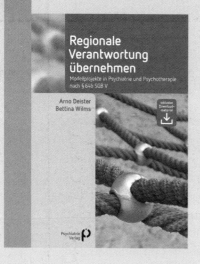

Arno Deister, Bettina Wilms

Regionale Verantwortung übernehmen

Modellprojekte in Psychiatrie und Psychotherapie nach § 64b SGB V

1. Auflage 2014, 280 Seiten

34,95 €, ISBN Print: 978-3-88414-605-7

27,99 €, ISBN eBook 978-3-88414-863-1

Psychosoziale Versorgung integrieren und vernetzen

Der § 64b SGB V schafft die Voraussetzungen für die Vernetzung stationärer und klinisch-ambulanter Behandlung von Menschen mit psychischen Erkrankungen. Dieses Buch vermittelt leitenden Mitarbeiter/innen von Kliniken und anderen (sozial-)psychiatrischen Einrichtungen wie man diese Regelung für integrative, wirtschaftliche Versorgungsalternativen nutzt. Die Autoren schildern Anforderungen, Rahmenbedingungen sowie effiziente Umsetzungsmöglichkeiten und zeigen, wie man Fallstricke vermeidet. Mit

- einem Glossar der wichtigen Begriffe
- einem Mustervertrag
- Checklisten
- kostenlosem Downloadmaterial.

Ein Fachbuch für Nachahmer – auch für Kostenträger, Verwaltungen und Verbände.

Telefon 0221 167989-0, Fax 0221 167989-20,
E-Mail: verlag@psychiatrie.de, Internet: www.psychiatrie-verlag.de